Dr. James Bevan

Der menschliche Körper

Anatomie und Physiologie

Verlag Gesundheit

Wissenschaftliche Beratung

Dr J.H. Baron, DM, FRCP
Consultant Physician, St Mary's Hospital, London
Senior Lecturer and Consultant, Royal Postgraduate Medical School and Hammersmith Hospital, London

Professor G.M. Besser, MD, FRCP
Professor of Endocrinology, St Bartholomew's Hospital, London

Mr Michael Cameron, FRCS, FRCOG
Consultant Obstetrician and Gynaecologist,
St Thomas' Hospital, London

Dr Desmond Croft, DM, FRCP
Consultant Physician and Clinical Director of Nuclear Medicine,
St. Thomas' Hospital, London

Mr D. Garfield Davis, FRCS
Consultant Otorhinolaryngologist, Middlesex Hospital, London
Director of Ferens Institute

the late Dr Max Friedman, MD, PhD, FRCP
Consultant Paediatrician,
University College Hospital, London

Mark Oberg-Brown, PhD

Ms Shirley Orbell, Nurse Tutor

the late Sir Henry Osmond-Clarke, KCVO, CBE, FRCS
Honorary Consultant Orthopaedic Surgeon, The London Hospital

Sir George Pinker, KCVO, FRCS, past PRCOG
Consultant Obstetrician, St Mary's Hospital, London

Professor Neil Pride, MD, FRCP
Professor of Respiratory Medicine and Consultant Physician,
Royal Postgraduate Medical School and Hammersmith Hospital, London

Ms Phaedra Dhmis, BSc, Memm.BDA
Senior Dietitian, The Wellington Hospital, London

Erste Auflage
Übersetzung: Dr. med. Angelika Mauritz
Umschlaggestaltung: Theodor Bayer-Eynck, Coesfeld
Satz: LVD GmbH, Berlin
Druck und Verarbeitung: Mandarin Offset
Printed in Hong Kong
ISBN 3-333-00752-5

Gedruckt auf alterungsbeständigem Papier
mit chlorfrei gebleichtem Zellstoff

Titel der englischsprachigen Originalausgabe:
A Pictorial Handbook of Anatomy and Physiologie
First published in 1978 by Mitchell Beazley,
an imprint of Reed Consumer Books LTD.,
Michelin House, 81 Fulham Road, London SW3 6RB
and Aukland, Melbourne, Singapore and Toronto

Editor Lawrence Clarke
Art Editor John Ridgeway
Assistant Editor Cynthia Hole
Editorial Assistant Rosemary Mendus
Production Julian Deeming

Inhalt

Einleitung

Für viele Berufsgruppen ist eine gute Kenntnis der Anatomie und Physiologie des menschlichen Körpers unerläßlich. Angehende Krankenschwestern, Physiotherapeuten, Ergotherapeuten, Medizinisch-technische Assistenten, Sozialarbeiter, Studenten und viele andere interessierte Personenkreise benötigen jedoch kein hoch wissenschaftliches Lehrbuch, sondern eine Beschreibung des anatomischen und physiologischen Grundwissens in allgemeinverständlicher Form.

Wissenschaftler sind nur selten in der Lage, solch ein Buch zu schreiben, da sie entweder reine Anatomen oder Physiologen sind. Dr. James Bevan studierte beide Fächer während seiner vorklinischen Ausbildung und verfolgte auch später die Weiterentwicklung in diesen Disziplinen. Als praktizierender Arzt, der sein Wissen täglich am Patienten anwendet, ist es ihm ein Anliegen, sich über neue medizinische Erkenntnisse auf dem laufenden zu halten. Wie kein anderer ist er in der Lage, komplizierte Sachverhalte einer breiten Leserschaft in allgemeinverständlicher Form zu vermitteln.

Seit der ersten erfolgreichen Veröffentlichung kam es vor allem auf dem Gebiet der Physiologie zu neuen Erkenntnissen, die eine zweite Ausgabe erforderlich machen. So wurde z.B. das Kapitel über Ernährung vollkommen überarbeitet. Fortschritte auf dem Gebiet der Molekularbiologie tragen zu einem besseren Verständnis der Funktionsweise der Zellen bei. Ebenso wurden neue Ergebnisse auf dem Gebiet der Endokrinologie, des Herzkreislaufsystems und des Verdauungstrakts berücksichtigt. Die von Dr. Bevan überarbeitete Fassung des Buches wird all jene ansprechen, die aus verschiedensten Gründen eine präzise, gut verständliche Darstellung des Aufbaus und der Funktionsweise des menschlichen Körpers benötigen.

Sir Richard Bayliss, KCVO, MD, FRCP

Medizinische Fachbegriffe

Viele scheinbar schwierige medizinische Ausdrücke setzen sich aus relativ wenigen Elementen zusammen. Wenn man diese Elemente kennt, ist die medizinische Fachsprache nicht so schwierig.

Element	Bedeutung *Beispiel* Definition
a	ohne *a-morph*: ohne Gestalt; formlos
ab	weg von *ab-duct*: wegführen
ad	zu *ad-renal*: zur Niere
aden, adeno	Drüse *Aden-itis*: Entzündung einer Drüse
aesthes	Gefühl *An-aesthes-ia*: ohne Gefühl
alg, alge	Schmerz *An-alge-sia*: ohne Schmerz
an	ohne *An-algesia*
andro	männlich *andro-gen*: männlichen Ursprungs
angi, angio	Gefäß *Angio-gramm*: Röntgendiagnostische Methode zur Gefäßdarstellung nach Kontrastmittelinjektion
ante	vor *ante-natal*: (Untersuchung) vor der Geburt
arter, arterio	Arterie *Arterio-sklerose*: Verhärtung von Arterien (Arterienverkalkung)
arthr, arthro	Gelenk *Arthr-itis*: Gelenkentzündung
bil, bili	Galle *bili-är*: das Gallensystem betreffend
brachi	Arm *brachi-al*: den Arm betreffend
bronch, bronchi	Hauptast der Luftröhre *Bronchi-tis*: Entzündung der Luftröhrenäste
chol, chole	Galle *Chol-angitis*: Entzündung der Gallenwege
chondr, chondri	Knorpel *Chondr-om*: Geschwulst aus Knorpelgewebe
cuti	Haut *Cuti-cula*: Häutchen
dent	Zahn *Dent-algie*: Zahnschmerz
derm, dermato	Haut *intra-dermal*: innerhalb der Haut
dis	auseinander *Dis-lokation*: Verschiebung der Bruchenden
dors, dorso	Rücken *Dors-algie*: Rückenschmerzen
dys	Störung eines Zustandes *Dys-enterie*: Darmstörung
ektomie	wegschneiden *Gastr-ektomie*: Entfernung des Magens
en	in, innerhalb *en-chondral*: im Knorpel liegend
end, endo	innen, inwendig *Endo-skopie*: hineinschauen, Untersuchung der Innenflächen von Hohlorganen
enter	Darm *Gastro-enter-itis*: Entzündung von Magen und Darm
erythr, erythro	rot *Erythro-zyt*: rotes Blutkörperchen
ex	aus *ex-spirieren*: ausatmen
extra	außerhalb, außer der Reihe *Extra-systole*: Herzschlag außerhalb des normalen Grundrhythmus
gastr, gastro	Magen *Gastr-ektomie*: Entfernung des Magens
gen	ausgehend von *zyto-gen*: innerhalb der Zelle entstehend
gloss, glosso	Zunge *glosso-pharyngeal*: Zunge und Rachen betreffend
gramm	bildliche Darstellung *Kardio-gramm*: graphische Darstellung von Herzbewegungen
graphie	Aufzeichnungsverfahren *Kardio-graphie*: Verfahren zur Aufzeichnung von Herzbewegungen
gyn, gynäko	Frau *Gynäko-logie*: Frauenheilkunde
häm, hämato, hämo	Blut *Hämat-urie*: Blut im Urin
hemi	halb *Hemi-plegie*: Halbseitenlähmung
hom, homeo, homo	gleich *homo-gen*: gleichartig
hydr, hydro	Wasser *Hydro-zephalus*: Wasserkopf
hyper	über *Hyper-thyreoidismus*: Überfunktion der Schilddrüse
hypo	unter *Hypo-thyreoidismus*: Unterfunktion der Schilddrüse
hyster	Gebärmutter *Hyster-ektomie*: Entfernung der Gebärmutter
iater, iatro	Arzt *iatro-gen*: durch den Arzt hervorgerufen
in	1. in, hinein *In-halation*: Einatmung
in	2. Verneinung *in-operabel*: nicht operierbar
infra	unterhalb *infra-klavikulär*: unterhalb des Schlüsselbeins gelegen
inter	zwischen *inter-kostal*: zwischen den Rippen
intra	innerhalb *intra-okular*: innerhalb des Auges
is, iso	gleich *iso-metrisch*: gleichbleibende Länge
itis	Entzündung *Nephr-itis*: Nierenentzündung
kardi, kardio	Herz *Kardio-myopathie*: Erkrankung des Herzmuskels
karzin, karzino	Krebs *karzino-gen*: krebserzeugend
kin, kine	Bewegung *Hyper-kinese*: übermäßige Bewegungstätigkeit
kortex, kortiko	Rinde, äußere Schicht *kortiko-trop*: auf die Rinde einwirkend
kost	Rippe *kost-al*: zur Rippe gehörend
krani, kranio	Schädel *Kranio-tomie*: Zerschneidung des Schädels
kryo	Kälte *Kryo-chirurgie*: Chirurgische Kälteanwendung
krypt, krypto	verborgen *krypto-gene Krankheit*: Krankheit unbekannten Ursprungs
lab, labi	Lippen *labi-al*: zu den Lippen gehörend
lakt, lakto	Milch *Lakto-globulin*: Globulin der Milch
laryng, laryngo	Kehlkopf *Laryng-itis*: Kehlkopfentzündung
lent, lenti	linsenartig *lenti-form*: geformt wie eine Linse
leuko	weiß *Leuko-zyt*: weißes Blutkörperchen
lingua	Zunge *lingua-lis*: die Zunge betreffend
lip	Fett *Lip-oma*: Fettgeschwulst
lymph	Quellwasser *Lymph-ödem*: Flüssigkeitsansammlung
makro	groß *Makro-glossie*: übermäßig große Zunge
mal	schlecht *Mal-digestion*: Störung der Verdauung
man, manu	Hand *manu-ell*: mit der Hand
mast	Brust *Mast-ektomie*: Entfernung der Brust
mega, megalo	groß *Mega-ureter*: stark erweiterter Ureter (Harnleiter)
men, mens, meno	Monat *Dys-meno-rrhoe*: schmerzhafte Monatsblutung
metr, metro	Gebärmutter *Endo-metritis* Entzündung der Gebärmutterschleimhaut
mikro	klein *Mikro-zephalie*: abnorm kleiner Schädel

Medizinische Fachbegriffe

Element	Bedeutung *Beispiel* Definition
mon, mono	allein, einzeln *mon-okular*: nur ein Auge betreffend
mot, moto	Bewegung *Moto-therapie*: Bewegungstherapie
my, mya, myo	Muskel *My-algie*: Muskelschmerzen
myel, myelo	Mark, *Myelo-zyt*: Knochenmarkszelle
nas, naso	Nase *Naso-pharynx*: Nasenrachenraum
nekro	Absterben *Nekro-phobie*: krankhafte Angst vor dem Tod
neo	neu *Neo-plasie*: Neubildung von Gewebe
nephr	Niere *Nephr-itis*: Nierenentzündung
neur, neuro	Nerv *Neuro-logie*: Nervenheilkunde
norm, normo	normal *normo-chrom*: normales Farbverhalten
nutri	ernähren *Mal-nutrition*: mangelhafte Ernährung
ödem	Schwellung *Lymph-ödem*: Schwellung durch Flüssigkeitsansammlung
odont	Zahn *Odont-ologie*: Zahnheilkunde
odyn	Schmerz *Odyno-phagie*: schmerzhaftes Schlucken
okul, okulo	Auge *okulo-toxisch*: das Auge schädigend
olig, oligo	klein, wenig *Olig-urie*: verminderte Harnausscheidung
om, oma	Schwellung *Oste-om*: Knochengeschwulst
oon, oo	Ei *Oo-phoritis*: Entzündung des Eierstocks
ophthalm, ophthalmo	Augen *Ophthalmo-logie*: Augenheilkunde
or	Mund *or-al*: den Mund betreffend
orchi	Hoden *Orchi-ektomie*: Entfernung eines Hodens
orth, ortho	gerade *Ortho-stase*: aufrechte Körperhaltung
oss, osteo	Knochen *Osteo-arthritis*: Knochen- und Gelenkentzündung
ot, oti	Ohr *Ot-itis*: Ohrenentzündung
ov	Ei *Ov-arium*: Eierstock
paed, päd	Kind *Päd-iatrie*: Kinderheilkunde
path, patho	Leiden, Krankheit *Patho-logie*: Lehre von den Krankheiten
pen, penia	Mangel *Leuko-penie*: Verminderung der weißen Blutkörperchen
peri	um, herum *peri-malleolär*: um den Knöchel herum
phag, phago	fressen *Phago-zyt*: Freßzelle
phleb	Vene *Phleb-itis*: Venenentzündung
phob	Furcht *Hydro-phobie*: Wasserscheu
phon, phono	Ton *Phono-kardio-gramm*: Aufzeichnung der Schallerscheinungen des Herzens
phor	tragen *Oo-phor-on*: Eierstock
plas, plasma, plast	das Gebildete, Geformte *Zyto-plasma*: Zellinhalt
plegie	Lähmung *Hemi-plegie*: Halbseitenlähmung, z.B. bei Schlaganfall
pleur, pleuro	Seite, Flanke, Brustfell *Pleuro-dynie*: Seitenstechen, seitlicher Brustfellschmerz
pneum, pneumon	Lunge *Pneum-ektomie*: Entfernung einer Lunge
poese	Bildung *Erythro-poese*: Bildung der Erythrozyten
poly	viel *Poly-arthritis*: Entzündung zahlreicher Gelenke
post	nach *post-natal*: nach der Geburt
prae, prä	vor *prä-natal*: vor der Geburt
pro	vor, vorher *Pro-gerie*: vorzeitige Vergreisung
pseud, pseudo	Schein, falsch *Pseudo-gravidität* Scheinschwangerschaft

Element	Bedeutung *Beispiel* Definition
psych, psycho	Seele *Psycho-logie*: Lehre von den Zuständen des bewußten und unbewußten Seelenlebens
py, pyo	Eiter *pyo-gen*: Eiterungen erzeugend
radi, radio	Strahlen *Radio-logie*: Lehre von den Strahlen
ren	Niere *supra-ren-al*: über der Niere gelegen
retro	hinter, zurückliegend *retro-grade Amnesie*: Gedächtnisverlust für Vorgänge bei einem Schädel-Hirn-Trauma
rhin, rhino	Nase *Rhin-itis*: Nasenschleimhautentzündung
rhoe	fließen, Fluß *Pyo-rrhoe*: Eiterfluß
salping	Tube *Salping-itis* Eileiterentzündung
semi	halb *semi-permeabel*: halbdurchlässig
sep, seps, sept	Fäulnis *Seps-is*: Blutvergiftung, Gewebszerstörung durch Bakterien
sklero	hart *Arterio-sklero-se*: Verhärtung der Arterien, Arterienverkalkung
skop	schauen *Ophthalmo-skop* Augenspiegel, Gerät zur Betrachtung des Augenhintergrundes
splanchn	Eingeweide *Nervus splanchn-icus*: Eingeweidenerv
steat, steato	Fett *Steato-rrhoe*: Stuhlfettausscheidung
stom, stoma	Mund *Kolo-stom-ie*: Anlegen eines künstlichen Darmausgangs
sub	unter *sub-lingual*: unter der Zunge liegend
super, supra	über *supra-orbital*: über der Augenhöhle liegend
sy, syl, sym, syn	zusammen mit *syn-chron*: gleichzeitig; *Sym-biose*: Zusammenleben
tachy	schnell *Tachy-kardie*: schneller Herzschlag
tele	entfernt *Tele-metrie*: Fernübertragung von Meßgrößen
therapie	Behandlung *Radio-therapie*: Strahlenbehandlung
thorak, thorako	Brustkorb *Thorako-tom-ie*: Eröffnung des Brustkorbs
thrombo	Blutpfropf *Thrombo-phlebitis*: Entzündung der Venenwand, die mit Thrombose einhergeht
tom	schneiden *Lobo-tomie*: Durchschneidung von Gehirnstrukturen
tracheo	Luftröhre *Tracheo-tomie*: Luftröhrenschnitt
troph	Ernährung, Wachstum *Dys-trophie*: Ernährungsstörung
ultra	jenseits, mehr als *Ultra-schall*: Schallwellen, die den Hörbereich des menschlichen Ohres überschreiten
urie	Harn, Urin *Poly-urie*: vermehrte Harnausscheidung
vesik	Blase *vesik-al*: zur Harnblase gehörend
zele	Schwellung, Vorfall *Zysto-zele*: Blasenvorfall
zephal, Zephalo	Kopf *a-zephal*: ohne Kopf
zervix	Nacken, Hals *Zerviz-itis*: Entzündung des Gebärmutterhalses
zyst	Blase *Chole-zyst-ektomie*: Entfernung der Gallenblase
zyt, zyto	Zelle *Zyto-lyse*: Auflösung von Zellen

Glossar

Für die Beschreibung der Positionen von Körperabschnitten geht man von einem Körper aus, der geradeaus blickt, aufrecht steht, mit geschlossenen Füßen und angelegten Armen, wobei die Hohlhandflächen nach vorne zeigen. In dieser sog. »anatomischen Position« liegt das Zwerchfell über der Leber und unter der Lunge, der Daumen befindet sich auf der lateralen Seite der Hand. Die einzelnen Kapitel des Buches enthalten (ab Seite 12–93) jeweils ein ausführlicheres Glossar unter der Überschrift »Definitionen« in Form einer Marginalie; dieser »blaue Leitfaden« erläutert außerdem häufige Erkrankungen, die für den besprochenen Körperabschnitt von Bedeutung sind.

Abdomen Unterleib

Adipös Fettreich, verfettet.

Adrenalin Hormon des Nebennierenmarks.

Agglutination Zusammenballung, Verklumpung von Partikeln, z.B. Zellen in einer Flüssigkeit.

Akustisch Auf das Gehör bezogen.

Allergie Abnorme Reaktion des Immunsystems auf körperfremde Sustanzen wie Blütenpollen, die zur Antikörperbildung führt.

Aminosäuren Wichtigste Bausteine der Eiweiße.

Anabolismus Stoffwechselprozesse, die dem Aufbau von Körpersubstanzen dienen; Gegenteil: Katabolismus.

Anästhetika Medikamente zur Ausschaltung der Schmerzempfindlichkeit (Narkose).

Anastomose Operativ geschaffene Verbindung zwischen ursprünglich getrennten Hohlorganen, z.B. Magen und Dünndarm nach teilweiser Magenentfernung.

Anatomie Lehre von der Form und Struktur des Körpers sowie seiner Bauteile.

Androgene Sammelbegriff für die männlichen Sexualhormone.

Anterior Vorderer Teil des Körpers.

Antibiotikum Substanz aus Mikroorganismen, die das Wachstum von Bakterien hemmt oder sie abtötet (z.B. Penizillin).

Antigen Artfremder Eiweißstoff, der die Bildung von Antikörpern auslöst.

Antikörper Reaktionsprodukt des Körpers, um eingedrungene Fremdstoffe (Antigene) unschädlich zu machen.

Antiseptikum Mittel mit keimhemmender Wirkung.

Antitoxine Antikörper, die die Giftwirkung von Bakterien neutralisieren.

Arteriosklerose Arterienverkalkung; Elastizitätsverlust und Degeneration der arteriellen Gefäßinnenhaut durch Ablagerung von Cholesterin und Kalksalzen.

Arthrologie Lehre von den Gelenken.

Artikulation Bewegung in einem Gelenk.

Aseptisch Keimfrei.

Aspirieren Flüssigkeit oder Luft aus einer Körperhöhle absaugen.

Ätiologie Ursprung und Ursache von Krankheiten.

Auditiv Das Gehör betreffend.

Bakterien Einzellige, unterschiedlich gestaltete Mikroorganismen; einige davon lösen Krankheiten beim Menschen aus.

Benigne Gutartig (von Tumoren).

Bewußtlosigkeit Totale Ausschaltung des Bewußtseins; keinerlei Reaktion auf normale Reize.

Bifurkation Gabelung.

Biochemie Wissenschaft von der chemischen Zusammensetzung lebender Systeme und der in ihnen stattfindenden Stoffwechselvorgänge.

Chromosom Träger des Erbmaterials in den Zellen.

Chymus Speisebrei im Magen.

Dermatologie Lehre von der Haut und den Hautkrankheiten.

Dezibel Maßeinheit für den Schallpegel.

Diffusion Vermischung von Stoffen, wobei sich Moleküle von Orten höherer Konzentration zu Orten niedrigerer Konzentration bewegen.

Dilatation Ausdehnung oder Erweiterung.

Dissemination Ausbreitung von Krankheitserregern.

Distal Weiter von der Körpermitte entfernt liegend.

Diuretikum Harnaustreibendes Mittel.

Dorsal Zum Rücken gehörend, am Rücken gelegen.

Embryo Leibesfrucht in der Gebärmutter während den ersten drei Schwangerschaftsmonaten.

Endokrine Drüsen Drüsen mit innerer Sekretion, die Hormone direkt in den Blutstrom abgeben.

Endokrinologie Lehre von der Funktion endokriner Drüsen und der Hormone.

Enukleation Operative Ausschälung einer Geschwulst oder eines Organes.

Enzyme Proteine, die chemische Reaktionen beschleunigen.

Erythrozyten Rote Blutkörperchen.

Exazerbation Verschlimmerung einer Krankheit.

Exokrine Drüsen Drüsen, die Substanzen über Ausführungsgänge in den Körper abgeben.

Faszie Dünne Bindegewebshülle.

Fäzes Stuhl, Kot; Ausscheidungsprodukt des Darmes.

Fetus Ungeborenes Kind in der Gebärmutter nach dem 3. Schwangerschaftsmonat bis zur Geburt.

Fissur Spalt, Einriß.

Frontal Stirnwärts, stirnseitig.

Fruktose Fruchtzucker.

Gastrisch Den Magen betreffend.

Gastroenterologie Lehre von der Funktion und den Krankheiten des Magens und Darmes.

Genital Geschlechtsteile betreffend.

Geriatrie Altersheilkunde.

Gestation Gravidität, Schwangerschaft.

Grundumsatz Diejenige Energiemenge, die der Körper bei völliger Ruhe zur Erhaltung der Lebensvorgänge verbraucht.

Gynäkologie Frauenheilkunde.

Hämatologie Lehre vom Blut und den Blutkrankheiten.

Hämatopoese Bildung der Blutkörperchen.

Hepatisch Die Leber betreffend.

Heredität Erblichkeit, Vererbbarkeit von Krankheitsanlagen.

Glossar

Homogen Gleichartig, von einheitlicher Beschaffenheit.

Hormone Sekrete endokriner Drüsen, die Informationen zwischen verschiedenen Zellarten des Organismus übertragen und den Stoff- und Energiestoffwechsel regulieren.

Immunität Abwehrkraft des Körpers gegen Infektionserreger.

Immunologie Lehre von der Struktur und Funktion des Immunsystems.

Infektion Eindringen von Krankheitserregern in den Organismus.

Inferior Weiter unten gelegen.

Ingestion Aufnahme eines Stoffes mit der Nahrung.

Inhibition Hemmung oder Unterdrückung einer Reaktion.

Intelligenz Fähigkeit des Individuums, rational zu denken, Zusammenhänge zu erkennen, zu abstrahieren und situationsbezogen zu reagieren.

Ischämie Verminderung oder Unterbrechung der arteriellen Durchblutung; mangelnde Versorgung einzelner Organe mit Blut.

Isometrisch Von gleichbleibender Länge; z.B. Anspannung eines Muskels ohne Veränderung seiner Länge.

Kalorie Maßeinheit für die Energie; der Energiegehalt von Nahrungsmitteln wird in Kilokalorie (kcal) angegeben; 1 kcal entspricht der Energie, die man braucht, um 1 l Wasser von 14 auf 15° Grad zu erwärmen.

Kardiologie Lehre vom Herzen und seinen Erkrankungen.

Karzinogen Krebsauslösende Substanz.

Karzinom bösartige Geschwulst, Krebs.

Katabolismus Abbaustoffwechsel.

Kohlenhydrate Grundnahrungsstoffe, vor allem Stärke und Zucker.

Koitus Geschlechtsverkehr.

Konzeption Empfängnis, Befruchtung.

Kortex Äußere Schicht, Rinde; z.B. Großhirnrinde.

Kranial Zum Kopf gehörend.

Lateral Seitlich, seitwärts gelegen.

Leukozyten Weiße Blutkörperchen.

Libido Geschlechtstrieb, sexuelles Verlangen beider Geschlechter (Triebtheorien entwickelt von S. Freud).

Maligne Bösartig.

Maturation Reifung.

Medial Mittelwärts, in Richtung der Mittelebene des Körpers.

Medulla Mark; innerer Bereich eines Organs, z.B. Nebennierenmark.

Meiose Reduktionsteilung der Geschlechtszellen, wobei der Chromosomensatz halbiert wird.

Membrana synovialis Dünne Haut, die die Gelenkinnenflächen überzieht und Gelenkschmiere (Synovia) absondert.

Menarche Zeitpunkt des ersten Auftretens der Regelblutung.

Menopause Das Aufhören der Regelblutungen in den Wechseljahren der Frau.

Menstruation Monatliche Regelblutung mit Abstoßung der Gebärmutterschleimhaut.

Menstruationszyklus Periodische, etwa alle 4 Wochen wiederkehrende Veränderungen der Gebärmutterschleimhaut, die durch die Hormone des Eierstocks hervorgerufen werden.

Miktion Harnlassen, Blasenentleerung; imperative Miktion: starker, unwiderstehlicher Harndrang.

Mitose Indirekte Zellkernteilung, bei der – im Gegensatz zur Reduktionsteilung – jede Tochterzelle den vollständigen Chromosomensatz erhält.

Mukus Schleim, der in den Schleimdrüsen erzeugt wird.

Myologie Lehre von den Muskeln, ihren Krankheiten und deren Behandlung.

Nasal Die Nase betreffend.

Nekrose Gewebstod; Absterben von Organen, Organteilen oder Geweben.

Neurologie Lehre von den Nerven und Nervenkrankheiten.

Neuropathie Nicht entzündliche Erkrankung eines oder mehrerer Nerven.

Okzipital Den Hinterkopf betreffend.

Olfaktorisch Die Geruchsempfindung betreffend.

Onkologie Lehre von den Geschwulstkrankheiten.

Ophthalmologie Augenheilkunde.

Optisch Das Sehen betreffend

Organismen Tierische oder pflanzliche Lebewesen.

Orthopädie Lehre von der Funktion und den Erkrankungen des Bewegungsapparates (Knochen, Gelenke, Muskulatur).

Osmose Lösungsmitteltransport durch eine semipermeable Membran (durchlässig für das Lösungsmittel, aber nicht für die gelösten Teilchen), die zwei unterschiedlich konzentrierte Lösungen trennt. Wasser aus der schwächer konzentrierten Lösung passiert die Membran und verdünnt die höher konzentrierte Lösung, bis die Konzentrationsunterschiede ausgeglichen sind.

Osmotischer Druck Druck, der erforderlich ist, um zu verhindern, daß Wasser durch eine Membran in eine Lösung fließt. Osmotischer Druck entsteht z.B., wenn Flüssigkeit zurück in die Kapillaren gedrängt wird, nachdem sie durch den Blutdruck ins Gewebe abgepreßt worden ist.

Osteologie Lehre vom Bau und den Krankheiten der Knochen.

Östrogen Weibliches Sexualhormon; wird in der ersten Zyklushälfte vor dem Eisprung (Ovulation) vor allem im Eierstock (Ovar) gebildet, während der Schwangerschaft in der Plazenta; bewirkt die Ausbildung der weiblichen Geschlechtsmerkmale.

Otorhinolaryngologie Hals-Nasen-Ohren-Heilkunde.

Ovulation Eisprung, Ausstoßung einer reifen Eizelle aus dem Ovar (Eierstock).

Pädiatrie Kinderheilkunde.

Palmar Die Hohlhand (Handfläche) betreffend.

Palpation Untersuchung des Körpers durch Betasten.

Partus Geburt, Entbindung.

Pathogen Krankheitserregend; pathogene Erreger sind z.B. Viren, die Erkältungskrankheiten auslösen.

Peptone Eiweiß-Bruchstücke, die durch die Einwirkung des Magenenzyms Pepsin bei der Verdauung von Proteinen entstehen.

Peripher Außen, am Rande, weg vom Zentrum.

Perzeption Wahrnehmung.

Pharmakologie Arzneimittellehre.

Physiologie Lehre von den normalen Lebensvorgängen von Zellen,

Zellverbänden, Organen, Organsystemen und Gesamtorganismus sowie Regulation der Körperfunktionen.

Plantar Die Fußsohle betreffend.

Posterior Hinterer; am weitesten hinten.

Progesteron Weibliches Sexualhormon, das vom Gelbkörper in der 2. Zyklushälfte gebildet wird; bereitet die Gebärmutterschleimhaut für die Aufnahme der Eizelle vor; bereitet die Milchbildung vor und erhält die Schwangerschaft aufrecht.

Pronation Einwärtsdrehung einer Extremität; z.B. Drehung der Handfläche bei herabhängendem Arm nach hinten.

Prophylaxe Verhütung, Vorbeugung von Krankheiten; prophylaktisch (vorbeugend).

Proteine Aus Aminosäuren aufgebaute Eiweißkörper.

Protuberanz Vorsprung; z.B. Knochenvorsprung.

Proximal Näher zum Rumpf oder zum zentralen Teil eines Körperteils gelegen.

Psychiatrie Lehre von den seelischen Erkrankungen und ihrer Behandlung.

Pubertät Abschnitt des Jugendalters, in dem sich bei Jungen und Mädchen die Geschlechtsreife vollzieht; Entwicklung der primären und sekundären Geschlechtsmerkmale (Behaarung, Stimmbruch; Wachstum der Brüste usw.) und Erlangung der Fortpflanzungsfähigkeit.

Radiologie Lehre von den Strahlen und ihrer medizinischen Anwendung.

Radiotherapie
Strahlenbehandlung. Behandlung von Krankheiten mit radioaktiven oder Röntgenstrahlen.

Renal Die Niere betreffend.

Reproduktion Fortpflanzung.

Resorption Aufnahme von Stoffen durch die Haut oder Schleimhaut. Die Nahrungsstoffe werden im Verdauungstrakt in resorptionsfähige Bestandteile gespalten und ins Blut aufgenommen.

Respiration Atmung; Sauerstoff wird in die Lungen aufgenommen und mit dem Blut zu den Geweben transportiert; das bei Stoffwechselprozessen anfallende Kohlendioxid wird abgegeben.

Retrosternal Hinter dem Sternum (Brustbein).

Rheumatologie Lehre von der Entstehung und Behandlung von rheumatischen Erkrankungen.

Serum Der leicht gelbliche, nicht mehr gerinnbare (von Blutkörperchen und Fibrin befreite) wäßrige Bestandteil des Blutes.

Skelett Knochengerüst.

Sklerose Gewebsverhärtung.

Stenose Angeborene oder erworbene Verengung von Hohlorganen und Gefäßen, z.B. Arterienverengung.

Superior Weiter oben gelegen.

Tendo Sehne; straffes, wenig dehnbares Bündel von Bindegewebsfasern, das Muskeln mit Knochen oder anderen Anheftungsstellen verbindet.

Thrombose Blutpfropfbildung; führt zum teilweisen oder vollständigen Verschluß von Blutgefäßen.

Thrombozyten Blutplättchen; leiten die Blutgerinnung ein.

Thyreoidea Schilddrüse; am Hals unterhalb des Kehlkopfs liegende Drüse, die die Schilddrüsenhormone Thyroxin und Trijodthyronin bildet; stimuliert Stoffwechsel und Energieumsatz; fördert Wachstum und Gehirnreifung.

Torsion Drehung, Achsendrehung eines Organs oder eines Organstiels; z.B. Hodentorsion.

Transient Vorübergehend.

Trauma 1. Verletzung, Wunde, durch äußere Gewalteinwirkung entstanden;
2. seelischer Schock oder starke seelische Erschütterung.

Tremor Zittern.

Tunica mucosa Mukosa, Schleimhaut; dünne Schicht, die das Innere von Hohlorganen auskleidet und die durch Drüsensekrete feucht gehalten wird.

Umbilicus Nabel; umbilikal, zum Nabel gehörend.

Urogenital Harn- und Geschlechtsorgane betreffend.

Venerologie Lehre von den Geschlechtskrankheiten.

Ventral Bauchwärts, nach vorn gelegen; zum Bauch gehörend.

Verdauungstrakt Gesamtheit aller Organe, die der Verdauung dienen, von der Mundhöhle bis zum Mastdarm.

Viren Verschiedene Gruppen von kleinsten Krankheitserregern; gedeihen nur auf lebendem Gewebe; verursachen z.B. Masern, Röteln; Kinderlähmung.

Virologie Lehre von den Viren.

Viscus Eingeweide.

Vitamine Organische Verbindungen, die der Körper nicht oder nur in unzureichender Menge herstellen kann; sie müssen mit der Nahrung aufgenommen werden und sind für die Aufrechterhaltung der Lebensvorgänge im Organismus unentbehrlich.

Zellulose Komplexes Kohlenhydrat; Gerüstsubstanz aller Pflanzen.

Zervikal Den Nacken, Hals betreffend.

Zervix Nacken, Hals; z.B. Cervix uteri – Gebärmutterhals.

Zilien Flimmerhaare an der Oberfläche von Zellen.

Zytologie Lehre vom Bau und den Funktionen der Zellen.

Zytoplasma Von der Zellmembran umschlossenes Grundplasma der Zelle.

Der Körper als Ganzes

Der Körper als funktionelle Einheit
Die verschiedenen Systeme des menschlichen Körpers arbeiten in wechselseitiger Abhängigkeit. Das wird leicht vergessen, wenn man aus praktischen Gründen jedes System einzeln untersucht. Diese Methode erleichtert das Lernen, man kann den Körper jedoch auch auf andere Weise studieren.

Es ist nur wenig darüber bekannt, wie sich die Menschen zu Individuen mit unverwechselbaren körperlichen und seelischen Eigenschaften entwickeln. Einige Merkmale werden vererbt; viele sind familiär bedingt oder eine Reaktion auf die Umwelt. Die Hirnfunktionen sind schwer zu messen, selbst Intelligenztests sind oft ungenau und sagen nicht viel über die Funktionsweise des Gehirns aus.

Die Untersuchung eines bestimmten Proteins enthüllt jedoch viel über die normale Funktionsweise des Körpers. Die Verdauungssäfte zerlegen es in seine Bausteine, die Aminosäuren, die durch die Darmwand absorbiert werden und mit dem Blutstrom zur Leber gelangen. In der Leber entstehen aus den Aminosäuren wieder neue Proteine, oder sie werden im arteriellen System weitergeleitet, um z.B. im Muskel- oder Knochengewebe alte Proteine zu ersetzen. Die »verbrauchten« Aminosäuren werden durch das venöse System aus den Geweben entfernt und zur Leber zurückgeführt. Hier können sie wieder aufgebaut oder zu Harnstoff abgebaut werden; Harnstoff wird durch die Nieren mit dem Urin ausgeschieden.

Durch diese unkonventionelle Lernmethode erfährt der Leser, wie Verdauungstrakt, Kreislauf, Muskeln und Stoffwechsel funktionieren. Außerdem können die Hormone des endokrinen Systems oder das Nervensystem ins Spiel gebracht werden.

Man weiß heute recht genau, wie das Gehirn die anderen Körpersysteme kontrolliert, entweder durch eine direkte schnelle Nervenantwort oder durch die Sekretion von chemischen Stoffen, den Hormonen, um eine langsamere Reaktion zu erzeugen. Man weiß, wie die Elektrolyte im Blut durch die aufgenommene Nahrung im Gleichgewicht gehalten werden. All diese Prozesse können genau beobachtet und gemessen werden.

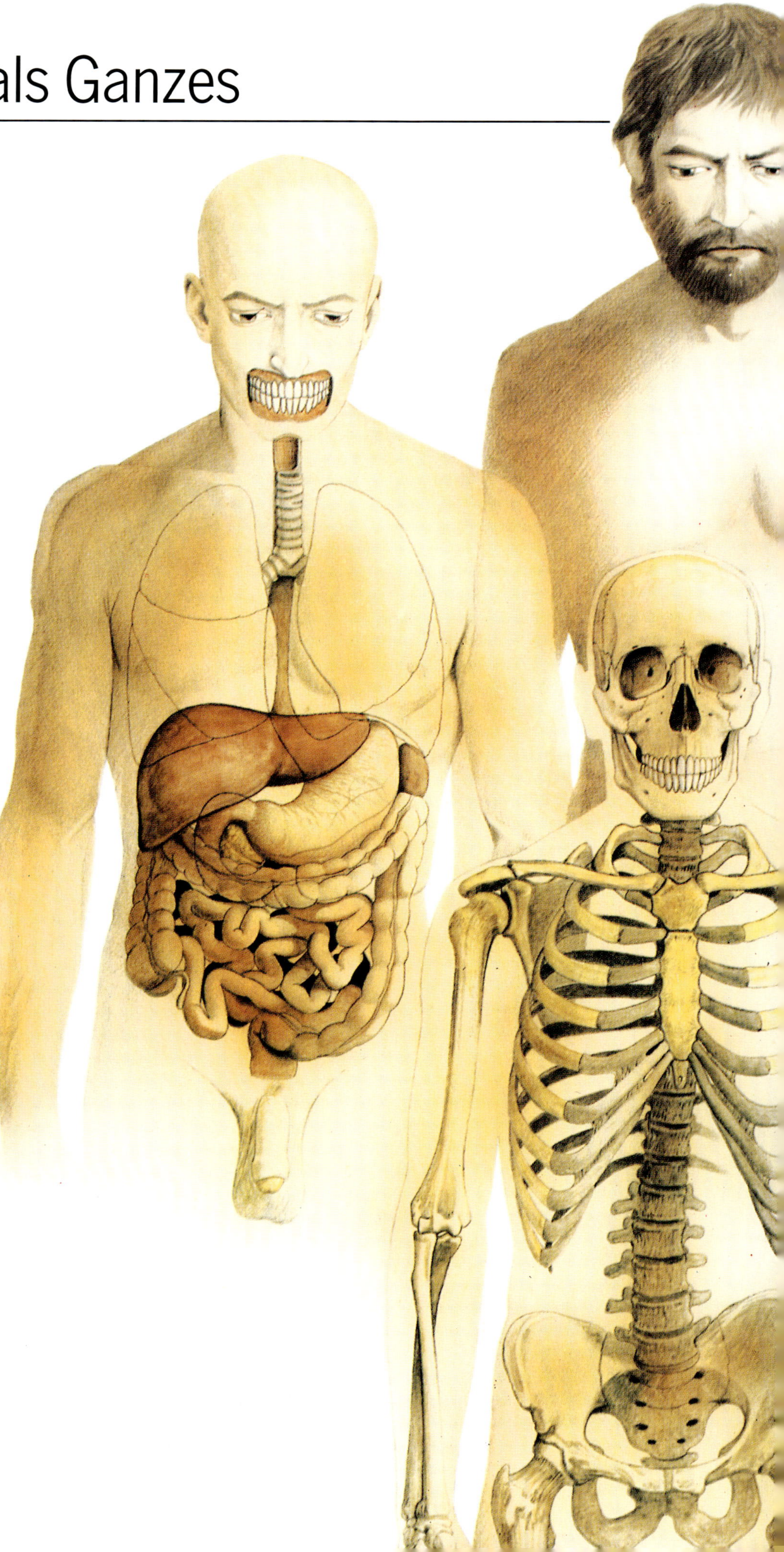

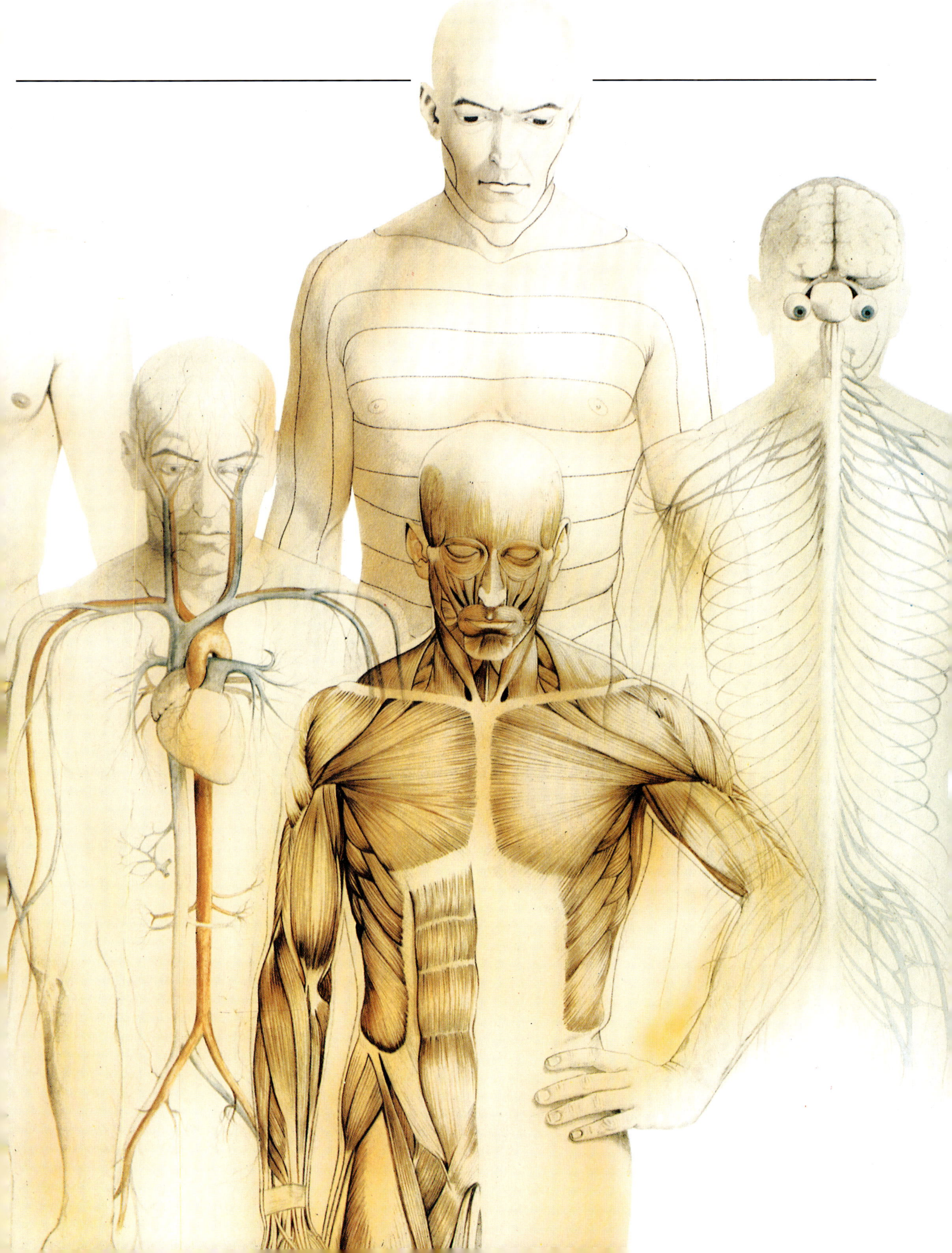

Der Aufbau des Körpers

Definitionen

■ **Achillessehne** Große Sehne vom Wadenmuskel zum Fersenbein (Calcaneus).

■ **Aminosäure** Baustein der Eiweißkörper (Proteine).

■ **Antikörper** Vom Körper gebildeter spezifischer Abwehrstoff als Reaktion auf eine artfremde Substanz (Antigen).

■ **Aponeurose** Flächenhafte, breite Sehne.

■ **Arterie** Dickwandiges Blutgefäß, das Blut unter Druck vom Herzen wegführt.

■ **Bindegewebe** Die Körperorgane umhüllendes Gewebe.

■ **Bindegewebsstroma** Netzförmiges, stützendes Bindegewebe um Organe und Strukturen sowie innerhalb von Organen.

■ **Cartilago** (Knorpel) Aus Knorpelzellen, Grundsubstanz und Kollagenfasern bestehendes druck- und biegungsfestes Stützgewebe.

■ **Elastische Fasern** Dehnbare Bindegewebsfasern.

■ **Fettzelle** Fettspeichernde Zelle; das Fett dient als Energiereserve oder zur Isolierung.

■ **Grundsubstanz** Gallertige Masse aus Salz, Wasser, Eiweiß und Kohlenhydraten, die die Lücken zwischen den Bindegewebsfasern ausfüllt.

■ **Kollagenfasern** Extrem zugfeste Fasern des Bindegewebes.

■ **Ligament** Festes Band aus Bindegewebe zur Gelenkverbindung oder zur Organstützung.

■ **Makrophage** Große, bewegliche oder festsitzende Freßzelle, die eingedrungene Bakterien aufnimmt und unschädlich macht.

■ **Metabolismus** Gesamtheit aller Stoffwechselprozesse.

■ **Ossifikation** Knochenbildung.

■ **Osteoblasten** Aus Bindegewebszellen ent-

Allgemeine Beschreibung

Der funktionstüchtige Körper beruht auf einem Zusammenspiel von starren und beweglichen Strukturen. Die inneren Organe (*rechts*) liegen dicht aneinandergedrängt und können doch frei und ungestört arbeiten – gestützt und geschützt von den umgebenden Knochen und Muskeln.

Das Skelett stützt den aufrechten Körper und schützt einzelne Abschnitte, z.B. Schädel und Brustkorb. Die Gelenke verleihen den Knochen Beweglichkeit und den Muskeln Kraft und Geschmeidigkeit.

Die Organe in der Brust- und Bauchhöhle sind ständig in Bewegung – Herzschlag, Atembewegungen der Lunge, Darmperistaltik. All diese Strukturen können sich ungehindert bewegen, da sie von speziellen weichen, flüssigkeitshaltigen Gewebsschichten umgeben werden. Das Herz wird z.B. vom Herzbeutel umhüllt, der dessen Pumpbewegungen abpuffert (vergleichbar einem weichen Ballon, in den Sie Ihre Faust pressen; sie läßt sich mühelos darin bewegen). Schleimbeutel finden sich als wasserkissenähnliche Polster an druckbelasteten Stellen (z.B. Knie und Ellenbogen).

Mit ca. 2 m^2 beim Erwachsenen ist die Haut das oberflächengrößte Organ des Körpers. Sie ist sowohl Schutzhülle als auch Organ der Wärmeregulierung. Das komplizierteste Organ ist die Leber, die eine große Bedeutung für die Verdauung und die Regulation des Stoffwechsels hat.

Das Kreislaufsystem versorgt den Organismus mit Sauerstoff sowie Nährstoffen und entfernt Abfallprodukte aus der Grundeinheit des Körpers, der Zelle. Der Körper besteht aus Milliarden von Zellen, den kleinsten Funktionseinheiten jedes Organismus. Die Zellen spezialisieren sich auf bestimmte Aufgaben. Zellen mit gleichen Funktionen bilden Zellverbände, die Gewebe. Diese wiederum bilden Organe und Organsysteme.

Die inneren Organe

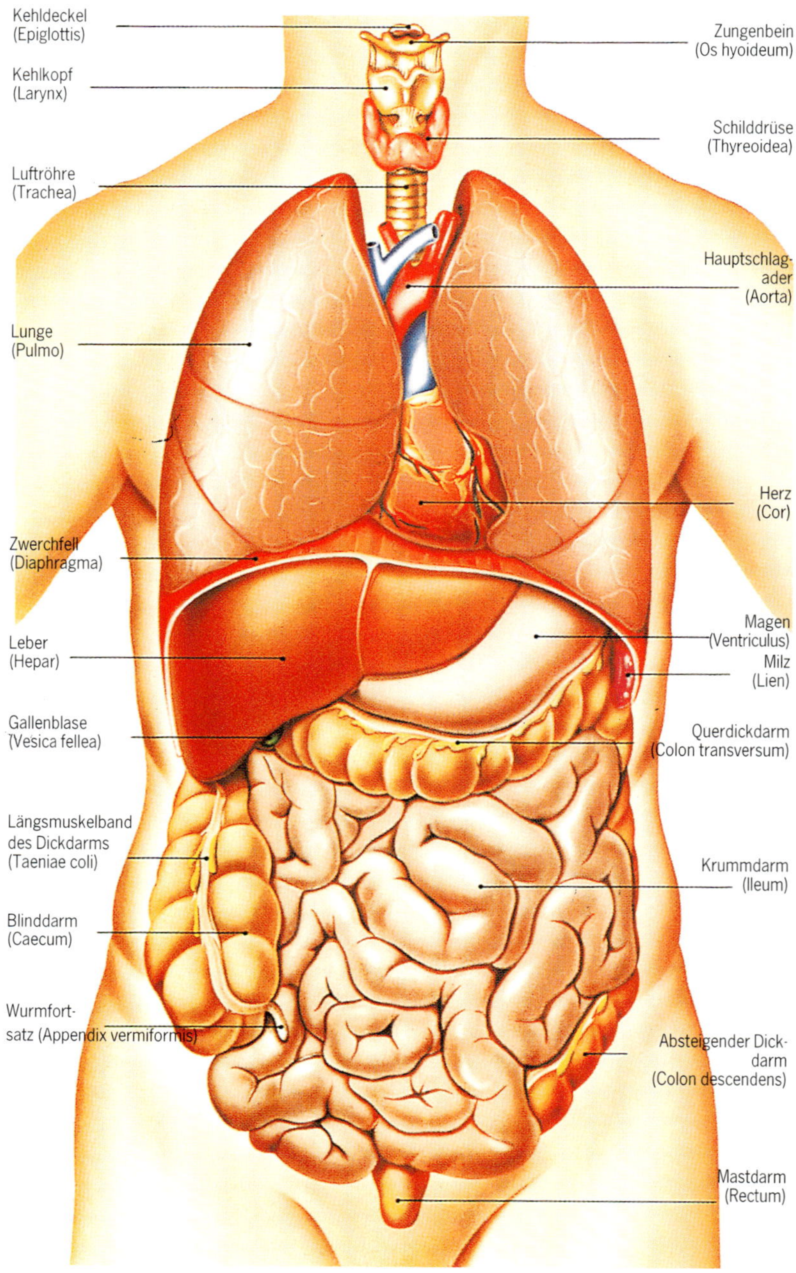

Die Bestandteile des Körpers

Skelett: Achsenskelett und Extremitätenskelett.

Gelenke: Muskeln; Ligamente.

Herz-Kreislaufsystem: Arterien, Venen; Blut; Lymphgefäße; Knochenmark; Milz.

Atmungsorgane: Nase; Nebenhöhlen; Luftröhre; 2 Bronchien; 2 Lungen.

Verdauungsorgane: Mund; Speiseröhre; Magen; Dünndarm; Dickdarm; Leber; Gallenblase; Bauchspeicheldrüse.

Ausscheidungssystem: 2 Nieren; 2 Harnleiter; Blase; Harnröhre.

Endokrine Drüsen: Hypophyse; Schilddrüse; 4 Nebenschilddrüsen; 2 Nebennieren; Bauchspeicheldrüse; 2 Hoden oder Ovarien.

Nervensystem: 2 Augen; 2 Ohren; Hör-, Gleichgewichts-, Geruchs- und Geschmacksorgane; Gehirn; Rückenmark; periphere Nerven; autonomes Nervensystem.

Haut, Haare und Nägel.

Fortpflanzungssystem: Frau – 2 Ovarien; 2 Eileiter; Gebärmutter; Scheide. Mann – 2 Hoden; 2 Nebenhoden; 2 Samenleiter; Prostata.

Bindegewebe

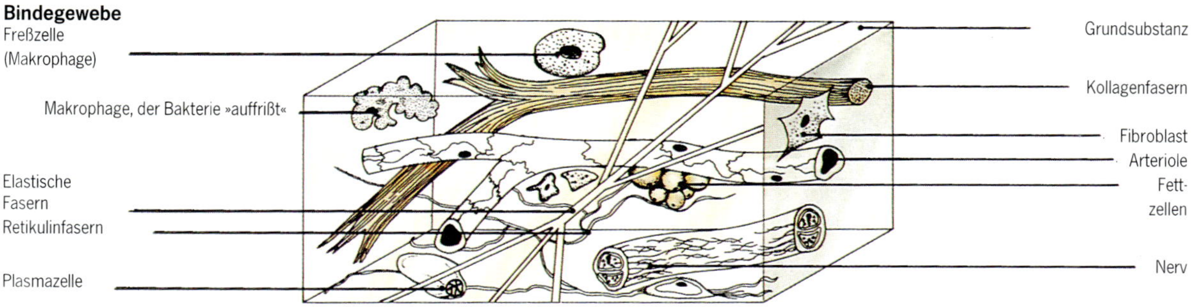

Das Bindegewebe

Das Skelett hält die Organe, Blutgefäße und Nerven an ihrem Platz und bietet einen gewissen Schutz. Das Bindegewebe stützt und verbindet die Körperorgane (*oben*) und füllt die dazwischenliegenden Hohlräume aus. Bindegewebe findet sich außerdem in Bändern (Ligamenten), Sehnen und im Knorpel.

Die verschiedenen Formen des Bindegewebes enthalten eine gallertige Grundsubstanz, bestehend aus Salzen, Wasser, Proteinen und Kohlenhydraten, in die verschiedene Fasern und Zellen eingebettet sind: elastische Fasern; zugfeste kollagene Fasern; stützende retikuläre Fasern (Gitterfasern); Infektionen bekämpfende weiße Blutkörperchen und Makrophagen (Freßzellen); Fettzellen; und Antikörper produzierende Plasmazellen.

Kollagenfasern – Sehne

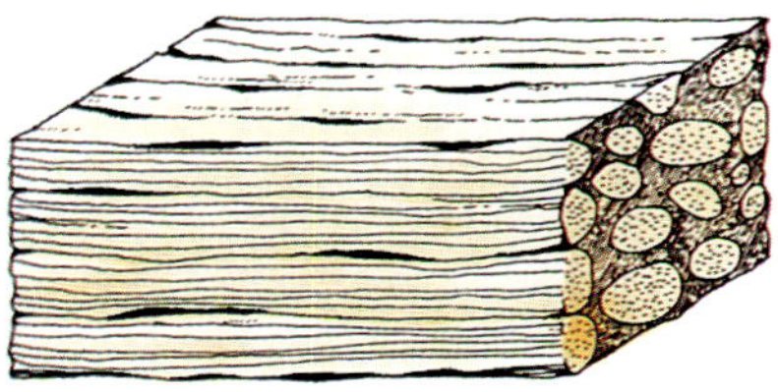

Sehnen und Bänder (Ligamente)

Das stärkste Bindegewebe findet sich in Form von dicht gepackten kollagenen Fasern in den Sehnen und Bändern (*oben*). Um den hohen mechanischen Belastungen wie Muskelzug oder Gelenkbewegungen standzuhalten, sind sie kräftig und geschmeidig, jedoch nicht elastisch. Sie können sehr dick sein (z.B. Achillessehne) oder flach ausgebreitet (z.B. die Aponeurose, »Sehnenhaube«, auf dem Schädeldach, die Ansatzstelle von vielen Kopfmuskeln).

Bindegewebsstroma

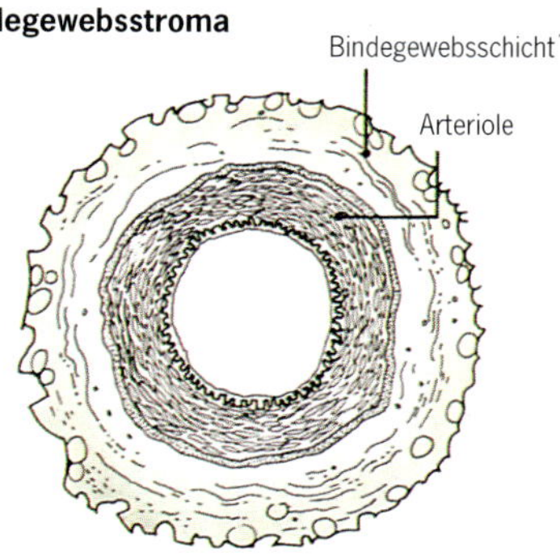

Bindegewebsstroma

Der Anteil von bestimmten Fasertypen in der Grundsubstanz verleiht dem Bindegewebe seine charakteristischen Eigenschaften.

Lockeres Bindegewebe umhüllt Blutgefäße, Nerven und Sehnen, und es füllt als Stroma (d.h. bindegewebiges Stützgerüst) die Hohlräume zwischen ganzen Organen und auch einzelnen Teilen eines Organs aus. In der Leber bildet es z.B. ein bindegewebiges Netzwerk zwischen Gallengang und Blutgefäßen (Leberstroma). In den Arterienwänden wird die zirkuläre Muskelschicht von einer stützenden Hülle aus Bindegewebsfasern umgeben (*oben*).

Dieses Stützgewebe besteht aus einem Netzwerk von kollagenen, elastischen und retikulären Fasern. Unter der Haut und im Gesicht enthält es viele elastische Fasern, während sich an den Handflächen und Fußsohlen mehr kollagene Fasern finden.

Bei bestimmten Erkrankungen, sog. Kollagenosen, kommt es zu bindegewebigen Veränderungen. Durch Degeneration der elastischen Fasern wird die Haut mit zunehmendem Alter faltig. Dieser Prozeß wird durch intensive Sonnenbestrahlung beschleunigt, Pigmentierung bietet einen gewissen Schutz.

Knorpel

Knorpel ist eine spezielle Form des Bindegewebes und liefert die Grundlage für die Knochenbildung, Ossifikation, wobei winzige Kalksalzkristalle von den Osteoblasten produziert und in Schichten angeordnet werden.

Beim Erwachsenen ist der Knorpel frei von Blutgefäßen oder Nerven und wird durch die Diffusion von Nährstoffen aus den umgebenden Geweben versorgt. Man unterscheidet drei Arten von Knorpel: 1. Elastischer Knorpel mit einem hohen Anteil von elastischen Fasern findet sich z.B. in der Ohrmuschel; 2. der besonders widerstandsfähige Faserknorpel wird von dichtgepackten kollagenen Bindegewebsfasern durchzogen (er bildet z.B. die Bandscheiben der Wirbelsäule); 3. der druckfeste und elastische hyaline Knorpel enthält kollagene Fasern (er überzieht die Gelenkflächen, bildet die Rippenknorpel und einen Teil der Nasenscheidewand).

Fettzellen

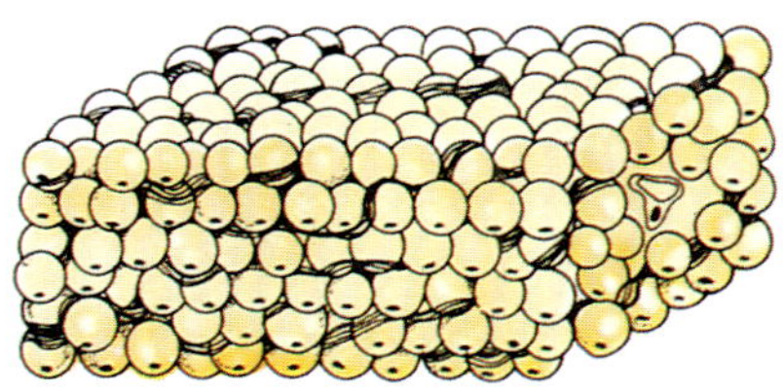

Die Fettzellen

Die Fettzellen (*oben*) haben drei Funktionen: Speicherfett, Isolierung und Schutz von mechanisch beanspruchten Körperregionen (z.B. Gesäß) sowie zur Abpolsterung von Organen (z.B. Niere, Herz, Leber).

Bestimmte Körperregionen (z.B. Unterhautbindegewebe) enthalten vor allem Speicherfett. Die Fettzellen entwickeln sich in der Kindheit, und ihre Gesamtzahl bleibt im späteren Leben konstant. Aus dicken Babys werden dicke Erwachsene.

stehende Knochenbildungszellen.

- **Perikard** Herzbeutel, bestehend aus zwei mit etwas Flüssigkeit gefüllten Schichten.
- **Plasmazelle** Von den Lymphozyten abstammende, Antikörper bildende Zelle.
- **Pleura** Brustfell, bestehend aus zwei mit etwas Flüssigkeit gefüllten Blättern; Auskleidung der Brusthöhle und Überzug der Lungen.
- **Protein** Eiweißkörper.
- **Retikulinfasern** Netze bildende Stützfasern des Bindegewebes.
- **Synovialbeutel** Schleimbeutel zum Ausgleich von Gewebsverschiebungen, z.B. an Gelenken oder Sehnen.
- **Synovialmembran** Gelenkschmiere (Synovia) absondernde weiche Membran zum Schutz von besonders dem Druck ausgesetzten Stellen.
- **Tendo** Sehne; straffes Bindegewebsbündel, das Muskeln mit Knochen verbindet.
- **Thorax** Brustkorb; bestehend aus 12 Rippenpaaren, Zwischenrippenmuskeln sowie Brustbein (vorn) und Wirbelsäule (hinten).
- **Urea** Harnstoff; stickstoffhaltige Verbindung im Harn; aus Ammoniak in der Leber gebildetes Endprodukt des Eiweißstoffwechsels.
- **Vene** Dünnwandiges Blutgefäß, das Blut zum Herzen zurückleitet.
- **Vererbung** Übertragung von charakteristischen Eigenschaften auf die Nachkommen.
- **Weiße Blutkörperchen** Leukozyten; dienen der Infektabwehr und der Immunantwort; Hauptklassen sind Granulozyten, Lymphozyten und Monozyten.

Die Zelle

Definitionen

- **Adenosintriphosphat** (ATP) Wichtigster Energielieferant in den Mitochondrien der Zelle.
- **Adrenalin** Hormon des Nebennierenmarks.
- **Allel** Eines der paarig angelegten Gene in den Erbanlagen der Chromosomen.
- **Carrier** Träger; besitzt ein rezessives Gen für ein Merkmal, ohne es zu entwickeln; kommt nur bei Paarung mit einem anderen rezessiven Gen zum Ausbruch.
- **Chromatid** Halbchromosom, das bei der Reduktionsteilung (Meiose) der Keimzellen (Gameten) entsteht.
- **Chromatin** Die Substanz des Zellkerns, aus der die Chromosomen hervorgehen.
- **Chromosomen** Fadenförmige Träger der Erbanlagen im Zellkern, der 23 Chromosomenpaare enthält.
- **Corticosteroid** Eines der Nebennierenrindenhormone.
- **Crossing-over** Austausch von Genen zwischen Chromosomenpaaren vor der Meiose.
- **Desoxyribonukleinsäure** (DNS) Träger der genetischen Information, vorwiegend im Zellkern auf den Chromosomen lokalisiert; produziert Ribonukleinsäure (RNS)
- **Dominant** Das stärkere Allel.
- **Endoplasmatisches Retikulum (eR)** Mit Ribosomen (rauhes eR) besetztes Hohlraumnetzwerk im Zellplasma; Ort der RNS-gesteuerten Proteinbiosynthese.
- **Enzyme** Proteine, die als Biokatalysatoren spezifische chemische Reaktionen beschleunigen.
- **Epithelgewebe** Zellschicht, die äußere (z.B. Haut) oder innere Körperoberflächen (z.B. Bronchialschleimhaut) bedeckt (Deckgewebe).

Die Zelle ist die kleinste Lebenseinheit. Es gibt viele verschiedene einzellige Organismen wie Bakterien und Amöben. Der Mensch ist ein Vielzeller und enthält etwa 10^{13} (10 000 Milliarden) Zellen, die alle aus einer einzigen befruchteten Eizelle (Ovum) hervorgegangen sind.

Jede Zelle ist von einer flexiblen, schützenden Zellmembran (**1**) umgeben. Der Zellkern (**16**) ist das Steuerzentrum für die Zellfunktionen. Der Zellinhalt ist von Zytoplasma (**4**) umgeben, in dem sich Glykoproteintröpfchen zur Energieerzeugung befinden. In Kernnähe finden sich die Zentriolen (**6**), die an der Zellteilung beteiligt sind und auch Proteinfilamente bilden sowie das zytoplasmatische Netzwerk (**5**), das dem Zytoplasma ein stabilisierendes Gerüst verleiht.

Das Zytoplasma

In die Zelle eindringende Stoffe und zelleigene Schlacken werden von den in den Lysosomen (**12**) gespeicherten Enzymen abgebaut. Ein Kanalsystem im Zytoplasma, das endoplasmatische Retikulum (eR) (**11**) stellt die Verbindung mit der doppelwandigen Kernmembran (**15**) her. Die dem eR aufsitzenden Ribosomen (**7**) sind für die Eiweißsynthese zuständig und werden von der Ribonukleinsäure (RNS) in den Nukleoli (**13**) kontrolliert.

Die dazu notwendige Energie wird in den winzigen Mitochondrien (**3**) in Form von Adenosintriphosphat (ATP) gespeichert. Enzyme, Hormone und andere Stoffe werden zum Golgi-Apparat transportiert (**10**). Dort werden die Substanzen modifiziert und in Bläschen (**9**) verpackt, die durch die Zellmembran (**8**) ausgeschleust werden.

Der Zellkern

Der Zellkern (Nukleus) (**16**) steuert die Aktivitäten der Zelle. Er ist von einer doppelwandigen Kernmembran (**15**) umgeben, durch deren Poren (**14**) Substanzen ein- und austreten können. Der Kerninnenraum ist mit Chromatin angefüllt, aus dem sich während der Zellteilung die Chromosomen entfalten, die Desoxyribonukleinsäure (DNS) und RNS enthalten. Die 46 Chromosomen der menschlichen Körperzellen enthalten die Gene, die die Aktivität jeder Körperzelle und des Gesamtkörpers bestimmen. Der Zellkern enthält 1 bis 4 Nukleoli (Kernkörperchen) (**13**). Die Nukleoli sind die Hauptentstehungsorte der RNS, mit deren Hilfe die Aktivität der Ribosomen (**7**) kontrolliert wird.

Die Zelle als Fabrik

Der Zellstoffwechsel basiert auf einer ständigen Zufuhr von Rohstoffen und der Entfernung von Fertigprodukten sowie Schlacken mit dem zirkulierenden Blut. Die Zelle läßt sich mit einer Fabrik vergleichen. Der Zellkern ist darin das Steuerungszentrum, und die Energiereserven halten die Produktion in Gang. Man unterscheidet drei Stufen: Rohmaterialienzufuhr; Produktion; Entsorgung.

Die Zellmembran

Ausgewählte Substanzen können die Zellmembran (Abb. 2) in beiden Richtungen (**2** und **9**) passieren, d.h., sie ist »selektiv permeabel.« Sie besteht aus einer Lipid-Doppelschicht (**a**), die spezielle Kanäle (**b**) enthält sowie chemische Substanzen, die den Transport von Salzen, Zuckern und Aminosäuren ins Zytoplasma erleichtern. Andere Oberflächenproteine (**c**) haben Immun- oder Identifizierungsfunktionen (»Erkennungsproteine«). Cholesterinmoleküle (**d**) stabilisieren die Membran.

Zur Ausschleusung (Exozytose) von Partikeln aus der Zelle werden Bläschen (**9**) gebildet; deren Hülle verschmilzt mit der Zellmembran, und der Bläscheninhalt ergießt sich in die interstitielle Flüssigkeit.

Das Mitochondrien-Kraftwerk

*Die Energiegewinnung findet in den Mitochondrien (**1**), den Kraftwerken der Zelle, statt. Energie entsteht bei der Umwandlung von ATP (Adenosintriphosphat) zu ADP (Adenosindiphosphat). ATP selbst kann aus ADP regeneriert werden. Dazu wird Energie benötigt, die aus der Verbrennung energiereicher Nährstoffmoleküle, z.B. der Umwandlung von Glukose zu Pyruvat entsteht. Pyruvat (**2**) wird in Kohlendioxid, Wasserstoff und energiereiche Elektronen gespalten. In einer Reihe von energiefreisetzenden Reaktionen wird es oxidiert, d.h., es gibt in verschiedenen Schritten Elektronen ab. Die Reaktionen werden durch die Enzyme (Eiweiße) in der Innenmembran (**3**) katalysiert (beschleunigt). Protonen (H+) (**4**) werden in den Intermembranraum (**5**) gepumpt. Durch den ATP-Generator (**6**), das Enzym ATP-Synthetase können die Protonen zurück in die Matrix fließen und ATP (**7**) produzieren.*

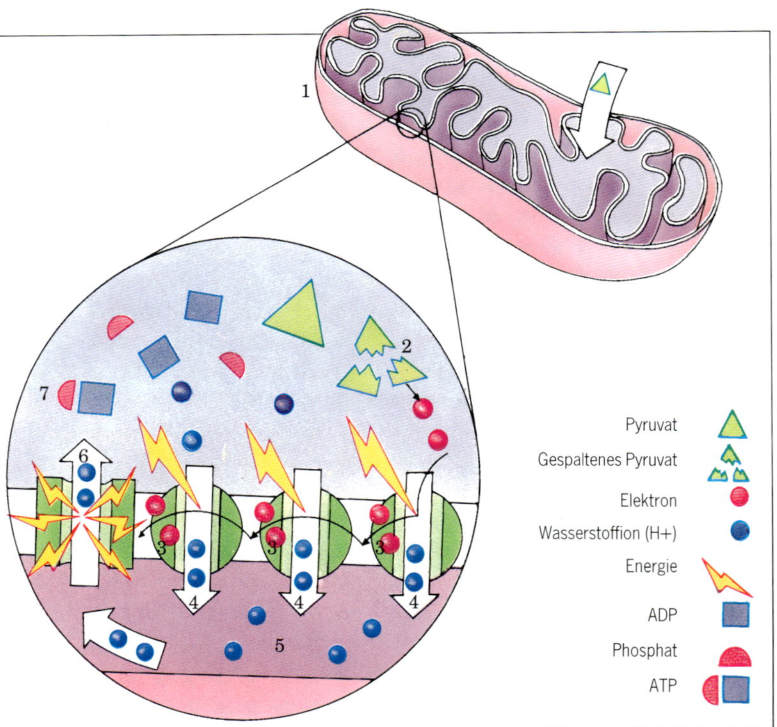

Typische Tierzelle

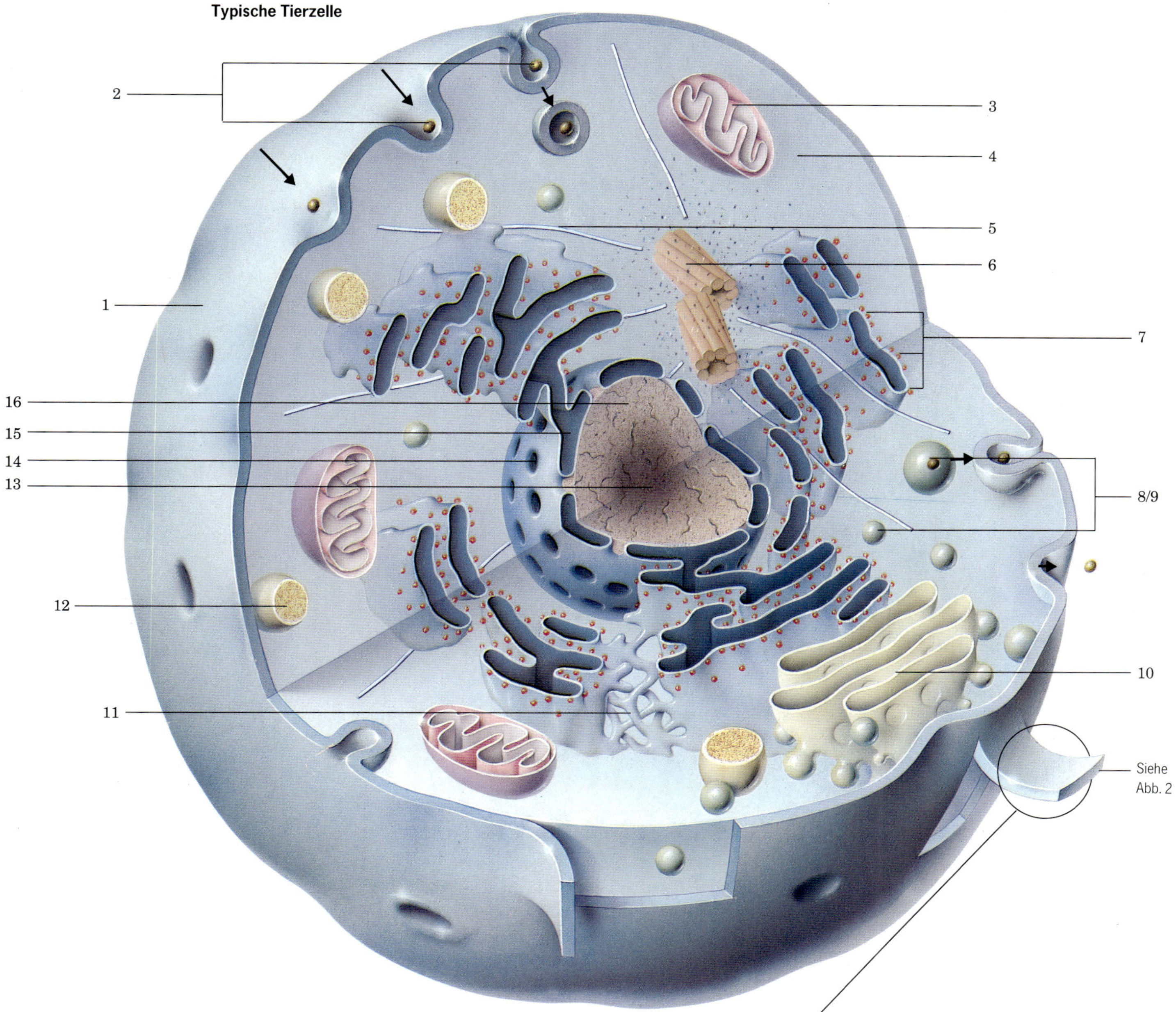

Abb. 2

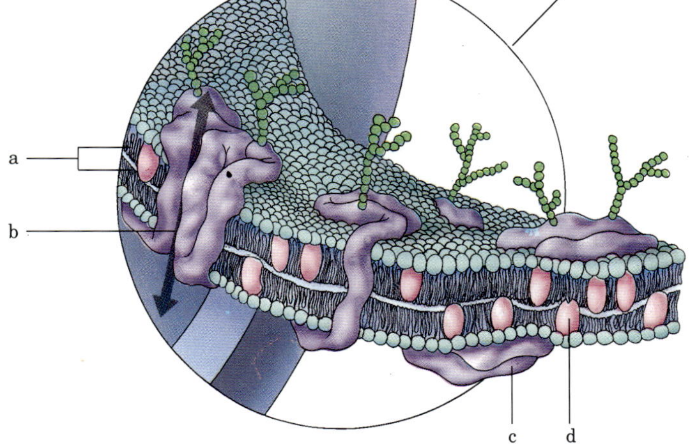

Funktionsweise der Zelle

- **Gameten** Geschlechtszellen mit einfachem Chromosomensatz (23) nach der Reifeteilung (Meiose).
- **Gen** DNS-Abschnitt auf den Chromosomen, enthält Code für bestimmte Erbmerkmale.
- **Genotyp** Kombination von Genen, die die Gesamtheit der Erbanlagen eines Individuums bestimmt.
- **Geschlechtsgebunden** An die Geschlechtschromosomen gebundene Gene.
- **Glykoprotein** Eiweiß mit einem Kohlenhydratanteil.
- **Golgi-Apparat** Intrazelluläre Komplexe, die die enzymatischen Aktivitäten des endoplasmatischen Retikulums kontrollieren.
- **Helix** Spiralig gewundene Form; z.B. die Doppelhelix (Doppelschraubenform) der DNS.
- **Heterozygot** Mischerbig; Chromosomen mit ungleichen Genen.
- **Homozygot** Reinerbig; Chromosomen mit gleichen Genen.
- **Hormone** Chemische Botenstoffe, die auf dem Blutweg ihre Zielzellen erreichen und spezifische Wirkungen entfalten.
- **Hypophse** Hirnanhangsdrüse, an der Hirnbasis gelegen, bestehend aus Hypophysenvorder- und -hinterlappen; kontrolliert die Funktion der übrigen Hormondrüsen.
- **Insulin** Hormon der Bauchspeicheldrüse, das den Kohlenhydratstoffwechsel kontrolliert.
- **Interstitielle Flüssigkeit** Körperflüssigkeit außerhalb des Blutkreislaufs, die alle Zellen umgibt.
- **Keratin** Hornhaltige Schutzschicht, die von den Hautzellen produziert wird, z.B. Nägel.
- **Kohlenhydrate** Die Grundstrukturen von Stärke oder Zucker.

Die drei Arbeitsphasen einer Zelle

1. Rohstoffzufuhr: Jeder Zelltyp braucht bestimmte Substanzen aus dem Blutkreislauf, wie z.B. Kohlenhydrate, Fette, Aminosäuren und Salze, die durch die Zellmembran in die Zelle gelangen. Je nach der Funktion der Zelle dürfen nur bestimmte Substanzen eindringen.

2. Produktion: Dieser Prozeß findet im Zytoplasma an der Oberfläche des endoplasmatischen Retikulums statt. Mögliche Produkte sind Enzyme oder Hormone.

3. Abfallbeseitigung: Die Endprodukte und Schlacken gelangen durch die Zellwand in die interstitielle Flüssigkeit und dann ins Blut, um aus dem Körper entfernt zu werden.

Die Energiereserven der Zelle

Potentielle Energie wird in den Mitochondrien in Form von Glukose, Fettkügelchen und Eiweiß gespeichert und wird bei der Reaktion von Adenosintriphosphat (ATP) mit Sauerstoff freigesetzt, wobei Kohlendioxid und Wasser entstehen.

Die Zelle als Steuerungszentrum

All diese Aktivitäten werden vom Zellkern gesteuert, der Gedächtnisbank für alle Zellfunktionen. Die Gene in den Chromosomen enthalten jeweils Desoxyribonukleinsäure (DNS). Sie senden chemische Boten (Messenger) in Form von Ribonukleinsäure (RNS), die den Aminosäuren den Bauplan für die Proteinsynthese im Zytoplasma vermitteln.

Chemisches Gleichgewicht in der Zelle

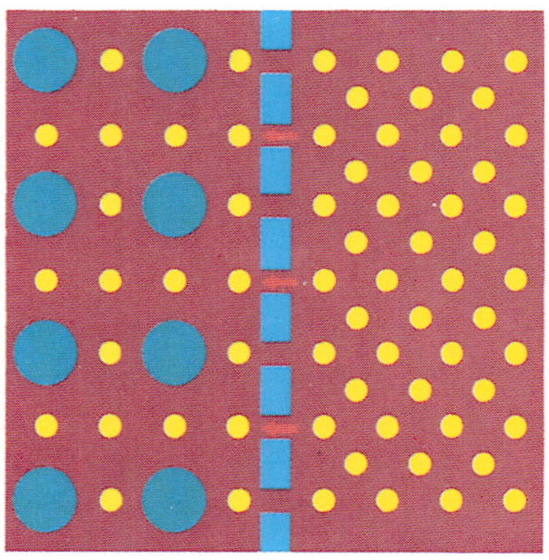

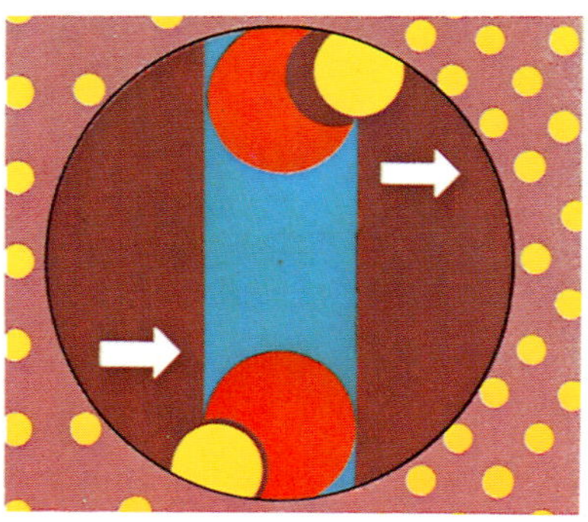

Epithelzellen

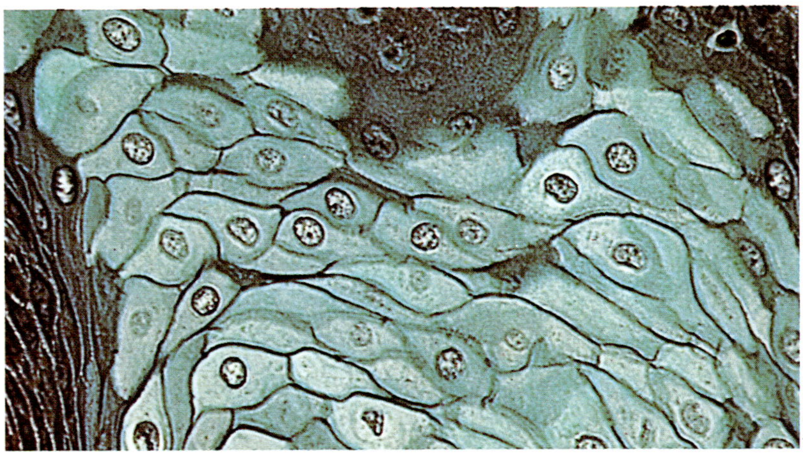

Foto: Ron Boardman

Einfache und komplexe Zellen

Die Epithelzellen der Zunge (*oben*) sind in 500facher Vergrößerung abgebildet. Sie gehören zu den einfachsten Körperzellen, deren Zytoplasma und Kern von einer widerstandsfähigen Membran umgeben sind. Sie liegen dicht gepackt und sind eng mit dem darunterliegenden Gewebe verbunden. Die Ernährung erfolgt durch Diffusion durch die interstitiellen Räume.

Andere einfache Zellen finden sich in der Haut, in den Nägeln und im Haar, wo Substanzen wie Keratin (Hornstoff) produziert werden.

Komplizierter sind sekretorische Prozesse, z.B. die Bildung von Verdauungsenzymen in der Bauchspeicheldrüse (Pankreas) und von Salzsäure im Magen. Jede Minute sterben im Körper 300 Millionen Zellen ab und werden durch die Teilung lebender Zellen sofort ersetzt, so daß die Gesamtzahl der Zellen beim Erwachsenen konstant bleibt.

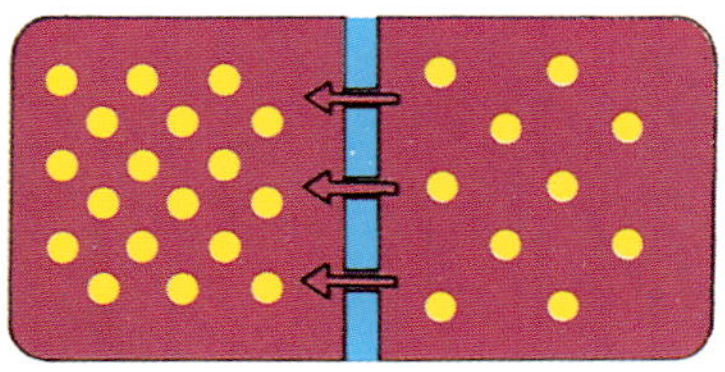

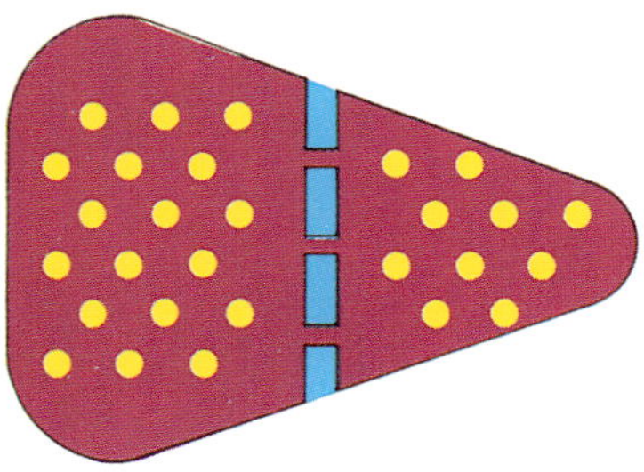

Chemisches Gleichgewicht in der Zelle
Diffusion (*oben links*) ist ein passiver Stoffaustausch von Orten hoher Konzentration zu Orten niedriger Konzentration. Aktiver Transport (*unten links*) erfordert Energie. Die Moleküle werden an chemische Substanzen gebunden und durch die Membran auf die andere Seite transportiert. Osmose (*oben*) bezeichnet den Übergang von Wasser durch eine semipermeable Membran von einer schwächer zu einer stärker konzentrierten Lösung.

Hormonelle Steuerung

Hormone wie Thyroxin sowie Corticosteroide aus der Nebenniere werden im Blut transportiert; sie regulieren die Geschwindigkeit von zellulären Reaktionen. Einige Hormone haben einen spezifischen Effekt auf einen Zelltyp, z.B. das Thyreoidea-stimulierende Hormon (TSH) aus dem Hypophysenvorderlappen, das nur auf die Schilddrüse (Thyreoidea) wirkt. Andere Hormone bewirken bestimmte Reaktionen in allen Zellen, so wie das Insulin aus der Bauchspeicheldrüse, das den Kohlenhydratstoffwechsel beeinflußt.

Chromosomen
Mit Ausnahme der Geschlechtszellen (23 Chromosomen) enthält jede menschliche Zelle 46 Chromosomen (*rechts*). Die Chromosomen sind im Nukleus als Chromatin zusammengeknäult. Die Geschlechtschromosomen X und Y sind rot bzw. blau umrandet. Männliches Geschlecht wird durch ein X- und ein kleineres Y-Chromosom gekennzeichnet, weibliches Geschlecht durch zwei X-Chromosomen.

Jedes Chromosom besteht aus einem Doppelstrang von DNS-Molekülen, und jedes der riesigen DNS-Moleküle stellt ein Gen dar. Die Kombination von etwa 500 Genen auf jedem der 46 Chromosomen enthält genügend Informationen für alle körperlichen Reaktionen und vererbbaren Körpermerkmale, von der Augenfarbe bis zur Reaktionsgeschwindigkeit.

46 Chromosomen

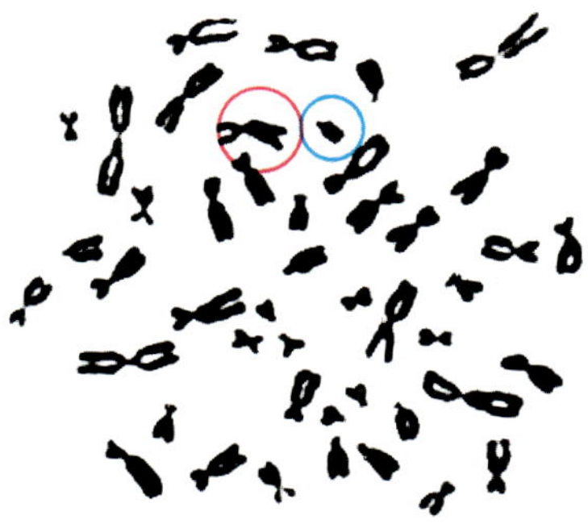

Foto: Ken Moreman

Zellteilung – Mitose
In der Mitose (*rechts*) verkürzen sich die Chromosomen (**1**), die Kernhülle löst sich auf (**2**), und die Chromosomen werden freigesetzt; sie verdoppeln sich und heften sich an zytoplasmatische Strukturen (**3**). Sie werden auseinandergezogen (**4–6**), und es entwickeln sich zwei neue Zellen mit neugebildeten Kernhüllen (**7**).

Mitose – Zellreproduktion

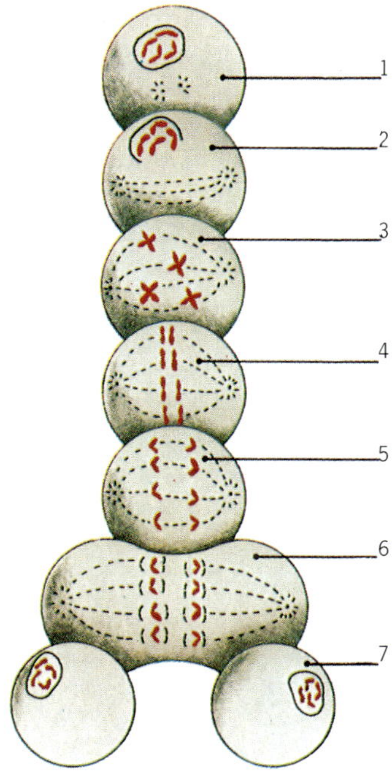

DNS – der genetische Code

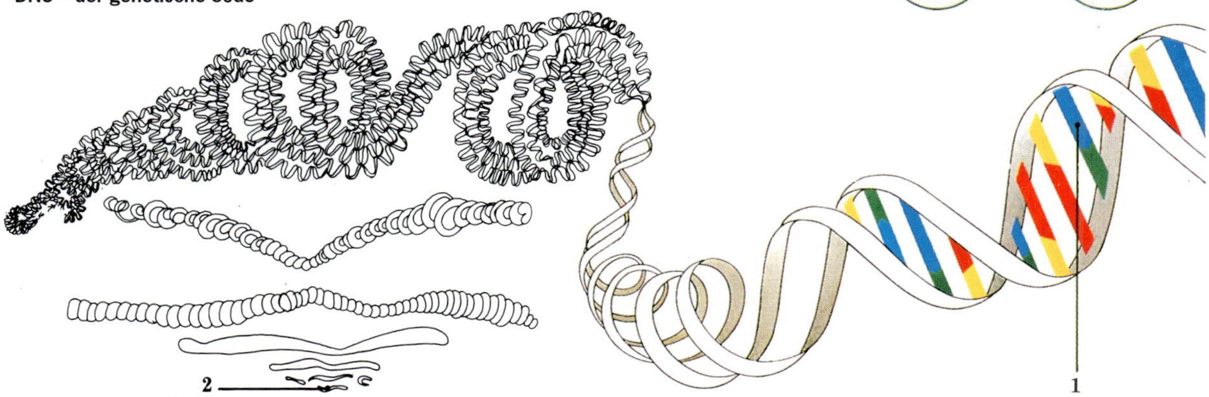

DNS – der genetische Code
Die DNS ist die Kontrolleinheit des menschlichen Lebens. Es handelt sich um einen hochkomplexen Strang (*oben*) aus Nukleotiden. Jedes Nukleotid besteht aus Zucker, Phosphat und einer von vier verschiedenen stickstoffhaltigen Basen. Zucker und Phosphat bilden die Seitenteile der Spiralleiter (**1**), der sog. Doppelhelix, die Basen sind die Sprossen. Ein DNS-Abschnitt mit etwa 1000 Sprossen bildet eine Erbeinheit, d.h. ein Gen. Jedes Gen enthält den Bauplan (Aminosäurensequenz) für die Bausteine des menschlichen Körpers – die Eiweiße (Protein-Code).

Vor der Teilung einer Zelle findet eine Replikation der DNS-Moleküle durch Verdoppelung und Längsspaltung statt. Nach Auflösung der Kernmembran entstehen zwei identische Spalthälften.

Genetische Information wird übertragen, indem der DNS-Doppelstrang kurz aufbricht und RNS gebildet wird, ein leicht veränderter Zucker-Phosphat-Basen-Komplex, der eine Zwischenkopie der DNS darstellt. Die RNS verläßt den Kern und wandert zu den Ribosomen ins endoplasmatische Retikulum, wo sie als Matrix (Informationsvorlage) für die Proteinsynthese dient.

Das Modell (*rechts*) zeigt die komplexe Molekularstruktur eines »einfachen« Gens (**2**), d.h. eines Abschnitts auf der DNS-Doppelhelix. Die Detailansicht ist nur ein winziger Ausschnitt des ganzen Moleküls. Die verschiedenen Basen werden durch unterschiedliche Farben hervorgehoben.

Modell der DNS

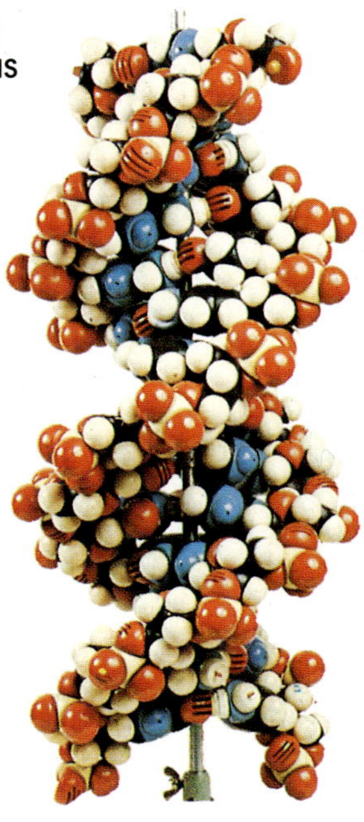

Foto: Courtesy Prof. M. H. F. Wilkins, King's Collage

- **Lipid** Fettähnliche Substanz.
- **Lysosom** Winziges Zellteilchen, das Enzyme für die Spaltung chemischer Verbindungen enthält.
- **Meiose** Reduktionsteilung bei der Entstehung der reifen Keimzellen (Gameten), wobei die Chromosomen zu Chromatiden halbiert werden.
- **Melanin** Dunkles Pigment, das Haut, Haare und Regenbogenhaut färbt.
- **Metabolismus** Stoffwechsel; Gesamtheit aller chemischen Reaktionen im Organismus.
- **Mitochondrien** Winzige, ATP-haltige Zellstrukturen, die für Atmung und Stoffwechsel der Zelle von Bedeutung sind.
- **Mitose** Zellkernteilung nach Verdoppelung der DNS in den Chromosomen, so daß jede Tochterzelle den vollen Chromosomensatz erhält.
- **Nebenniere** Paarig angelegte, den oberen Nierenpolen aufsitzende Hormondrüse. Die Nebennierenrinde produziert Corticosteroide, das Nebennierenmark Adrenalin und Noradrenalin.
- **Nukleolus** Kernkörperchen, Ort der RNS-Synthese.
- **Nukleotid** Einer der Bausteine der DNS, bestehend aus einem Zucker, einer Phosphatgruppe und einer stickstoffhaltigen Base.
- **Nukleus** Zellkern, enthält Chromatin und Nukleoli.
- **Nukleushülle** Doppelwandige Membran, die den Kern umgibt.
- **Ovum** Weibliche Keimzelle.
- **Pankreas** Bauchspeicheldrüse; Verdauungsdrüse, die Enzyme sowie die Hormone Insulin und Glukagon bildet.

Die Zelle – Vererbung und Gene

■ Rezessiv Erbmerkmal, das nicht in Erscheinung tritt.

■ Ribonukleinsäure (RNS) Von der DNS gebildet; kontrolliert die Proteinsynthese an den Ribosomen.

■ Ribosomen Orte der RNS-gesteuerten Proteinsynthese im endoplasmatischen Retikulum.

■ Spermium Männliche Keimzelle.

■ Thyreoidea Schilddrüse; unterhalb des Kehlkopfs gelegen; produziert Thyroxin.

■ Thyreoidea-stimulierendes Hormon (TSH) Im Hypophysenvorderlappen gebildetes Hormon, das die Aktivität der Schilddrüse reguliert.

■ Thyroxin Schilddrüsenhormon, das den Grundumsatz des Körpers beeinflußt.

■ Zentriol Zentralkörperchen; ist an der Zellteilung beteiligt.

■ Zygote Neue Zelle mit 46 Chromosomen, die aus der Verschmelzung beider Keimzellen mit jeweils 23 Chromatiden entstanden ist.

■ Zytoplasma Wässrige Grundsubstanz der Zelle, die die intrazellulären Strukturen umgibt; enthält Glykoproteine (Kombinationen aus Kohlenhydraten und Proteinen).

■ Zytoplasmatisches Netzwerk Strukturen im Zytoplasma, die die Chromosomen bei der Zellteilung auseinanderziehen.

Normalerweise teilt sich eine Zelle, und es entstehen zwei neue Zellen mit der gleichen Zahl identischer Chromosomen (Mitose). Menschliche Zellen enthalten 23 Chromosomenpaare.

Reproduktive Zellen (sog. Gameten bzw. Keim- oder Geschlechtszellen) werden durch Teilung der Chromosomenpaare gebildet (Meiose, Reduktionsteilung) und enthalten jeweils 23 Chromatide. Wenn es so einfach wäre, Merkmale zu vererben, sähen alle Kinder eines Paares gleich aus. Genau betrachtet sind die Vorgänge komplizierter.

Bevor es zur Meiose kommt, findet eine normale mitotische Zellteilung statt, wobei die Chromosomen sich jedoch überkreuzen und aneinander zu kleben scheinen. Beim Auseinanderziehen kommt es durch Brechen und Austausch von Abschnitten zu einer Neukombination der Gene. Dieser Prozeß wird als Crossing-over bezeichnet (*unten rechts*).

Da sich die männliche und weibliche Keimzelle voneinander unterscheiden, erhält jeder Nachkomme durch diesen Austausch von Erbmaterial seine unverwechselbare Individualität. Viele Merkmale sind bei engen Verwandten ähnlich, und sie sind dadurch als Mitglieder einer Familie erkennbar. Eineiige Zwillinge entstehen, wenn sich die befruchtete Eizelle (Zygote) mitotisch in zwei identische Zellen teilt.

Jede Zygote enthält etwa 50 000 Genpaare, die die gesamte genetische Information für den Körper tragen. Viele dieser Allelpaare sind reinerbig (homozygot), andere mischerbig (heterozygot). Bei heterozygoten Allelpaaren ist die Genwirkung eines Allels stärker, d.h., es ist dominant und überdeckt die Wirkung des schwächeren, rezessiven Allels.

Die Mehrheit der Gene ist jedoch homozygot, und die meisten Menschen haben dieselbe Anzahl von Merkmalen und entwickeln sich auf ähnliche Weise. Bei starker Schädigung der Gene ist es unwahrscheinlich, daß sich die Zygote überhaupt entwickelt. Kleinere genetische Veränderungen können zu Anomalien führen, die sich normalerweise negativ auswirken, gelegentlich jedoch auch von Nutzen sind.

Meiose – Bildung der Gameten

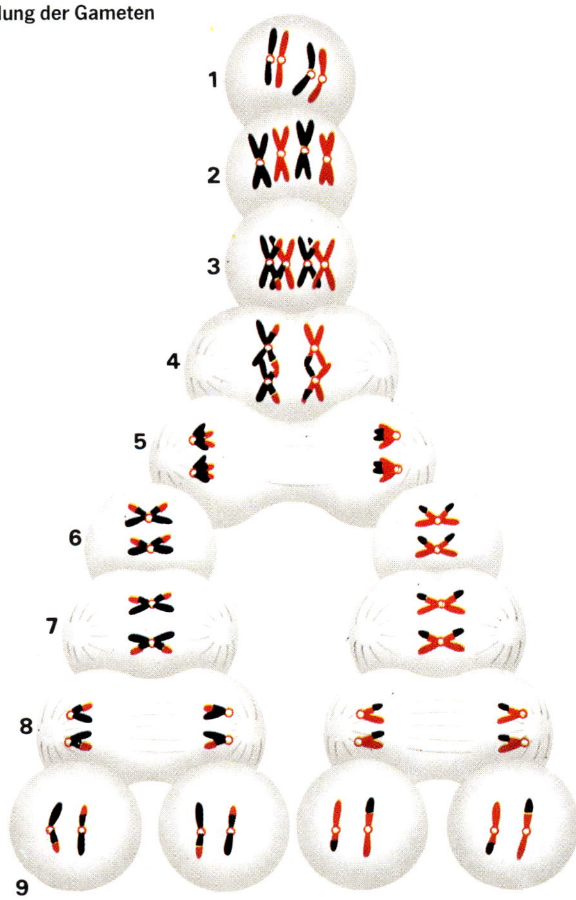

Crossing-over der Chromosomen

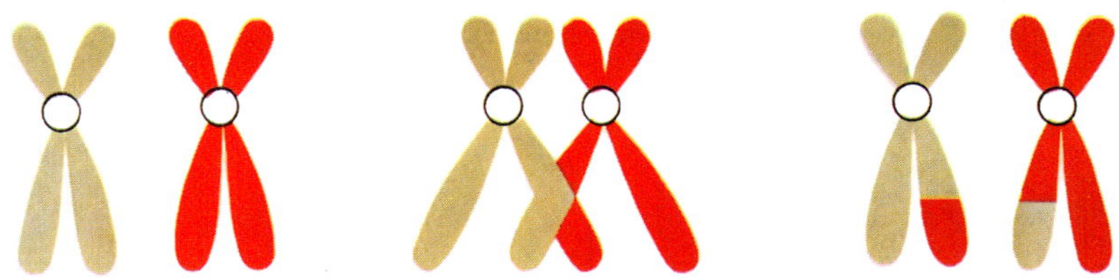

Die Entwicklung der Gameten

Mit Hilfe der Keimzellen (Gameten) wird genetische Information von den Eltern auf die Kinder übertragen.

Die Chromosomen werden im Kern sichtbar (**1**).

Die DNS spaltet sich, und die Chromosomen verdoppeln sich nach Auflösung der Kernhülle (**2**).

Durch Überkreuzung und Aneinanderhaftung von Chromatidenabschnitten (Crossing-over) kommt es zum Austausch von Genabschnitten (**3**).

Die Chromosomen werden vom zytoplasmatischen Netzwerk auseinandergezogen und im Zentrum aufgereiht (**4**).

Dann werden sie zu den gegenüberliegenden Zellpolen gezogen (**5**).

Die Zellmembran löst sich auf, und es bilden sich zwei neue Zellen mit jeweils 46 nicht identischen Chromosomen (**6**).

Jetzt kann die Meiose beginnen (**7**).

Die beiden Chromosomenpaare spalten sich, und jede Hälfte (Chromatid) wird vom zytoplasmatischen Netzwerk zu den Zellpolen gezogen (**8**).

Die Zellmembran löst sich auf, und es bilden sich zwei neue Zellpaare mit jeweils 23 Chromosomen, die sog. Gameten. Bei der Vereinigung zweier Gameten werden die Chromatiden zusammengefügt, und es bildet sich die Zygote, eine neue Zelle mit 46 Chromosomen (**9**).

Gelegentlich werden mehr oder weniger als 46 Chromosomen gebildet. Dies führt fast immer zu schweren Störungen.

Hämophilie – Europäische Königsfamilien

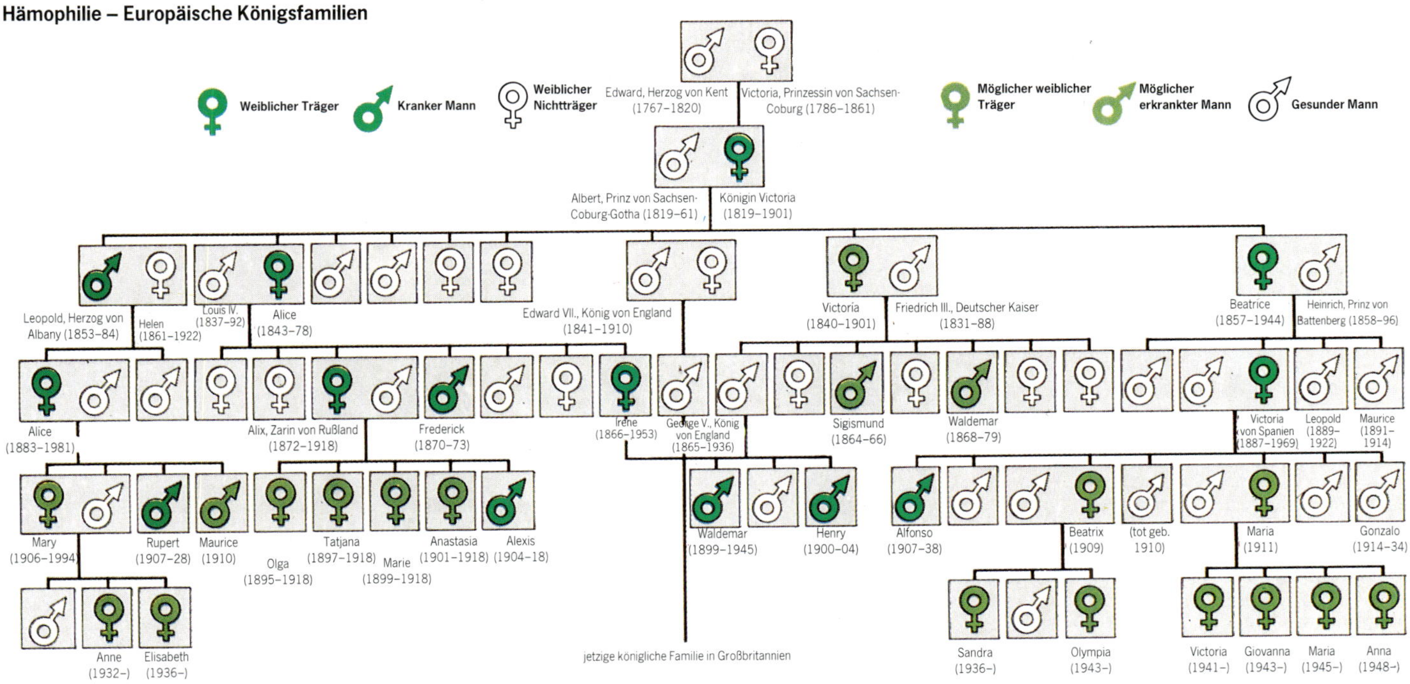

Erbkrankheiten

Viele der Merkmale eines Individuums beruhen auf ausgewogenen Erbanlagen. Die meisten Merkmale werden durch mehr als ein Gen bestimmt, z.B. die Augenfarbe, andere durch die Dominanz eines einzigen Gens, wie z.B. die Blutgruppen. Seltene Störungen werden durch die Kombination zweier rezessiver Gene verursacht; beim Albinismus (Fehlen des Pigments Melanin) können beide Eltern »Träger« ohne Krankheitszeichen sein.

Beispiele für geschlechtschromosomen-gebundene Störungen sind die Hämophilie und die Farbenblindheit. Die Hämophilie (Bluterkrankheit), ein X-chromosomal vererbter Gerinnungsfaktor-Mangel, wird durch das weibliche X-Chromosom übertragen und kommt bei männlichen Nachkommen, die nur ein X-Chromosom haben, auf jeden Fall zur Ausprägung. Der *oben* abgebildete Stammbaum zeigt, daß das Hämophilie-Gen wahrscheinlich spontan bei Königin Victoria auftrat. Die Farbenblindheit ist bei Männern 10mal häufiger als bei Frauen. Wenn ein farbenblinder Mann eine »Trägerin« heiratet, können auch einige Töchter farbenblind sein.

Das Geschlecht eines Individuums

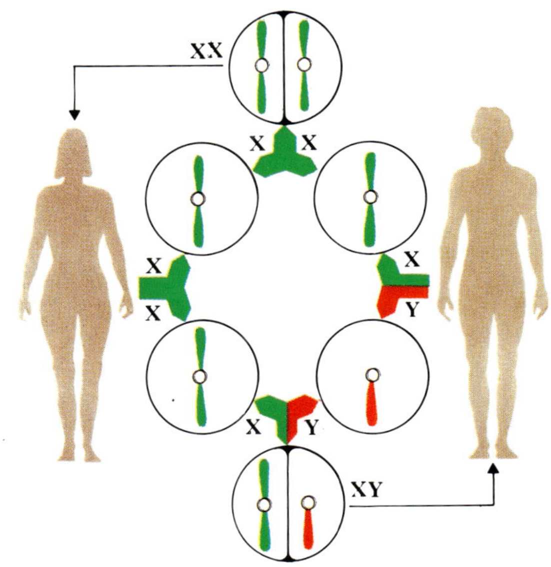

Augenfarbe

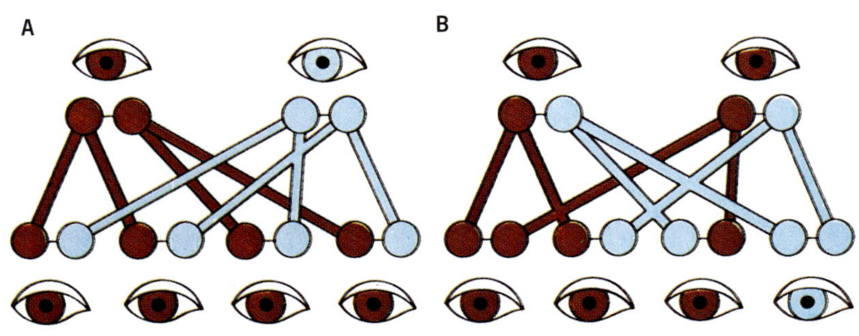

Augenfarbe

Mehr als ein Gen ist für die Augenfarbe (*oben*) verantwortlich, braun dominiert jedoch über blau. Die Kinder eines Mannes mit zwei Genen für braune Augen und einer Frau mit zwei Genen für blaue Augen (**A**) werden alle braune Augen haben. Wenn braunäugige Eltern (**B**) jedoch Träger des heterozygoten rezessiven blauen Gens sind, haben sie ein blauäugiges auf drei braunäugige Kinder.

Das Geschlecht eines Individuums

Das Geschlecht eines Individuums wird durch ein spezielles Chromosomenpaar bestimmt (*oben*). Frauen sind homozygot und haben zwei X-Chromosomen (XX), Männer sind heterozygot und haben ein X- und ein Y-Chromosom (XY), wobei das Y-Allel kleiner ist und weniger Gene enthält als die X-Hälfte. Die ungepaarten Gene wirken deshalb dominant.

Querverweise

Sehsinn 67
Geburt 84–85

Das Skelett

Grundlagen
Das Skelett eines Erwachsenen zählt etwa 206 Knochen. Es hat drei Aufgaben: Es stützt den Körper; es schützt die inneren Organe, und es bewegt Körperteile mit Hilfe der Muskeln. Das Achsenskelett, bestehend aus Schädel, Wirbelsäule und Brustkorb, ist das Grundgerüst, mit dem die Extremitäten (Arme und Beine) durch den Schulter- bzw. Beckengürtel verbunden sind.

Extremitätenskelett – obere Extremität
Der Schultergürtel besteht aus dem Schlüsselbein (Clavicula) und dem Schulterblatt (Scapula). Das Schlüsselbein ist an seinem inneren Ende mit dem Brustbein, am äußeren Ende mit dem Schulterblatt verbunden. Vom Schulterblatt wird die Gelenkpfanne für den Oberarmknochen (Humerus) gebildet.

Der Arm besteht aus langen Knochen und der sehr beweglichen Hand. Der Oberarmknochen (Humerus) ist im Ellenbogengelenk mit den beiden Unterarmknochen, Elle (Ulna) und Speiche (Radius), verbunden. Die Beweglichkeit der Unterarmknochen ermöglicht Pro- und Supination (Ein- und Auswärtsdrehung) von Unterarm und Hand.

Extremitätenskelett – untere Extremität
Das Becken ist viel stärker als der Schultergürtel, denn es hat das ganze Gewicht des Körpers zu tragen. Es besteht aus den beiden Hüftbeinen und dem Kreuzbein. Das Hüftbein ist kein einheitlicher Knochen, sondern setzt sich aus dem oberen Darmbein (Os ilium), dem vorderen Schambein (Os pubis) und dem Sitzbein (Os ischii) zusammen, die das Acetabulum, die Pfanne des Hüftgelenks für den Oberschenkelknochen (Femur) bilden.

Der Oberschenkelknochen ist der längste und schwerste aller Körperknochen. Auf dem oberen Schaftende sitzt über dem dünneren Schenkelhals der Schenkelkopf, der tief in die Hüftgelenkpfanne reicht. Dort, wo der Schenkelhals winklig in den Schaft übergeht, finden sich Knochenvorsprünge (Trochanter major und Trochanter minor), an denen viele Muskeln ansetzen. Der Unterschenkel wird vom Schienbein (Tibia) und dem Wadenbein (Fibula) gebildet. Aber nur das Schienbein ist im Kniegelenk mit dem Femur verbunden. Das Wadenbein dient als Muskelansatz und ist Teil des

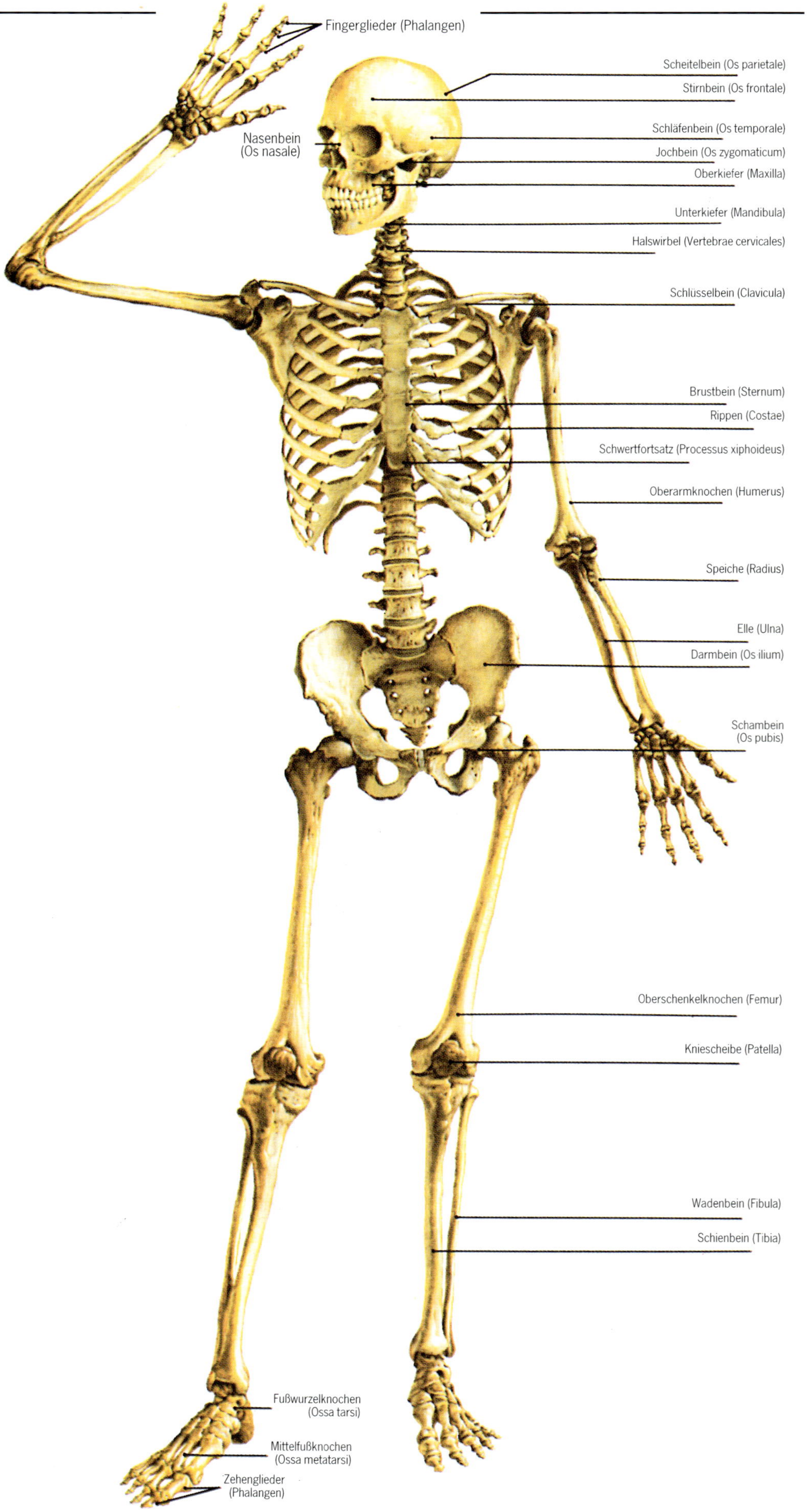

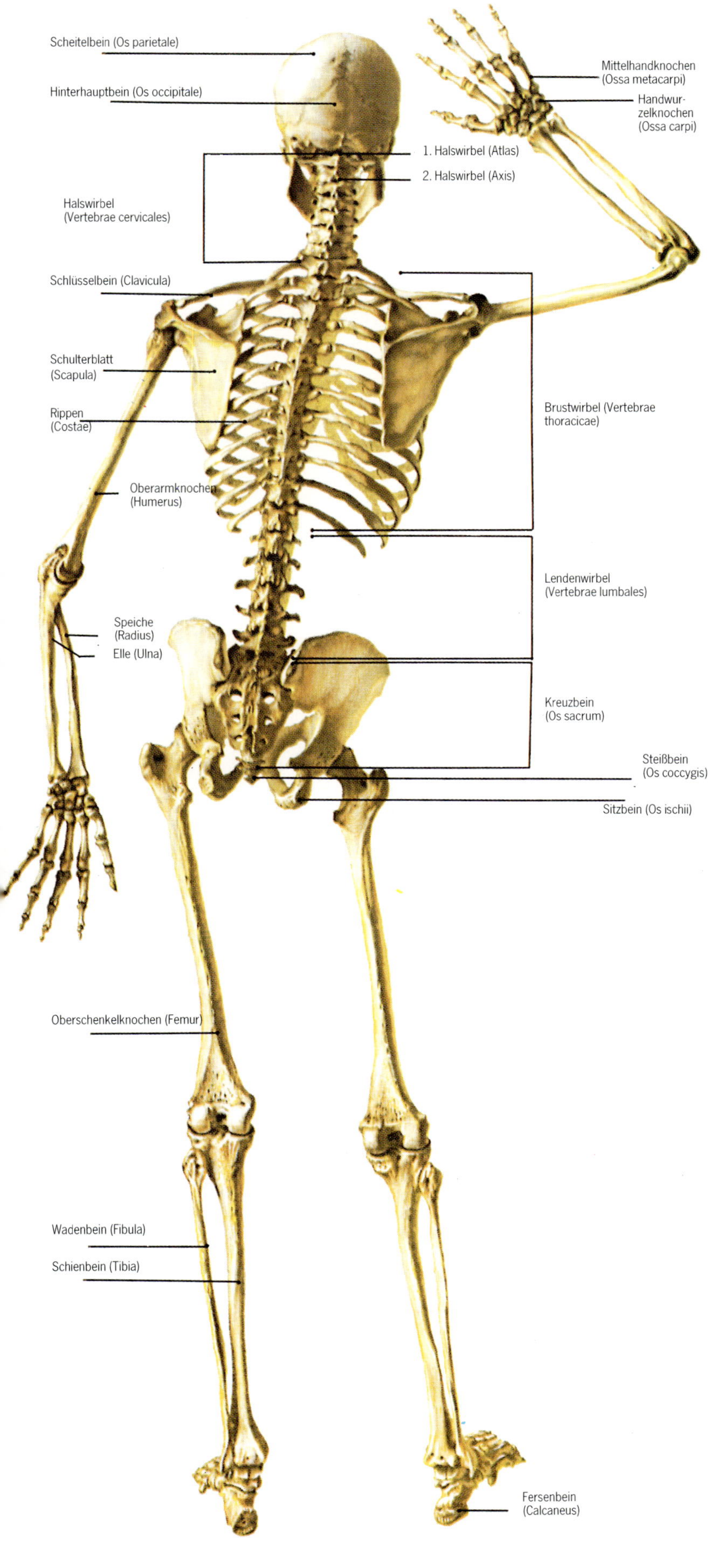

Sprunggelenks. Der Körper wird von den 7 Fußwurzelknochen (Ossa tarsi) und den 5 Mittelfußknochen (Ossa metatarsi) getragen.

Achsenskelett – Wirbelsäule

Die Wirbelsäule besteht aus 7 Hals-, 12 Brust- und 5 Lendenwirbeln. Die 5 Kreuzwirbel sind zum Kreuzbein verschmolzen; daran angehängt ist das Steißbein, das aus der Verschmelzung von ca. 4 Wirbelresten entsteht.

Achsenskelett – Brustkorb

Der Brustkorb (Thorax) besteht aus 12 Rippenpaaren; 10 Rippenpaare sind über Knorpelfortsätze vorn mit dem Brustbein (Sternum) verbunden, die 11. und 12. Rippe bleiben frei beweglich.

Aufbau des Knochens

Alle Knochen bestehen aus einer äußeren, kompakten, dichten Schicht (Kompakta) und einem inneren schwammartigen Gerüstwerk aus Knochenbälkchen (Spongiosa). Sie sind deshalb extrem fest, aber gleichzeitig leicht. Knochen speichern Kalzium und Phosphat. Die inneren Hohlräume können rotes (blutbildendes) Knochenmark, gelbes Fettmark oder Luft (z.B. Nasennebenhöhlen) enthalten.

Die Gelenkflächen der Knochen sind mit Knorpel überzogen. Außerhalb der Gelenkflächen sind die Knochen von der Knochenhaut (Periost) umgeben, einer festen Faserschicht, an der Muskeln und Bänder ansetzen. An solchen Knochenanhaftungsstellen, die hohen mechanischen Belastungen standhalten müssen, bildet der Knochen spezielle Oberflächenstrukturen wie Knochenleisten, -vorsprünge oder Aufrauhungen. Der Ernährung dienen Blutgefäße, die durch spezielle Kanäle in den Knochen gelangen.

Knochenwachstum

Wachstum findet in allen Knochen statt, ist jedoch in den langen Knochen am deutlichsten sichtbar. Als Epiphyse bezeichnet man das Gelenkende eines Röhrenknochens, das mit dem Mittelstück (Diaphyse) durch eine Knorpelfuge verbunden ist. In dieser Fuge erfolgt das Wachstum durch eine rege Knorpelbildung mit nachfolgender Verknöcherung. Mit dem Abschluß des Längenwachstums (bis zum 25. Lebensjahr, bei Frauen früher) verschließt sich diese Wachstumszone

Definitionen

- **Acetabulum** Hüftgelenkpfanne; schüsselförmige Vertiefung für den Kopf des Oberschenkelknochens (Femur) im Hüftbein.
- **Cartilago** Knorpel; spezielles Stützgewebe, dessen Festigkeit auf dem Anteil von Kollagenfasern beruht.
- **Cavitas glenoidalis** Gelenkpfanne des Oberarmknochenkopfes am Schulterblatt.
- **Cervical** Den Hals betreffend.
- **Concha** Muschel; z.B. C. nasalis (Nasenmuschel).
- **Cranium** Knöcherner Schädel, der das Gehirn schützt.
- **Diaphyse** Mittelstück (Schaft) der Röhrenknochen zwischen den beiden Epiphysen.
- **Epiphyse** Endstück eines Röhrenknochens, das mit dem Schaft bis zum Abschluß des Längenwachstums durch eine Knorpelfuge (Wachstumszone) verbunden ist.
- **Fontanelle** Knochenlücke am kindlichen Schädel.
- **Foramen** Loch, Öffnung im Knochen.
- **Havers-System** Osteon, Baueinheit des Röhrenknochens; besteht aus den um die Havers-Gefäße angeordneten Knochenlamellen.
- **Interstitielle Flüssigkeit** Körperflüssigkeit außerhalb des Blutkreislaufs, die alle Zellen umgibt.
- **Kalzifikation** Kalkablagerung in einem Gewebe.
- **Kollagenfasern** Extrem zugfeste Bindegewebsfasern.
- **Lumbal** Die Lenden betreffend.
- **Meningen** Hirn- und Rückenmarkshäute.
- **Osteoblast** Knochenbildungszelle, die Knochengrundsubstanz abscheidet.

Spezielle Knochen

▪ Osteochondritis Knochen- und Knorpelentzündung.

▪ Osteomalazie »Knochenerweichung«; Abnahme der Knochenhärte durch ungenügende Kalkaufnahme, z.B. durch Vitamin-D-Mangel.

▪ Osteomyelitis Knochenmarkentzündung, die zu Abszeßbildung im Knochen führen kann (mit Knochenzerstörung durch eitrige Einschmelzung).

▪ Osteoporose Knochenschwund; altersbedingter Knochenabbau durch unzureichende Kalziumaufnahme, Mangel an Geschlechtshormonen usw.

▪ Osteosklerose Verdichtung und Verhärtung der Knochensubstanz; in manchen Fällen angeboren.

▪ Ostitis fibrosa Knochenentkalkung durch Überfunktion der Nebenschilddrüsen.

▪ Paget-Krankheit Ostitis deformans; chronisch progressive Knochenerkrankung mit starker Verdickung und Verkrümmung der Oberschenkel- und Unterschenkelknochen sowie Verdickung des Schädels.

▪ Periost Knochenhaut; bindegewebige Haut, die den Knochen umgibt und für seinen Aufbau (Wachstum und Regeneration) sorgt.

▪ Sesambeine Knöchelchen, die in Sehnen oder Gelenkkapseln eingelagert sind.

▪ Spongiosa Gerüstwerk aus feinen Knochenbälkchen.

▪ Thorax Brustkorb, bestehend aus 12 Rippenpaaren, Brustbein und Wirbelsäule; unten durch das Zwerchfell von der Bauchhöhle getrennt.

▪ Trochanter T. major und T. minor, großer und kleiner Rollhügel; Knochenvorsprünge am Oberschenkelkopf.

▪ Tuberculum Kleiner Knochenvorsprung für den Ansatz von Muskeln.

Knochenentwicklung

Mit Ausnahme des Schlüsselbeins und einiger Schädelknochen, die direkt verknöchern, werden die Knochen aus Knorpel gebildet. Nach der Art der Anordnung der Bindegewebsfasern kann man den grobfasrigen Geflechtknochen und den feinfasrigen Lamellenknochen unterscheiden.

Der Lamellenknochen ist von einer festen Hülle, der Knochenhaut (Periost) überzogen. Er wird in Längsrichtung von langen Säulen durchzogen, die als Havers-System (*rechts*) oder Osteon bezeichnet werden und die Baueinheit des Lamellenknochens darstellen. Jede Säule enthält einen zentralen Kanal (Havers-Kanal), in dem sich Blut- und Lymphgefäße befinden und der mit interstitieller Flüssigkeit gefüllt ist. Um die Gefäßkanälchen bilden sich Lamellen, d.h. konzentrische Schichten aus Mineralsalzen (vor allem Kalzium und Phosphat), die in die Knochengrundsubstanz eingelagert sind; Kollagenfasern, die in unterschiedlichen Richtungen darin verlaufen, verleihen dem Knochen seine Festigkeit.

Knochenaufbau

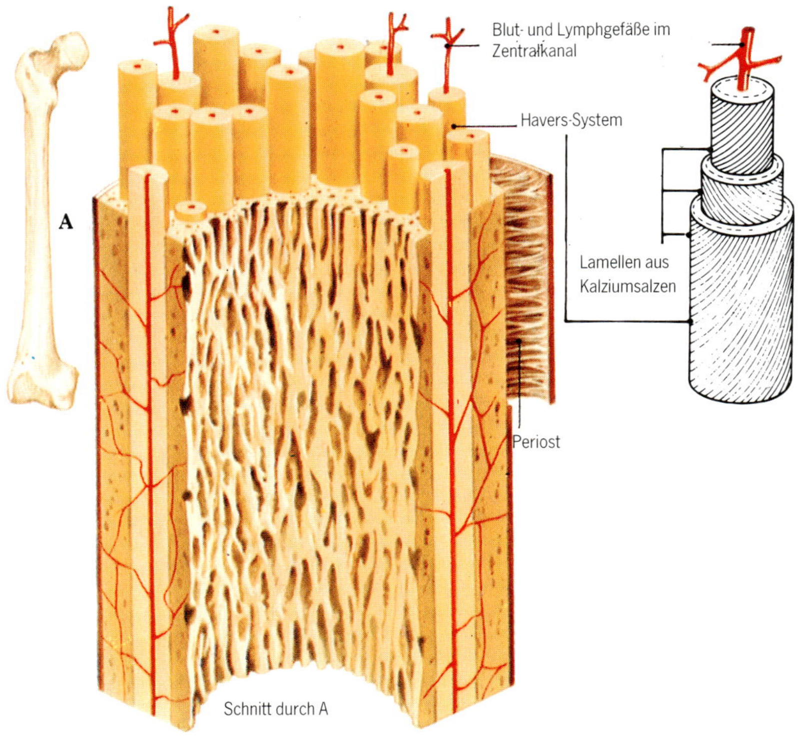

Beim Geflechtknochen sind die Osteone weiter auseinander, und die Kollagenfasern bilden ein lockeres Flechtwerk.

Die Hand

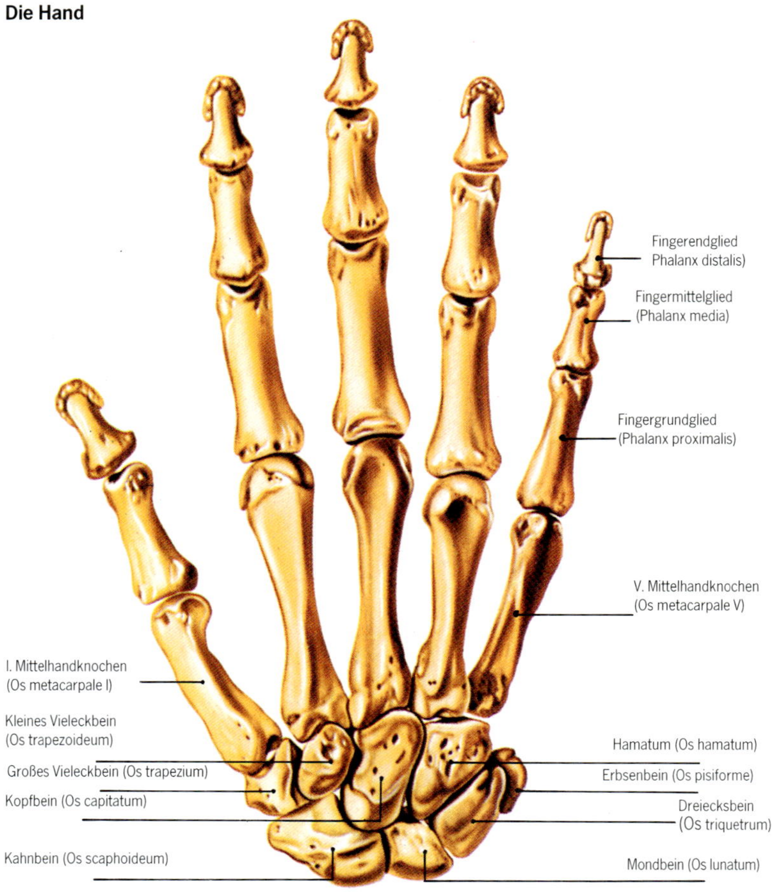

Fuß und Hand

Fuß und Hand haben unterschiedliche Funktionen (»Greif«hand – »Stand«fuß), ähneln sich jedoch in ihrer Struktur. Wie an der Hand werden auch am Fuß drei Abschnitte unterschieden: die Fußwurzel (Tarsus), der Mittelfuß (Metatarsus) und die Zehen (Phalangen). Der Fuß trägt das gesamte Körpergewicht und federt den Druck, der beim Laufen entsteht, durch seine Gewölbekonstruktion (Längs- und Quergewölbe) elastisch ab.

Das Skelett der Hand (*links*) gliedert sich in die Handwurzel (Carpus), die Mittelhand (Metacarpus) und die langen, beweglichen Finger, die beim Daumen aus zwei, sonst aus drei Fingergliedern (Phalangen) bestehen. Der Daumen nimmt eine Sonderstellung dadurch ein, daß er den anderen Fingern gegenübergestellt werden kann (Opposition). Auf diese Weise sind – unter Steuerung der Augen und des Gehirns – zangenartige Greif- und Präzisionsbewegungen möglich, die die Hand zu einem einzigartigen Werkzeug machen.

Schädelknochen (Zersprengter Schädel)

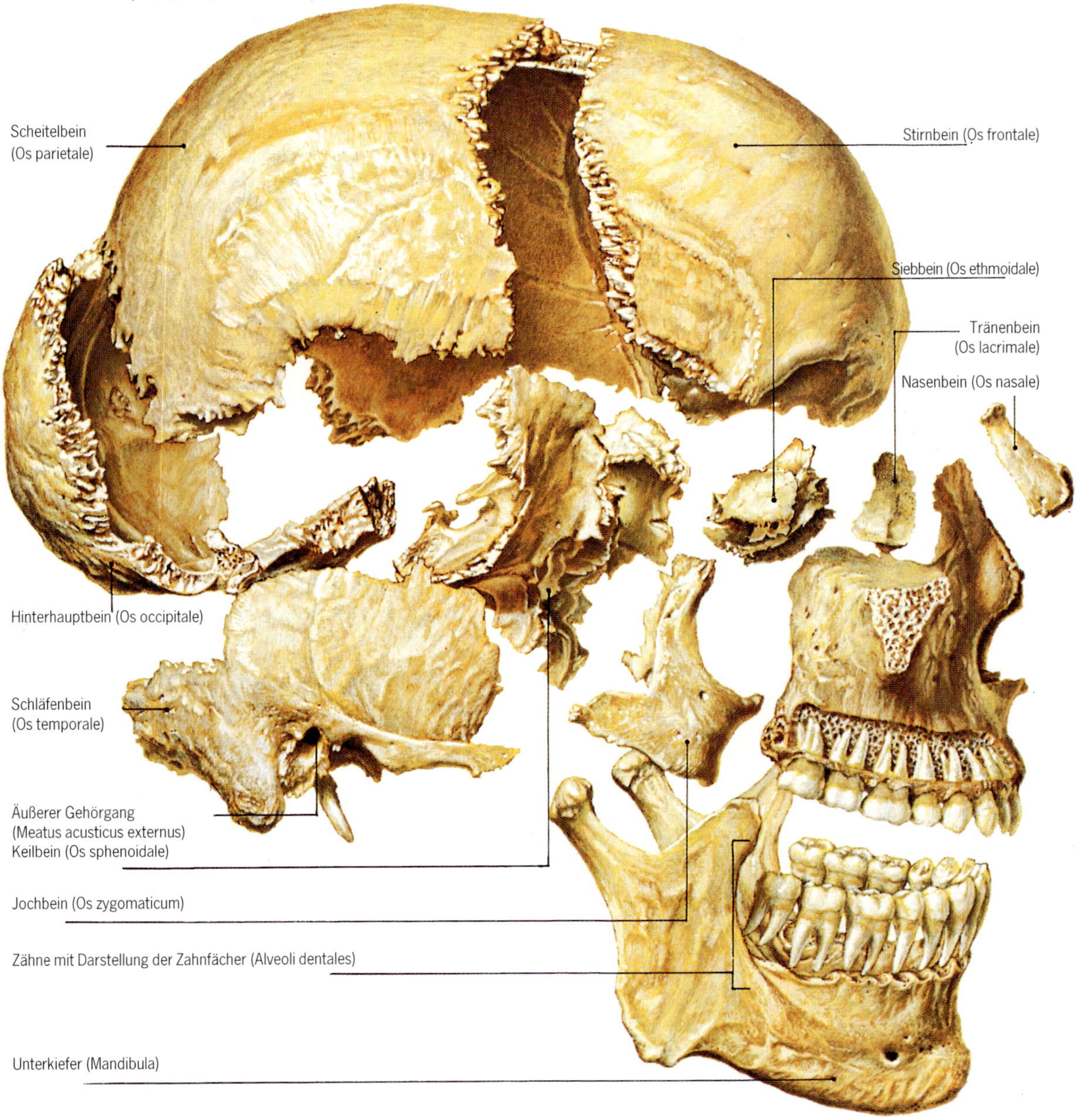

Der Schädel

Der Schädel (*oben*) bildet die knöcherne Schutzhülle für das Gehirn und die Sinnesorgane. Außerdem bestimmt er die äußere Form des Kopfes und des Gesichtes.

Die acht Knochen des Hirnschädels – Hinterhauptbein (Os occipitale), 2 Schläfenbeine (Os temporale), 2 Scheitelbeine (Os parietale), Stirnbein (Os frontale), Keilbein (Os sphenoidale), Siebbein (Os ethmoidale) – sind an den Nahtstellen (Suturen) fest miteinander verbunden. Hirnnerven und Blutgefäße dringen durch kleine Löcher (Foramina) in den Schädel ein. Das große Hinterhauptsloch (Foramen magnum) verbindet die Schädelhöhle mit dem Wirbelkanal. Bevor sich die Knochennähte verschließen, finden sich am kindlichen Kopf bindegewebig überbrückte Lücken im Schädel: die große vordere Stirnfontanelle zwischen Stirn- und Scheitelbeinen und die kleine Hinterhauptsfontanelle zwischen Hinterhaupt- und Scheitelbeinen.

Der Gesichtsschädel besteht aus 14 Knochen: 2 Oberkiefer (Maxilla), 2 Nasenbeine (Os nasale), 2 Jochbeine (Os zygomaticum), 2 Tränenbeine (Os lacrimale), Unterkiefer (Mandibula) und (nicht abgebildet) 2 Gaumenbeine (Os palatinum), 2 untere Nasenmuscheln (Concha nasalis inferior) und das Pflugscharbein (Vomer; der untere und hintere Teil der knöchernen Nasenscheidewand).

Unter- und Oberkiefer enthalten Zahnfächer (Alveoli dentales) für die Wurzeln der 32 Zähne. In den die Nasenhöhle umgebenden Knochen befinden sich die paarig angelegten Nasennebenhöhlen (Stirn-, Kiefer-, Siebbein- und Keilbeinhöhle), luftgefüllte, mit Schleimhaut ausgekleidete Räume, die die Schädelknochen leichter machen und als Resonanzraum dienen.

■ **Tumoren** Osteom: gutartige Knochengeschwulst; Sarkom: bösartige Bindegewebsgeschwulst; andere Tumoren führen häufig zu Tochtergeschwülsten in den Knochen.

Erkrankungen

■ **Achondroplasie** Dominant erbliche Störung der Knorpelbildung durch Fehlen der Knorpelwachstumszone; führt zu kurzgliedrigem Minderwuchs mit Schädeldeformierungen.

■ **Akromegalie** Verstärktes Wachstum von Händen, Füßen und Gesichtsknochen durch Überproduktion von Wachstumshormon nach Schluß der Wachstumsfugen.

■ **Fraktur** Knochenbruch; Einteilung nach verschiedenen Gesichtspunkten: komplette oder unvollständige Fraktur; offene F. mit Hautverletzung oder geschlossene F. bei unverletzter Haut; Ursachen: z.B. Unfall, Spontanfraktur bei krankhaft veränderten Knochen, Ermüdungsbruch durch ungewohnte Dauerbeanspruchung; Komplikationen durch Nerven- und Gefäßverletzungen, Eröffnung von Hohlorganen.

■ **Gigantismus** Riesenwuchs durch Überproduktion von Wachstumshormon während der Wachstumsperiode mit noch offenen Wachstumsfugen.

■ **Nanismus** Zwergwuchs; Stillstand des Längenwachstums durch verschiedene Erkrankungen während der Wachstumsperiode.

Querverweise

Der Körper als Ganzes 10–11
Gelenke 24–25
Blut 34–35

Die Gelenke

Definitionen

- **Acetabulum** Hüftgelenkpfanne; schüsselförmige Vertiefung für den Kopf des Oberschenkelknochens (Femur).
- **Arcus vertebralis** Wirbelbogen; Knochenring zwischen Wirbelkörper und Dornfortsatz.
- **Atlas** 1. Halswirbel.
- **Axis** 2. Halswirbel.
- **Bursa** Mit Flüssigkeit gefüllter Beutel.
- **Canalis vertebralis** Wirbelkanal.
- **Cartilago** Knorpel; spezielles festes Stützgewebe.
- **Discus** Scheibe aus Faserknorpel; z.B. Zwischenwirbelscheibe.
- **Fontanelle** Knochenlücke am kindlichen Schädel.
- **Foramen intervertebrale** Zwischenwirbelloch für den Durchtritt der Rückenmarksnerven.
- **Ligamenta cruciata** Kreuzbänder im Kniegelenk.
- **Ligamentum flavum** »Gelbes« Band zwischen den Wirbelbögen.
- **Meniskus** Sichelförmige Faserknorpelscheibe im Kniegelenk.
- **Musculus quadriceps femoris** Vierköpfiger kräftiger Muskel an der Streckseite des Oberschenkels; streckt den Unterschenkel im Kniegelenk.
- **Nucleus pulposus** Gallertkern der Bandscheibe.
- **Nucleus-pulposus-Prolaps** Bandscheibenvorfall; Austritt des Gallertkerns durch Risse im Faserring der Bandscheibe. Das prolabierte Gewebe kann auf Rückenmark und Nervenwurzeln drücken und zu Schmerzen, Sensibilitätsstörungen und Lähmungen führen.
- **Sutura** Knochennaht; Verbindung zweier Knochen (besonders am Schädel) durch eine

Grundlagen

Ein Gelenk (Articulatio) ist eine bewegliche Verbindung zwischen Knochen. Einige Gelenke sind sehr straff und wenig beweglich, andere erlauben einen großen Bewegungsspielraum. Nach dem Grad ihrer Beweglichkeit lassen sich folgende Gelenke unterscheiden:

Bewegliche Gelenke

Es handelt sich dabei um komplexe Gelenke (*unten* und *rechts*). Die Gelenkflächen sind von glattem Knorpel überzogen. Den Gelenkraum umhüllt eine straffe Bindegewebskapsel, die innen von der Synovialmembram ausgekleidet wird. Diese Membran sondert eine Flüssigkeit ab, die »Gelenkschmiere«, die einen reibungslosen Bewegungsablauf ermöglicht. Bänder stabilisieren das Gelenk.

Gelenke mit geringer Beweglichkeit

Einige Gelenke sind nur wenig beweglich, dabei jedoch sehr straff, z.B. das Sakroiliakalgelenk zwischen Darmbein und Kreuzbein oder die Schambeinfuge. Eine dicke Faserknorpelschicht wirkt als Puffer, und die Knochen werden durch starke Bänder zusammengehalten.

Unbewegliche Gelenke

Die Deckknochen des Schädeldaches sind beim Neugeborenen noch nicht zusammengewachsen, und es finden sich bindegewebig überbrückte Lücken, die große Stirnfontanelle und die kleine Hinterhauptsfontanelle. Im Laufe der Entwicklung werden die unregelmäßig geformten Knochenränder durch Bindegewebsplatten fest miteinander verbunden, und es bilden sich die typischen gezackten, unbeweglichen Schädelnähte.

Bewegliche Gelenke

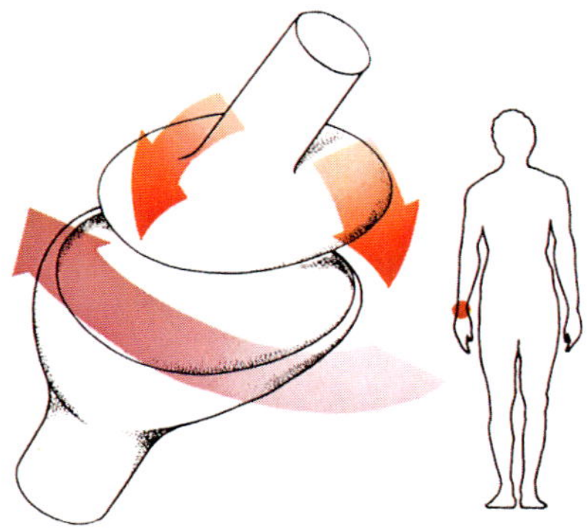

Eigelenk
Ellipsenförmige konvexe bzw. konkave Gelenkflächen erlauben Bewegungen um zwei Achsen, keine vollständigen Drehungen; z.B. im Speichen-Handwurzelgelenk und zwischen Fingern und Handfläche.

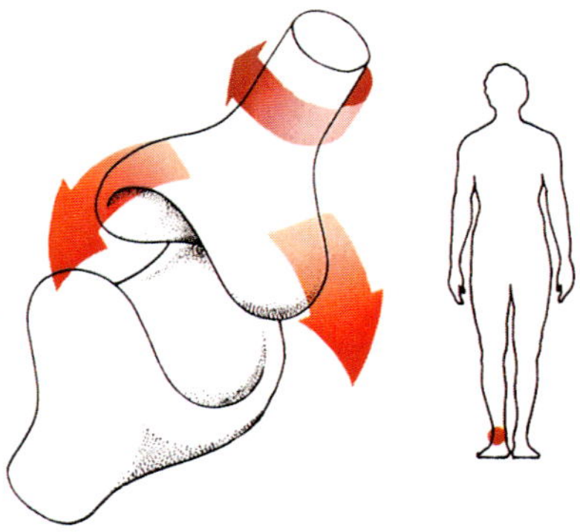

Sattelgelenk
Erlaubt Bewegungen um zwei Achsen (Seit-zu-Seit- und Vorwärts-Rückwärts-Bewegung); z.B. das Handwurzel-Mittelhandgelenk des Daumens.

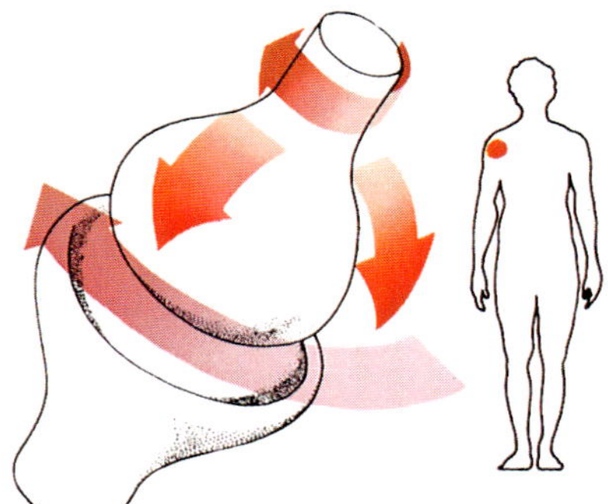

Kugelgelenk
Hat den größten Bewegungsumfang (um drei Achsen); z.B. Schulter- und Hüftgelenk.

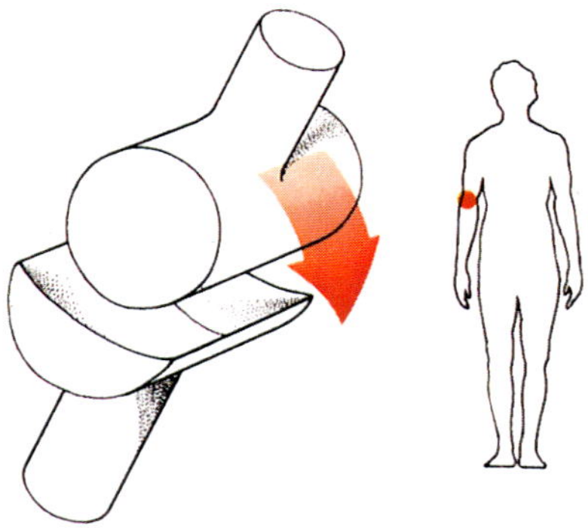

Scharniergelenk
Nur Bewegungen um eine Achse (vergleichbar einer Türangel); z.B. Beugung (Flexion) und Streckung (Extension) im Ellenbogengelenk oder in den Fingergelenken.

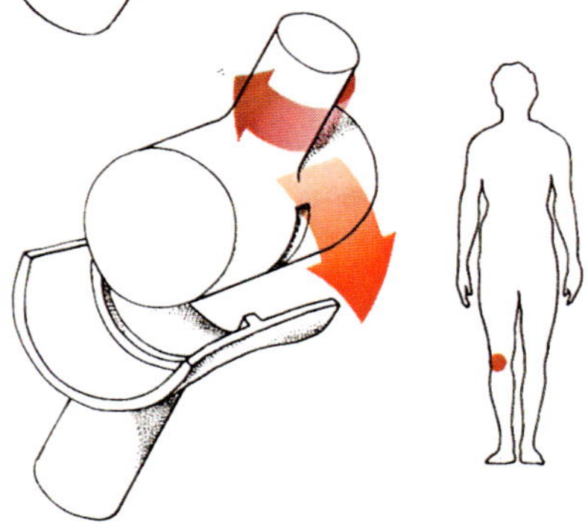

Kombination von Scharnier- und Radgelenk
Ein Beispiel ist das komplexe Kniegelenk; möglich sind Beuge- und Streckbewegungen sowie geringgradige Innen- und Außenrotation (bei gebeugten Knien).

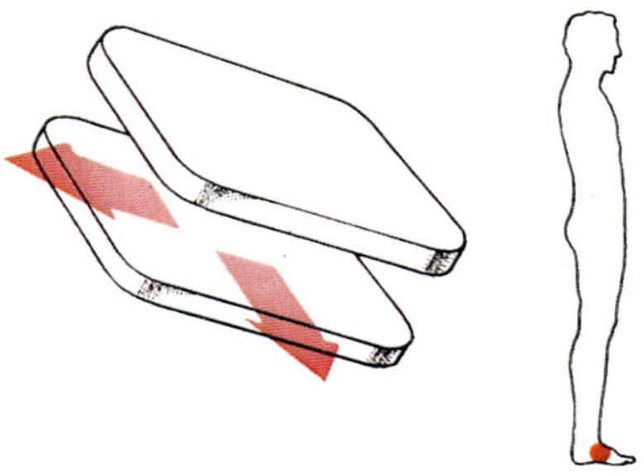

Gleitgelenk
Flache Gelenkflächen werden durch straffe Bänder gehalten und erlauben geringgradige Gleitbewegungen nach vorne und hinten oder von Seite zu Seite; z.B. in der Fußwurzel oder zwischen den Rippen und der Brustwirbelsäule.

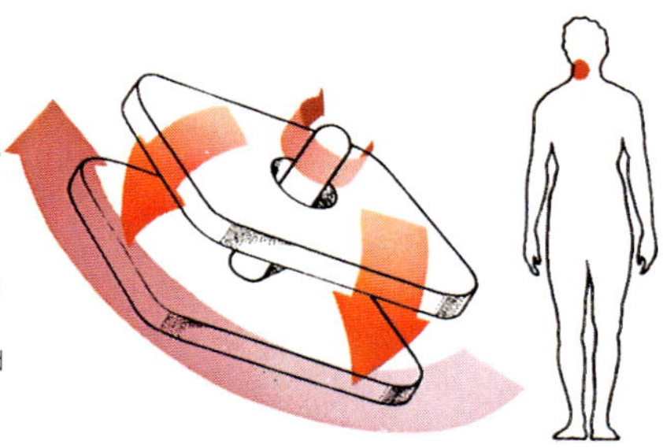

Zapfen- oder Radgelenk
Erlaubt Kreiselbewegungen um eine Achse; z.B. zwischen 1. Halswirbel (Atlas) und 2. Halswirbel (Axis).

Die Wirbelsäule

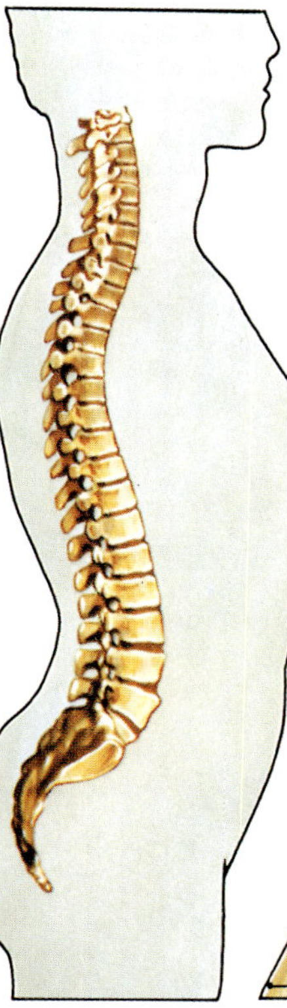

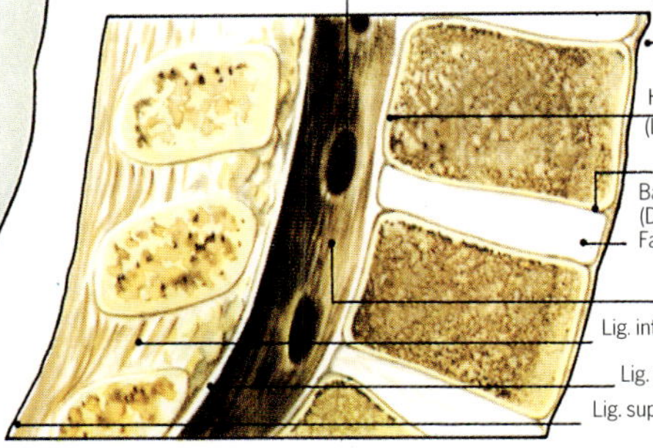

Kugelgelenke

Beim Hüftgelenk wird der Oberschenkelkopf von der mit einem Faserknorpelring ausgekleideten Pfanne des Hüftgelenks (Acetabulum) aufgenommen. Straffe Bänder fixieren den Oberschenkelknochen (Femur) in der Gelenkkapsel.

Das Schultergelenk ist das beweglichste Kugelgelenk. Im Gegensatz zum Hüftgelenk ist seine Gelenkkapsel schlaff und geräumig, und die Gelenkpfanne ist sehr flach. Die Gelenkkapsel wird vor allem durch die umgebenden Muskeln verstärkt.

Das Kniegelenk

Das Kniegelenk (*rechts*) ist das größte Gelenk des Körpers. Beteiligt sind die unregelmäßig geformten Gelenkfortsätze (Kondylen) des Oberschenkelknochens und die planen Gelenkflächen des Schienbeins. Der Raum dazwischen wird durch Knorpelbelag und die Menisken (sichelförmige Faserknorpelscheiben) ausgeglichen. Im Kniegelenk sind Beugung und Streckung um eine quere Achse möglich sowie Rotation um eine Längsachse bei gebeugtem Knie. Die Kreuzbänder im Innern des Gelenks verhindern eine Verschiebung der Gelenkanteile. An den Außenseiten wird die Kniegelenkkapsel durch Bänder und Sehnenfaserzüge verstärkt; Schleimbeutel sind an besonderen Reibungspunkten zu finden.

Die Wirbelsäule – Bandscheiben

Die Wirbelsäule (*links*) besteht aus 24 Wirbeln, dem Kreuzbein und dem Steißbein. Die Gelenkflächen der Wirbelkörper sind von hyalinem Knorpel überzogen und stehen durch Zwischenwirbelscheiben (Bandscheiben) miteinander in Verbindung. Die Bandscheiben bestehen aus einem Faserring (Anulus fibrosus) und einem Gallertkern (Nucleus pulposus). Die Wirbelkörper sind ferner durch ein vorderes und hinteres Längsband (Ligamentum longitudinale anterius und posterius) miteinander verbunden; außerdem spannen sich Bänder zwischen den Wirbelbögen aus (Lig. flavum, Lig. interspinale und Lig. supraspinale).

Die Wirbelsäule – Bewegungen

Die Wirbelbögen mit den Gelenk- und Dornfortsätzen bestimmen die Richtung der Bewegung. Die spezielle Form und Funktion der sog. Kopfgelenke zwischen Hinterhaupt, 1. Halswirbel (Atlas) und 2. Halswirbel (Axis) machen die Halswirbelsäule zum beweglichsten Teil der Wirbelsäule.

Ab dem 2. Halswirbel werden zwei benachbarte Wirbelkörper durch eine Bandscheibe verbunden, die als Stoßdämpfer für Kopf und Gehirn wirkt. Beugung und Streckung erfolgt vor allem in der Hals- und Lendenwirbelsäule. Am unbeweglichsten ist die rippentragende Brustwirbelsäule, die Haltefunktion für den Brustkorb hat und an der Seitwärtsneigung beteiligt ist. Drehungen um die Längsachse werden mit der gesamten Wirbelsäule durchgeführt.

Das Kniegelenk

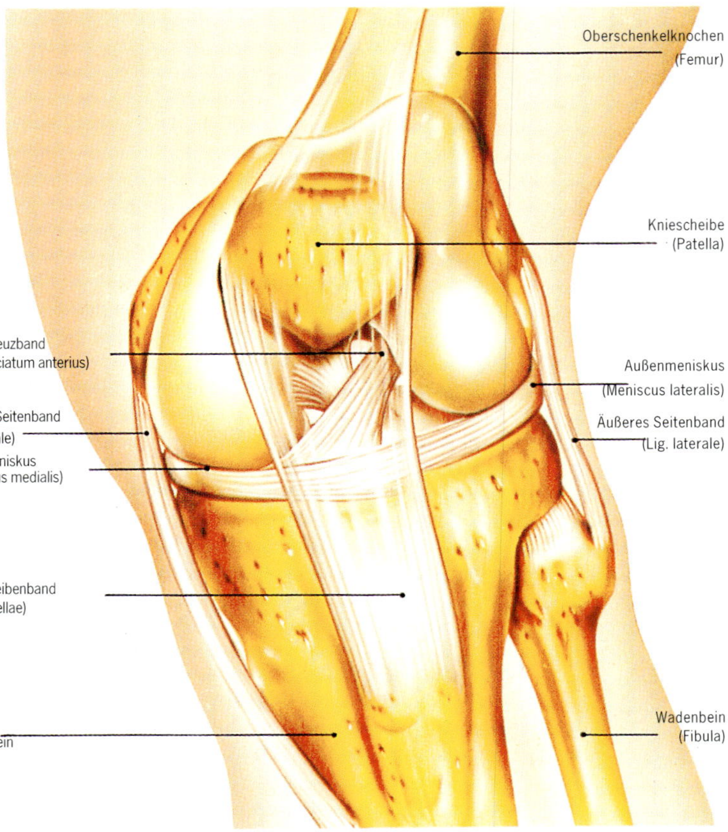

dünne Bindegewebsplatte.

- **Symphysis pubica** Schambeinfuge; Knorpelverbindung zwischen beiden Schambeinen.

Erkrankungen

- **Ankylose** Gelenkversteifung mit vollständigem Bewegungsverlust.
- **Arthritis** Gelenkentzündung; Autoimmunkrankheit oder degenerativer Prozeß.
- **Gicht** Arthritis urica; Gelenkerkrankung infolge Ablagerung von Harnsäurekristallen in den Gelenken; periodisch auftretende akute Gichtanfälle.
- **Meniskusriß** durch Verletzung oder degenerativ; meist reißt der mediale (innere) Meniskus ein, der stärker fixiert ist.
- **Osteoarthritis** Knochen- und Gelenkentzündung; verschlimmernd wirken Alter, Übergewicht und Überbeanspruchung.
- **Rheumatoide Arthritis** Chronische Polyarthritis; Fehlsteuerung des Immumsystems mit Entzündung mehrerer Gelenke, die sich mit der Zeit verformen und versteifen können.
- **Spondylitis** Entzündung der Wirbelgelenke.
- **Spondylose** Degenerative Erkrankung der Wirbelsäule.
- **Synovitis** Entzündung der Gelenkinnenhaut.

Querverweise

Der Aufbau des Körpers 13
Das Skelett 10–23
Die Muskeln 27

Die Muskeln

Definitionen

- **Acetylcholin** Chemische Substanz, die an Nervenendigungen freigesetzt wird; wirkt als Überträgerstoff an der Synapse (Übergangsstelle) zwischen Neuronen und den Skelettmuskelfasern.
- **Achillessehnenruptur** Kompletter oder partieller Riß der größten Sehne im Körper (= Achillessehne); meist durch langzeitige Überlastung oder degenerative Veränderungen; häufig Sportverletzung.
- **Adrenalin** Hormon des Nebennierenmarks; stimuliert das sympathische Nervensystem.
- **Antagonist** Gegenspieler; einer von paarweise wirkenden Muskeln, der eine Bewegung verursacht (z.B. Erschlaffung), die der des Agonisten entgegengesetzt ist (z.B. Zusammenziehung).
- **Aponeurose** Flächenhafte, breite Sehne als Ansatz für Muskeln.
- **Faszie** Dünne Bindegewebshülle.
- **Fibrilläres Zittern** Schnell aufeinanderfolgende unwillkürliche Kontraktionen einzelner Muskelbündel, z.B. bei Kälte.
- **Ganglion** Nervenknoten; Anhäufung von Nervenzellen in Nervensträngen außerhalb des Zentralnervensystems.
- **Milchsäure** Wird bei Muskelarbeit produziert.
- **Muskelansatz** Insertio; Die Befestigung an dem stärker beweglichen oder rumpfferneren Skelettstück.
- **Muskelbauch** Venter; die eigentliche (fleischige) Muskelmasse.
- **Muskelkopf** Caput; Ursprungsteil des Muskels; es gibt zwei- oder mehrköpfige Muskeln.
- **Muskeltonus** Spannungszustand der Muskeln, der durch dauernde schwache Nervenimpulse aufrechterhalten wird.

Skelettmuskeln

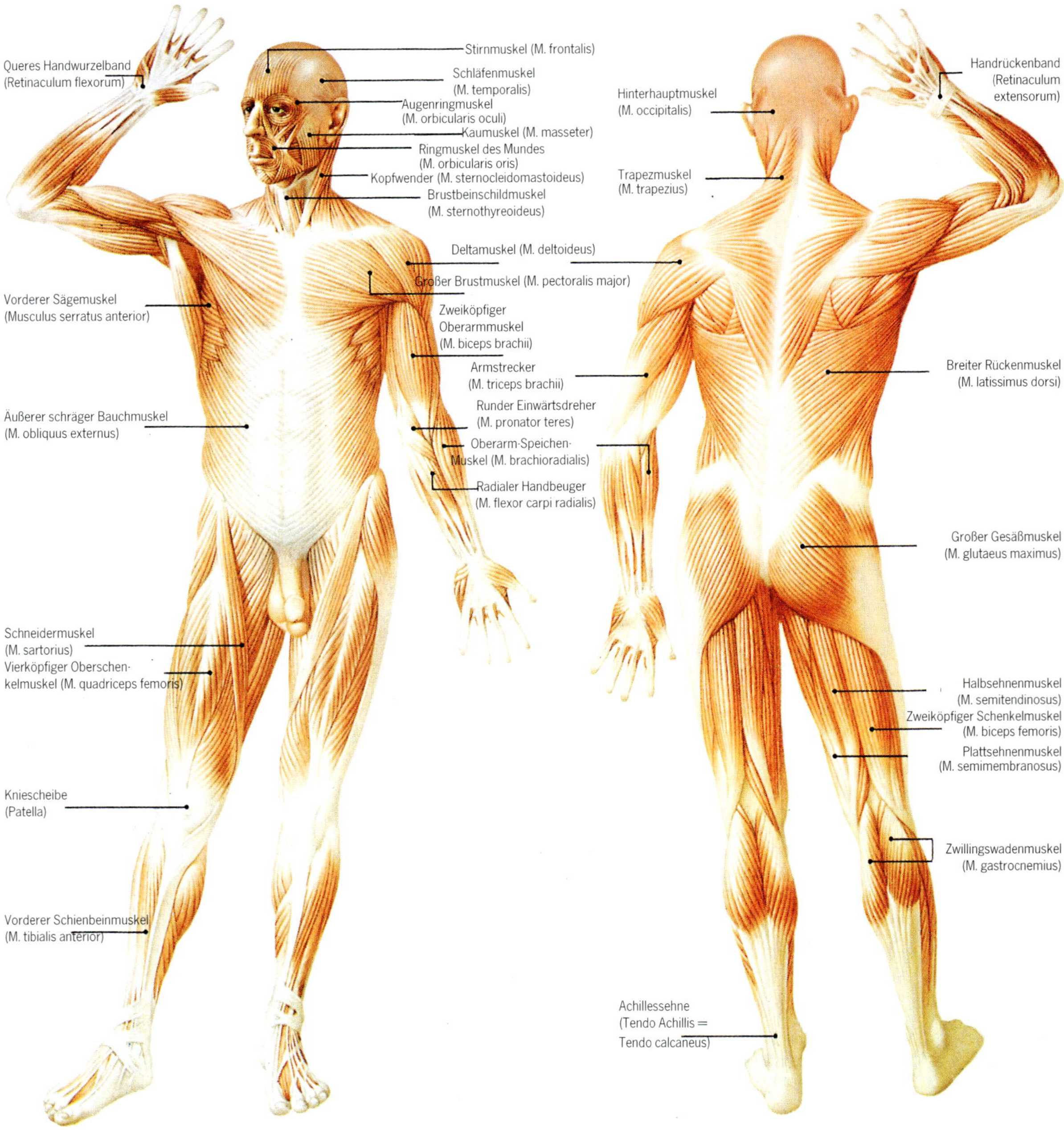

Grundlagen

Muskeln besitzen die Fähigkeit, sich zu kontrahieren, d.h., sich zusammenzuziehen. Ihr Anteil am Gesamtkörpergewicht beträgt 35 bis 45 %. Die ca. 650 Skelettmuskeln werden von Nerven versorgt. Man unterscheidet drei Muskeltypen: die Skelettmuskulatur, deren Tätigkeit bewußt gesteuert werden kann (»Willkürmotorik«), die Herzmuskulatur, die nur in der Herzwand vorkommt, und die glatte Muskulatur, die in Hohlorganen vorkommt und unwillkürlich gesteuert wird.

Kontraktion

Muskelfasern bestehen aus fadenförmigen Strukturen (Myofibrillen), den kontraktilen Elementen, die als Reaktion auf einen Nervenimpuls chemisch aktiviert werden und sich zusammenziehen. Es kommt bei der Kontraktion zu einem Ineinandergleiten von Eiweißfilamenten, d.h. feinen Fäserchen aus dem Eiweiß Aktin und Myosin. Nach Beendigung des Nervenimpulses erschlafft der Muskel. Der Muskeltonus wird durch Daueranspannung einiger Muskelfasern aufrechterhalten.

Muskeln – Stoffwechsel

Die Muskelkontraktion erfordert Energie, und es wird Wärme produziert. Durch Stoffwechselprozesse entstehen Kohlendioxid, Milchsäure, Wärme und Wasser. Die Durchblutung der Muskeln nimmt zu, um anfallende Stoffwechselprodukte zu entfernen; der Pulsschlag erhöht sich; durch die verstärkte Wärmebildung nimmt die Schweißsekretion zu. Übermäßige Muskelarbeit verursacht ein Sauerstoffdefizit und damit einen örtlichen Anstieg von Milchsäure.

Muskeltypen

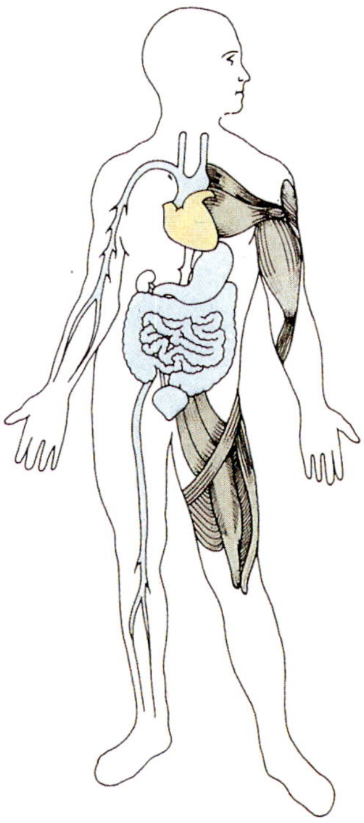

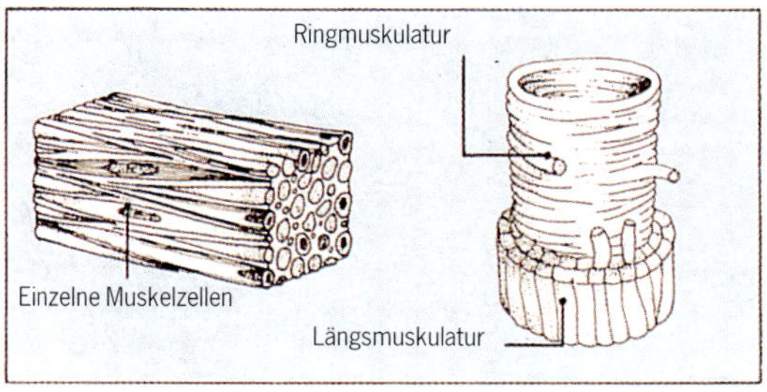

Glatte Muskulatur

Besteht aus langgestreckten Zellen (mit je einem ovalen Kern), die sich zu Bündeln anordnen. Die Darmwand besitzt eine innere Ringschicht, die sich kontrahiert, und eine äußere Längsmuskulatur, die peristaltische (wellenartige) Bewegungen erzeugt. Die Kontraktion der glatten Muskulatur wird unwillkürlich (durch das autonome Nervensystem) gesteuert.

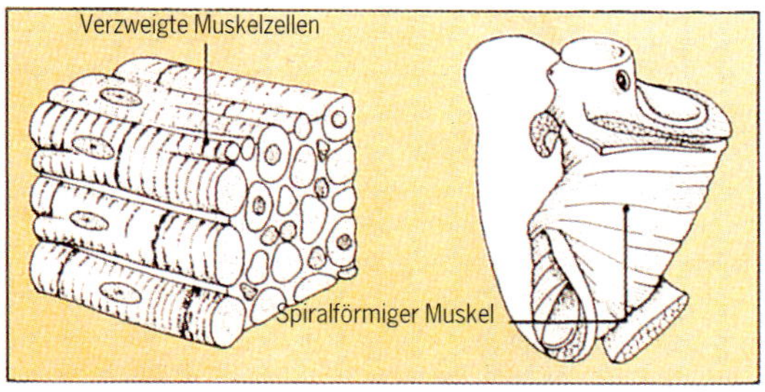

Herzmuskulatur

Besteht aus spezieller quergestreifter Muskulatur mit unregelmäßig verzweigten, mehrkernigen Zellen, die ein Netzwerk bilden und die Herzkammern spiralig umwickeln. Der Herzmuskel kontrahiert sich unwillkürlich, kontinuierlich und rhythmisch; herzeigener Impulsgeber (Schrittmacher) des Herzrhythmus ist der Sinusknoten.

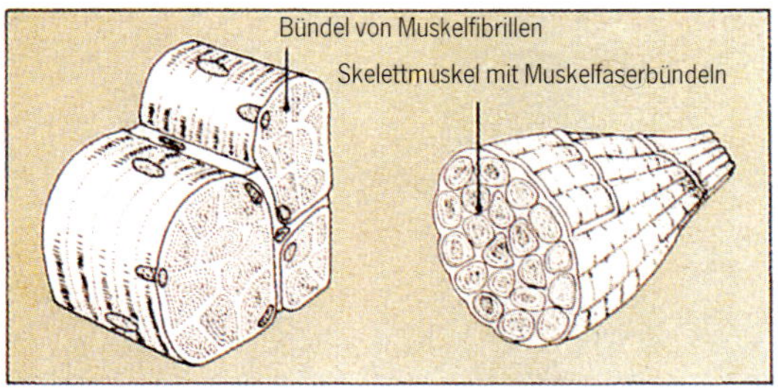

Skelettmuskulatur

Baustein ist die quergestreifte Muskelfaser, bestehend aus vielkernigen Zellen, die bis zu 20 cm lang werden können. Die Muskelfasern enthalten fadenförmige Myofibrillen, die sich unter willkürlicher Kontrolle kontrahieren (Steuerung unterliegt unserem Bewußtsein). Skelettmuskeln können sich rasch kontrahieren und entspannen, ermüden jedoch leicht.

Skelettmuskeln – Anatomie

Viele unserer Skelettmuskeln verbinden Knochen über verschiedene Gelenke miteinander. Ihr Ursprung befindet sich im allgemeinen an dem unbeweglichen Skeletteil und ihr Ansatz an dem Knochen, der bewegt wird. Einige Muskeln haben einen geteilten Ursprung, wie z.B. der zweiköpfige Oberarmmuskel, Musculus biceps brachii.

Als »Bauch« (Venter) wird die fleischige Hauptmasse des Muskels bezeichnet. Die Anheftung eines Muskels erfolgt stets mit Hilfe einer Sehne, wobei die Ansatzstelle klein sein kann oder aber sehr ausgedehnt, wie im Falle einer breitflächigen Sehnenplatte (Aponeurose). Lange Sehnen ziehen über andere Strukturen, z.B. am Handgelenk; sie werden von schützenden Sehnenscheiden umschlossen und durch ein bindegewebiges Halteband (Retinaculum) fixiert.

Kurze Sehnen setzen direkt am Periost an, oftmals unter Ausbildung eines kleinen Knochenvorsprungs.

Skelettmuskeln – Bewegungen

Die Verkürzungsfähigkeit eines Muskels hängt von der Länge seiner Muskelfasern ab; außerdem ist die Anordnung der Muskelfasern für die Wirksamkeit der Muskelarbeit wichtig. Man unterscheidet parallelfaserige Muskeln und gefiederte Muskeln, bei denen die Muskelfasern schräg an der Sehne anheften (vergleichbar einer Vogelfeder). So kontrahiert sich der lange parallelfaserige Schneidermuskel stärker als der kräftige komplex gefiederte Deltamuskel.

Um glatte kontrollierte Bewegungsabläufe zu erzielen, üben Muskeln ihre Funktion meist im paarweisen Zusammenspiel aus (rechts): während sich ein Muskel kontrahiert (**1**), erschlafft der Gegenspieler (Antagonist) (**2**) allmählich.

Das Zentralnervensystem wird durch sensible Nerven ständig über den Kontraktionszustand der Muskeln und die Stellung der Gelenke informiert. Außerdem erhält das Gehirn Informationen über die Augen und das Gleichgewichtsorgan im Ohr und koordiniert so die Bewegungen der Skelettmuskeln.

Die Feinbewegungen der Hand werden durch eine sehr große Zahl von Nerven gesteuert, während statische Muskeln, wie z.B. die langen Rückenmuskeln, Impulse von relativ wenigen Nerven erhalten.

Zusammenspiel von Beuger und Strecker am Ellenbogengelenk

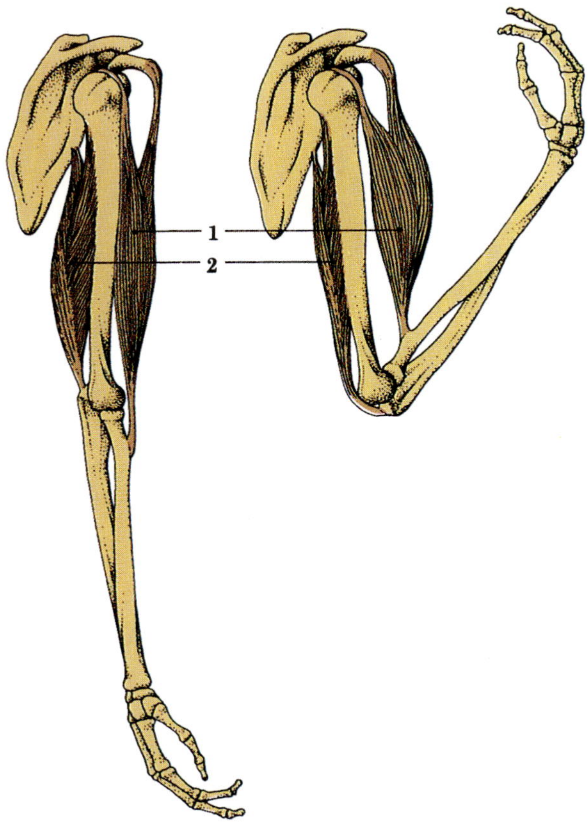

Autonomes Nervensystem

■ Muskelursprung Origo; Befestigung an dem festen oder weniger beweglichen, kopfwärts gelegenen Skeletteil.

■ Myasthenia gravis Störung der Impulsübertragung zwischen Nervenendigung und Muskel, die zu zunehmender Ermüdbarkeit bei Muskelbetätigung führt.

■ Myofibrille Kontraktiles (zusammenziehungsfähiges) Muskelfaserbündel.

■ Myotonie Gruppe von erblichen Muskelerkrankungen mit Erhöhung des Muskeltonus und Steifheit.

■ Noradrenalin Hormon des Nebennierenmarks; Reizübermittlerstoff des vegetativen (autonomen) Nervensystems.

■ Periost Knochenhaut; straffer bindegewebiger Knochenüberzug, der Zellen, Blutgefäße und Nerven enthält.

■ Peristaltik Wellenförmige Bewegungen (Kontraktionen) von mit Muskulatur ausgekleideten Hohlorganen (Magen, Darm) zum Transport bzw. Durchmischung des Inhalts.

■ Retinaculum Bindegewebiges Halteband, das z.B. über Sehnen verläuft.

■ Sauerstoffschuld Sauerstoffdefizit durch längere Muskelarbeit; wird durch Mehratmung nach Beendigung der Arbeit ausgeglichen.

■ Spasmus Muskelkrampf; vermehrter Spannungszustand der Muskulatur.

■ Sphinkter Musculus sphincter; ringförmiger Schließmuskel.

■ Synovialis Gelenkinnenhaut; sondert die Gelenkschmiere ab.

■ Thyroxin In der Schilddrüse gebildetes Hormon.

Autonomes Nervensystem

Viele Muskeln im Körper werden vom autonomen Nervensystem (*rechts*) kontrolliert. Es besteht aus sympathischen (rot) und parasympathischen Nerven (blau). Man unterscheidet zwei Arten von unwillkürlich gesteuerten Muskeln: die Herzmuskulatur, die es nur im Herzen gibt, und die glatte Muskulatur.

Glatte Muskulatur findet sich im ganzen Körper – sie umgibt die Blutgefäße; sie kontrolliert den Gasaustausch in den Lungenbläschen (Alveolen); ringförmige glatte Muskelfasern in der Regenbogenhaut (Iris) im Auge regulieren die Pupillenweite je nach Lichteinfall; glatte Muskulatur in den kleinen Haaraufrichtermuskeln läßt die »Haare zu Berge stehen«; dicke Schichten glatter Muskulatur finden sich in der Harnblasenwand und in der Gebärmutter (Uterus). Die Speiseröhre (Ösophagus) enthält im mittleren Drittel glattes Muskelgewebe.

Autonomes Nervensystem

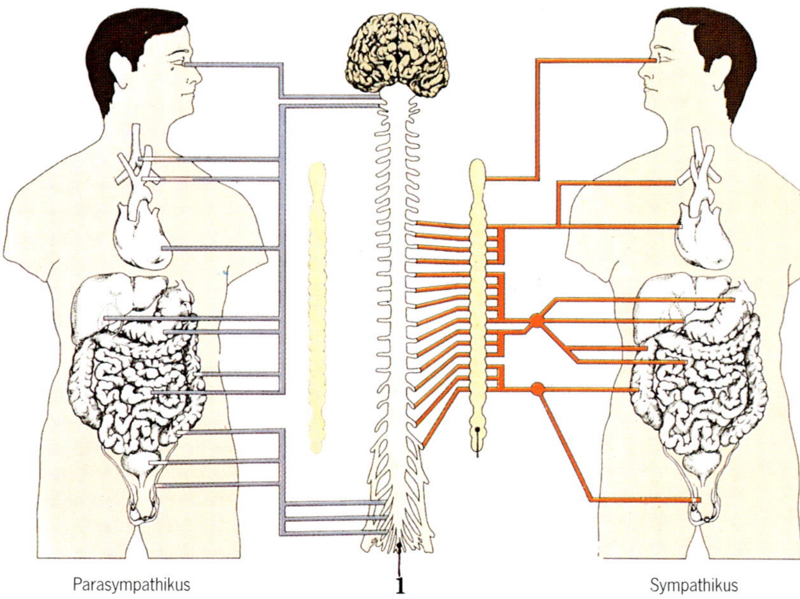

Harnausscheidung

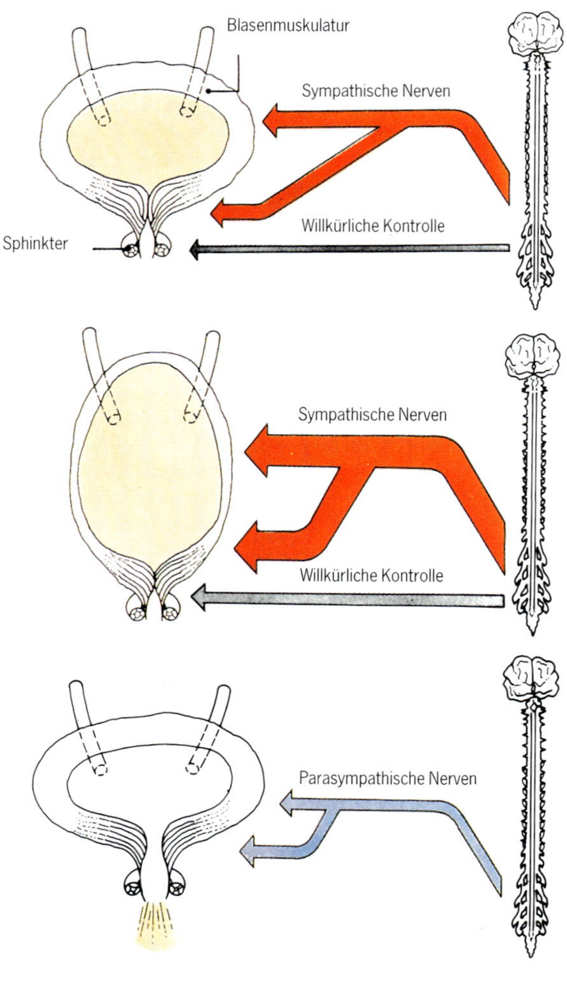

Harnausscheidung

Die Blase füllt sich mit Urin. Erschlaffung der Blasenmuskulatur durch sympathische Nerven und Kontraktion des inneren Schließmuskels. Die Blasenentleerung ist außerdem willkürlich steuerbar durch den quergestreiften (zur Willkürmotorik gehörenden) äußeren Harnröhrenschließer.

Zunahme des Füllungsdrucks erhöht die Impulsfrequenz der sympathischen Nerven; der Schließmuskel bleibt fest geschlossen, die Blasenwand ist schlaff. Das normale Fassungsvermögen der Harnblase beträgt beim Mann etwa 300 ml Urin.

Wenn die Harnblase gefüllt ist, wird die Blase kontrahiert und der Schließmuskel geöffnet (Vermittlung des Parasympathikus). Die reflexmäßige Entleerung der Blase kann willkürlich unterdrückt werden.

Autonome Kontrolle

Das autonome Nervensystem (*oben*), das unter der Kontrolle des Hypothalamus (Teil des Zwischenhirns) steht, regelt die vegetativen Lebensfunktionen wie Atmung, Verdauung, Stoffwechsel u.a. und wird deshalb auch als vegetatives Nervensystem bezeichnet. Seine beiden Teile, der Sympathikus und der Parasympathikus, stehen in einem funktionellen Antagonismus. Die Peristaltik ist ein Beispiel für das Zusammenspiel von Sympathikus und Parasympathikus: Die Darmwand wird von einem Netzwerk sympathischer und parasympathischer Nervenfasern umgeben. Die sympathischen Nerven setzen Noradrenalin frei, um eine Erschlaffung der Muskelwände und eine Kontraktion der Schließmuskel zu erzielen. Die parasympathischen Nerven setzen Acetylcholin frei, um den gegenteiligen Effekt zu erzeugen – Kontraktion der Muskelwände und Erschlaffung der Schließmuskel. Die Dehnungsrezeptoren in der glatten Muskulatur regulieren den Muskeltonus.

Der Sympathikus wirkt »ergotrop«, er regt zur Tätigkeit an; der Parasympathikus wirkt »trophotrop«, er bremst die Arbeit und sorgt für die Aufnahme von Nährstoffen. Die sympathischen Nervenfasern werden nach Verlassen des Rückenmarks in den Ganglien (Nervenumschaltstationen) umgeschaltet, die beiderseits der Wirbelsäule den sog. Grenzstrang bilden.

Der Verdauungskanal

Er erstreckt sich vom Rachen (Pharynx) (**1**) bis zum Mastdarm (Rektum) (**2**). Wenn Nahrung aufgenommen wird, kontrahieren sich Ringmuskeln (**3**) hinter dem Speisebrocken und erschlaffen davor (**4**), während die äußeren Längsfasern (**5**) ihn in einer wellenförmigen Bewegung weitertransportieren. Dieser Vorgang wird als Peristaltik bezeichnet.

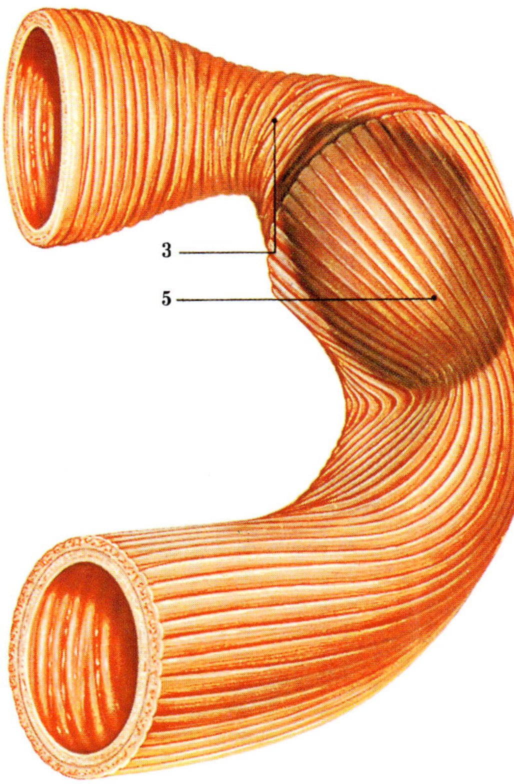

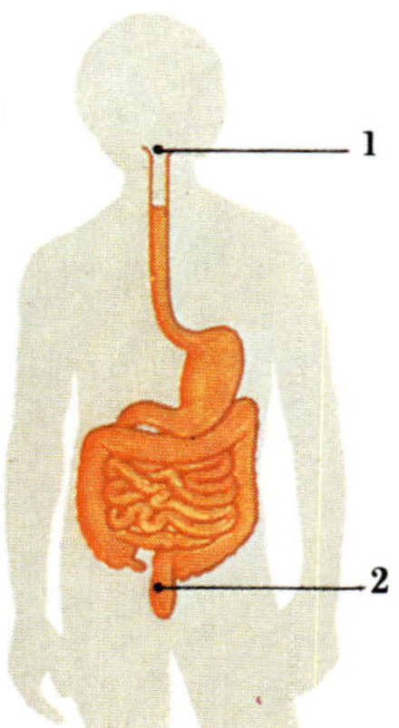

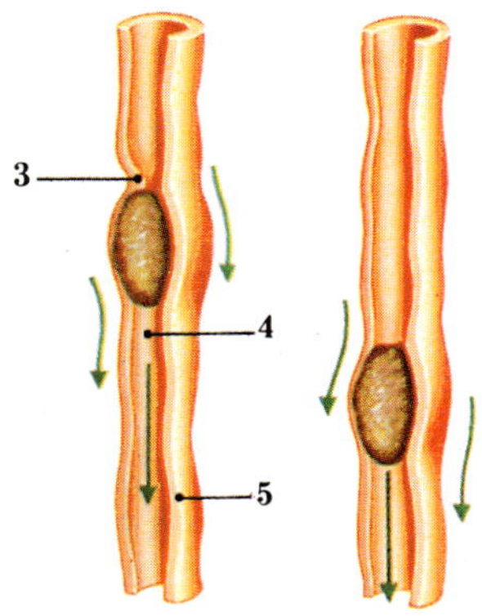

Peristaltik

Im Mund ist ein Nahrungsbissen (Bolus) willentlich beeinflußbar, er kann zerkaut oder auch herausgespuckt werden. Nach Eintritt in die Speiseröhre ist eine willkürliche Kontrolle nicht mehr möglich, und der Bissen wird durch die Peristaltik weitertransportiert. Als Peristaltik bezeichnet man wellenförmige reflektorische Muskelkontraktionen und -erschlaffungen. Der Bissen löst über das Nervengeflecht, das sich zwischen der äußeren Längs- und der inneren Ringmuskulatur befindet, eine Muskelkontraktion hinter der Dehnungsstelle aus, wodurch er bis zum nächsten Muskelsegment weitergeschoben wird, das noch entspannt ist. Dort stimuliert der Bolus einen neuen Nervengeflechtsabschnitt, die Ringmuskeln kontrahieren sich und schieben ihn ein Stück weiter. Auf diese Weise laufen Wellen der Muskelan- und -entspannung durch den Verdauungstrakt, die den Bissen weitertransportieren.

Peristaltische Bewegungen finden ständig statt und befördern die Nahrung durch den Verdauungskanal. In bestimmten Abschnitten des Verdauungstraktes wird der Speisebrei durch vorwärts und rückwärts gerichtete Bewegungen durchmischt.

Schließmuskel (Sphinkter)

Sphinktere sind Ringmuskel, die die Öffnung und den Verschluß von Hohlorganen regeln. Folgende Sphinktere kann man unterscheiden: den Ösophagussphinkter zwischen Speiseröhre und Magen; den Pylorussphinkter zwischen Magen und Magenpförtner (Pylorus); der kleine Sphinkter zwischen dem Endabschnitt des Dünndarms (Ileum) und dem Dickdarm (Colon); der Sphinkter am Anus (After), der auch willkürlich kontrolliert werden kann; der Sphincter Oddi an der gemeinsamen Mündungsstelle von Gallen- und Bauchspeicheldrüsengang in den Zwölffingerdarm (Duodenum); der Blasensphinkter. Nach der Nahrungsaufnahme kommt es zu starken peristaltischen Wellen im Magen, die sich über den ganzen Verdauungskanal ausbreiten und den Speisebrei weitertransportieren. Der Inhalt des Dickdarms (Colon) gelangt zum Enddarm (Mastdarm, Rectum), der normalerweise leer ist. Die Füllung des Mastdarms erzeugt einen Dehnungsreiz, der Stuhldrang auslöst. Das kann man z.B. morgens kurz nach dem Frühstück bei sich selbst beobachten. Antiperistaltische Wellen in umgekehrter Richtung können Erbrechen hervorrufen.

Herzmuskulatur

Die Herzmuskulatur besteht aus einem Netz sich verzweigender Muskelfasern, die die Herzhöhle spiralförmig umwickeln. Das Herz arbeitet autonom, d.h., es kontrahiert sich und erschlafft automatisch (etwa 80mal pro Minute). Spezialisierte, erregungsbildende Muskelfasern im »Schrittmacher« (Sinusknoten) regulieren die Geschwindigkeit des Herzschlags je nach den Erfordernissen des Körpers. Der Blutdruck wird durch die Stärke des Herzschlags erzeugt und reflexmäßig durch sensible Nervenendigungen kontrolliert, die auf den Druck in den Kopfschlagadern reagieren.

Autonome Muskulatur

Adrenalin erregt das sympathische Nervensystem; ähnlich – aber etwas schwächer – wirkt das Schilddrüsenhormon Thyroxin.

Muskeln und Wärmeproduktion

Bei den peristaltischen Bewegungen und zur Aufrechterhaltung des Muskeltonus wird Wärme produziert. Eine Abkühlung des Körpers führt zu Skelettmuskelkontraktionen (fibrilläres Zittern). Durch die Kontraktionen wird Wärme erzeugt.

Erkrankungen

- **Fibrositis** Degenerative, entzündliche Vermehrung des Bindegewebes (Weichteilrheumatismus). Führt zu Versteifung und Muskelschmerzen.
- **Muskeldystrophie** Gruppe erblicher Muskelerkrankungen, die zu zunehmender Schwäche und Lähmung führen.
- **Myositis** Muskelentzündung; häufig Begleiterscheinung von akuten Infektionskrankheiten, meist vorübergehend; selten reiner Muskelbefall.
- **Polymyalgia rheumatica** Entzündung der Muskelarterien bei älteren Menschen; führt zu Muskelschmerzen im Schulterbereich und im Beckengürtel sowie schmerzhafter Bewegungsbehinderung vor allem morgens (Morgensteifheit).
- **Synovitis** Entzündung der Synovialmembran, die Sehnen überzieht und Gelenkkapseln auskleidet.
- **Tendinitis** Sehnenentzündung; meist durch Überbeanspruchung der Sehnen.
- **Verletzungen** Muskelverletzungen kommen häufig nach Verstauchungen, Überdehnung, Stürzen usw. vor.

Querverweise

Strukturen des Körpers 13
Zelle 14–15
Skelett 20–23
Gelenke 24–25
Herz 32
Verdauung 47
Nervensystem 58

Herz und Kreislauf

Definitionen

- **Aorta** Hauptschlagader des Körpers.
- **Aortenklappe** Klappe zwischen linker Herzkammer und Aorta.
- **Arteria basilaris** Schädelbasisschlagader, die aus den beiden Wirbelschlagadern (A. vertebralis) hervorgeht.
- **Arteria carotis** Paarig angelegte Halsschlagadern (Karotiden).
- **Arteriae cerebri** Großhirnschlagadern; 3 Paare werden unterschieden: A. cerebri anterior bzw. media bzw. posterior (vordere bzw. mittlere bzw. hintere Großhirnarterie).
- **Arteria iliaca** Hüftschlagader; entsteht durch Teilung der Aorta in zwei Äste.
- **Arteriole** Kleines arterielles Blutgefäß, das sich in die Kapillaren aufzweigt.
- **Atrio-Ventrikular-Klappe** AV-Klappe zwischen Vorhof und Kammer; linke AV-Klappe (auch Mitralklappe genannt); rechte AV-Klappe (Trikuspidalklappe).
- **Atrio-Ventrikular-Knoten** AV-Knoten; sekundäres Erregungsbildungszentrum für die Steuerung des Schlagrhythmus des Herzens: Ansammlung spezifischer Herzmuskelzellen an der rechten Vorhof-Kammer-Grenze. Er nimmt die Erregung der Vorhofmuskulatur auf und leitet sie weiter zum His-Bündel.
- **Atrium** Einer der beiden dünnwandigen Vorhöfe des Herzens.
- **Barorezeptoren** Sensible Nervenendigungen in der Wand großer Blutgefäße, die auf Blutdruckschwankungen reagieren.
- **Chemorezeptoren** Nervenendigungen, die auf geringfügige chemische Veränderungen reagieren.
- **Chordae tendineae** Sehnenfäden zwischen den Papillarmuskeln der Herzinnenwand und den

Die Abschnitte des Kreislaufs

Das Blut zirkuliert in zwei getrennten Kreisläufen: dem kleinen Lungenkreislauf und dem großen Körperkreislauf.

Im Lungenkreislauf wird das venöse, verbrauchte Blut vom Herzen zur Lunge gepumpt, gibt dort Kohlendioxid ab und nimmt Sauerstoff auf. Dann wird das sauerstoffreiche Blut zum Herzen zurückgepumpt und über den großen Kreislauf auf den ganzen Körper verteilt.

Das Kreislaufsystem

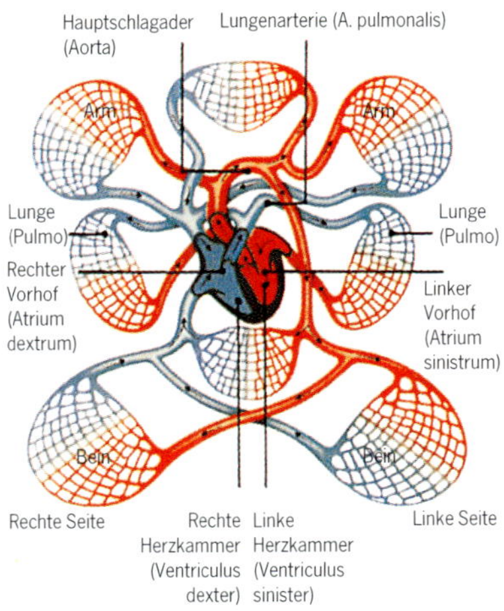

Das Kreislaufsystem

Das Blut wird vom linken Herzen über die große Körperschlagader (Aorta) in die kleineren Arterien (*oben*) gepumpt und gelangt schließlich in die Kapillaren, ein Netzwerk von feinsten Blutgefäßen (ca. 1 mm lang und 1/100 mm im Durchmesser). Hier findet der Gasaustausch statt (Sauerstoff gegen Kohlendioxid), und es wird Flüssigkeit filtriert, bevor das Blut in den Venen gesammelt und zurück zum rechten Herzen transportiert wird. Die Lymphbahnen stellen neben dem venösen System ein zweites Abflußsystem dar.

Nieren- und Leberkreislauf

Die Nierendurchblutung beträgt etwa 20 % des Herzzeitvolumens (rund 1 Liter pro Minute). Auf seinem Weg durch die Nieren wird das Blut gefiltert und von Schlacken befreit.

Die Leber erhält sauerstoffreiches Blut über die Leberschlagader (A. hepatica). Das mit Nährstoffen angereicherte venöse Blut aus dem Verdauungstrakt wird über die Pfortader (Vena portae) zugeleitet.

Anatomie des Kreislaufsystems

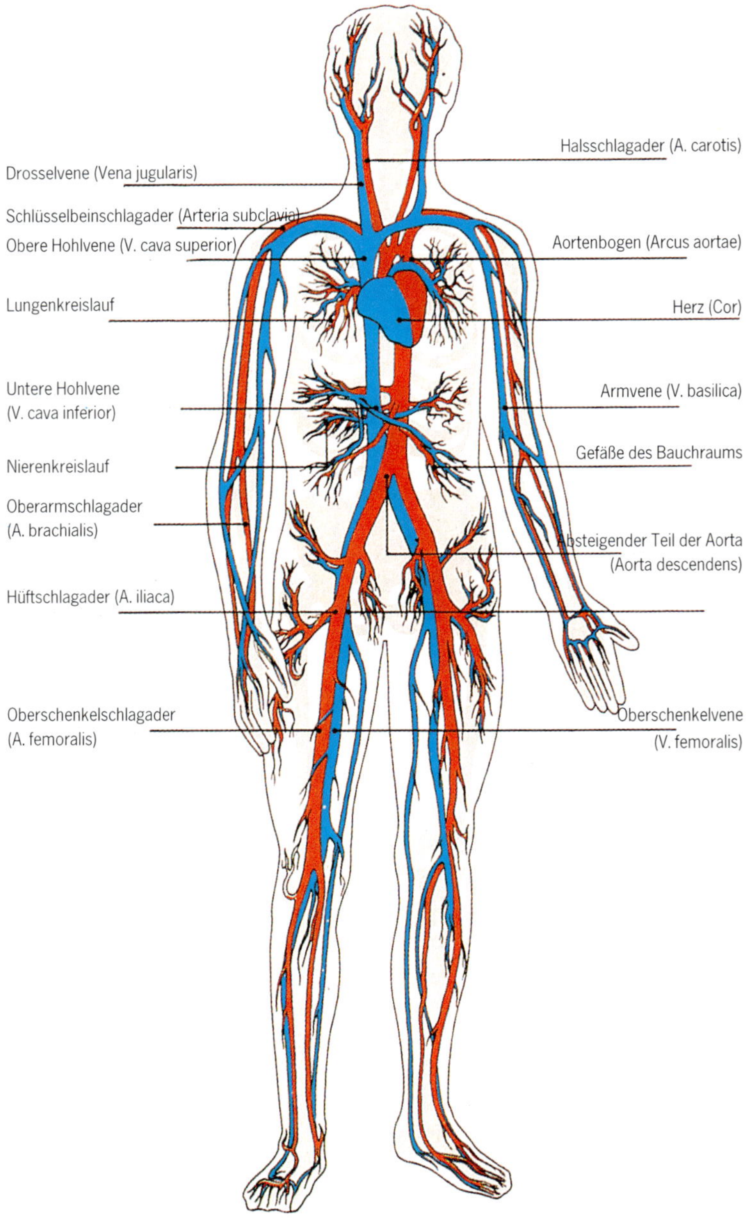

Anatomie des Kreislaufsystems

Das Blut fließt durch ein 96 500 Kilometer langes Netzwerk von Blutgefäßen. Die Aorta, die Hauptschlagader des Körpers, entspringt in der linken Herzkammer. Noch im Bereich der Aortenklappe gibt sie die beiden Koronararterien ab. Der aufsteigende Teil der Aorta (Aorta ascendens) krümmt sich als Aortenbogen (Arcus aortae) über die linke Lungenwurzel und erreicht die linke Seite der Wirbelsäule. Als Aorta descendens (absteigender Teil) zieht sie vor der Wirbelsäule abwärts durch den Brust- in den Bauchraum und gibt in ihrem Verlauf Äste zur Brustwand, zum Zwerchfell und zu den Zwischenrippen ab. Im Bauchraum teilt sie sich in Höhe des 4. Lendenwirbels in die gemeinsamen Hüftarterien (die rechte und linke A. iliaca communis). Es werden Äste für die Versorgung von Magen, Darm, Nieren und Milz abgegeben. Das venöse Blut kehrt über die obere und untere Hohlvene (V. cava superior und inferior) zum rechten Vorhof zurück.

Das Herz beim Gesunden

Bei einem Baby schlägt das Herz etwa 130mal pro Minute; die Ruhefrequenz beim Erwachsenen beträgt ca. 70 Schläge pro Minute. Der Herzschlag wird durch das Herz-Kreislauf-Zentrum in der Medulla oblongata (verlängertes Rückenmark) reguliert; parasympathische Fasern im Nervus vagus verlangsamen den Herzschlag, sympathische Nerven und Adrenalin beschleunigen den Herzschlag als Reaktion auf streßvolle Situationen.

Chemorezeptoren (Glomus caroticum) im Teilungswinkel der gemeinsamen Halsschlagader reagieren auf einen Sauerstoffabfall und erhöhen die Herzfrequenz. Druckempfindliche Sinneszellen (Pressorezeptoren) in den Arterienwänden regulieren den Blutdruck.

Der Hirnkreislauf

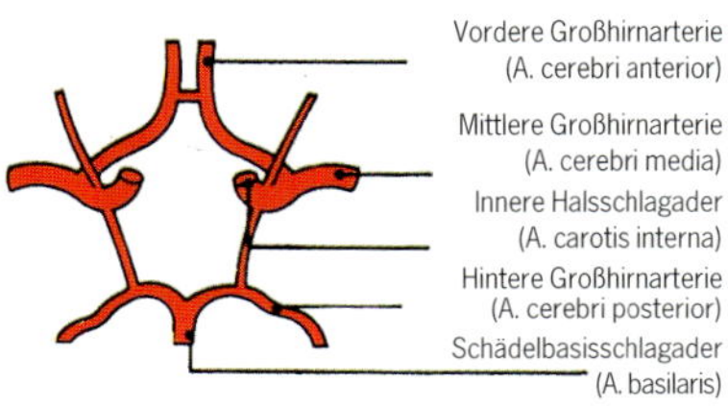

Der Hirnkreislauf

Die beiden Wirbelschlagadern vereinigen sich zur Schädelbasisschlagader, die zusammen mit den beiden inneren Halsschlagadern einen Gefäßring (Circulus arteriosus cerebri bzw. Willisii – nach dem engl. Arzt Thomas Willis) an der Hirnbasis bilden, von dem die A. cerebri anterior, media und posterior abgehen und die Großhirnhemisphären versorgen. Dadurch wird eine kontinuierliche Sauerstoffzufuhr gewährleistet.

Der Blutdruck

Bei der Blutdruckmessung werden zwei Werte bestimmt: der arterielle Spitzendruck während der Herzkammerkontraktion (systolischer Blutdruck) und der niedrigste Druckwert im arteriellen System (diastolischer Blutdruck), wenn das Herz erschlafft. Mit zunehmendem Alter nimmt die Elastizität der Arterienwände ab, und es kommt zu einer Erhöhung des systolischen Druckes. Zur Messung wird eine Blutdruckmanschette mit angeschlossenem Manometer verwendet. Der Druck wird in Millimeter Quecksilbersäule angegeben (mmHg).

Der Herzzyklus

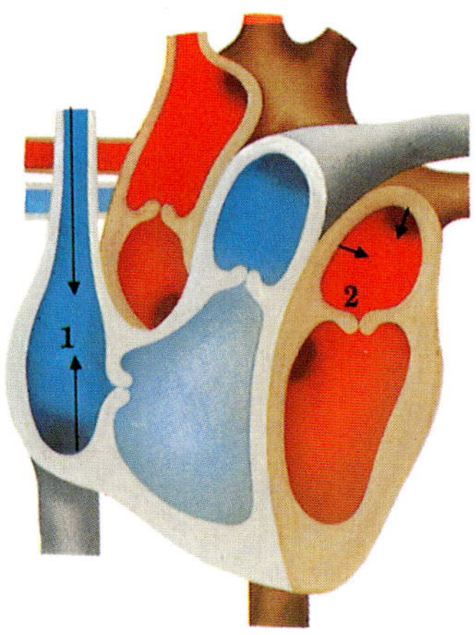

A

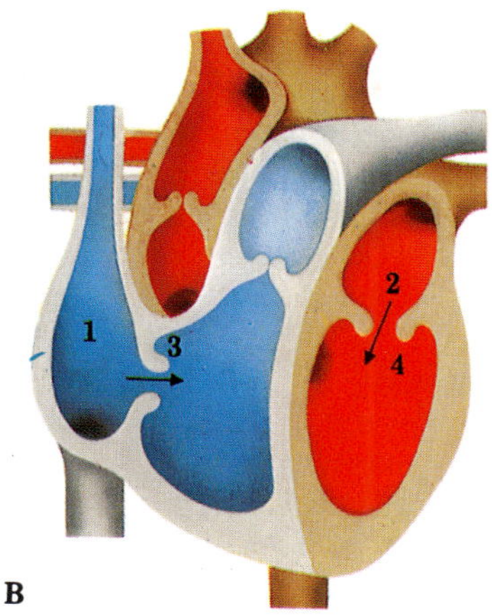

B

Der Herzzyklus

Während der Erschlaffung des Herzens in der Diastole (**A**) füllt sich der rechte Vorhof (**1**) mit Blut aus den Hohlvenen und der linke Vorhof (**2**) mit Blut aus den 4 Lungenvenen. Der Blutstrom nimmt bei Einatmung zu, da der negative intrathorakale Druck zusätzlich Blut in das Herz »saugt« und außerdem Luft in die Lungen (es kommt zur – physiologischen – Sinusarrhythmie).

Nach Beendigung der Kammerkontraktion (Systole) (**B**) fällt der intraventrikuläre Druck und die beiden Vorhof-Kammer-Ventile – die Trikuspidalklappe (**3**) und die Mitralklappe (**4**) – öffnen sich, das Blut strömt aus den Vorhöfen (**1, 2**) in die Kammern mit angetrieben durch die – vom Sinusknoten in Gang gesetzten – Vorhofkontraktionen.

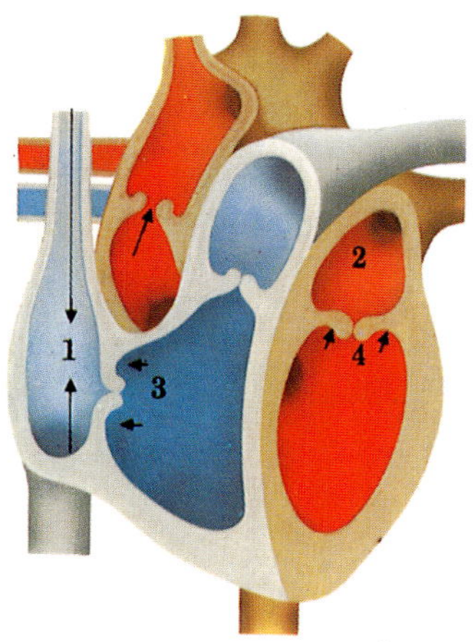

C

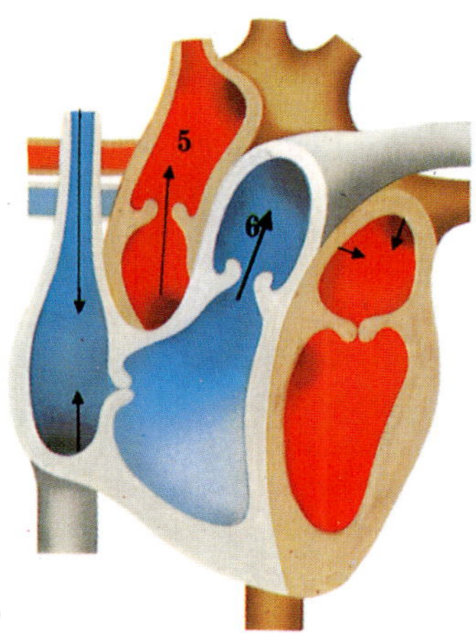

D

Die Vorhofkontraktion ist beendet (**C**), wenn die elektrischen Impulse den AV-Knoten erreichen und ins His-Bündel weitergeleitet werden, um die Kontraktion der Kammer einzuleiten. Die Vorhof-Kammer-Klappen (**3, 4**) schließen sich, und venöses Blut kann während der Vorhofdiastole und der Kammersystole wieder in die Vorhöfe strömen (**1, 2**).

Durch den zunehmenden Kammerdruck (**D**) öffnen sich die Aorten- (**5**) und die Pulmonalklappe (**6**), und das Blut strömt in den großen Körperkreislauf und in den Lungenkreislauf. Nach der Kammersystole schließen sich die Klappen (**5, 6**). Das Öffnen und Zuschlagen der Herzklappen kann man als Herztöne am Brustkorb mit einem Stethoskop abhören.

sog. Segelklappen (Mitral- und Trikuspidalklappe); sie verhindern, daß die Klappensegel bei der Kammersystole in die Vorhöfe durchschlagen.

- **Diastole** Erschlaffung der Herzmuskulatur.
- **Ductus arteriosus Botalli** Beim Embryo vorhandene Verbindung zwischen Aorta und Pulmonalarterie, die sich durch einsetzende Atmung nach der Geburt verschließt.
- **Endocardium** Endokard; die innerste Herzwandschicht.
- **Endothel** Einschichtige zellige Auskleidung der Blutgefäße.
- **Foramen ovale** Ovale Öffnung in der Vorhofscheidewand des Herzens, die sich nach der Geburt schließt.
- **Herzregulations-Zentrum** Teil des sog. Kreislaufzentrums im Hirnstamm.
- **His-Bündel** Spezielle Herzmuskelfasern beiderseits der Kammerscheidewand, die die Erregung vom AV-Knoten zu den Herzkammern weiterleiten.
- **Kapillare** Feinste Verzweigungen der Blutgefäße.
- **Koronararterien** Rechte und linke Herzkranzarterie; in der Herzkranzfurche (Sulcus coronarius) verlaufend, umschließen sie das Herz wie ein Kranz, bevor sie es mit ihren Aufzweigungen mit Blut versorgen.
- **Lymphgefäß** Dünnwandiges Gefäß, das interstitielle (außerhalb der Blutgefäße zwischen Geweben und Organen befindliche) Flüssigkeit sammelt und als Lymphe ins venöse System zurückführt.
- **Medulla oblongata** Verlängertes Rückenmark; Teil des Hirnstamms.
- **Mesenterial** Zum Mesenterium (Gekröse des Dünndarms) gehörend.
- **Mitralklappe** Klappe zwischen linkem Vorhof und linker Herzkammer.

Das Herz und die Blutgefäße

▪ Myokard Herzmuskulatur.

▪ Papillarmuskeln Muskelvorsprünge in den Herzkammerwänden, an denen die Chordae tendineae ansetzen.

▪ Perikard Aus zwei Schichten bestehender Herzbeutel.

▪ Pfortadersytem Die Pfortader (Vena portae) führt das venöse Blut aus den Bauchorganen zur Leber, wo es ein Kapillarnetz durchläuft, bevor es über die untere Hohlvene in die rechte Herzkammer gelangt.

▪ Pulmonalklappe Klappe zwischen der rechten Herzkammer und der Lungenarterie.

▪ Puls Anstoß der vom Herzschlag durch die Arterien getriebenen Blutwelle an den Gefäßwänden.

▪ Semilunarklappe Halbmondförmige Klappe, z.B. Pulmonalklappe.

▪ Septum Scheidewand.

▪ Sinusknoten (Schrittmacher) Herzrhythmus im rechten Vorhof.

▪ Systole Zusammenziehen (Kontraktion) des Herzmuskels, wenn Blut in die Arterien gepumpt wird.

▪ Tachykardie Stark beschleunigter Herzschlag.

▪ Trikuspidalklappe Klappe zwischen rechtem Vorhof und Kammer, die drei Segel besitzt (wird deshalb auch Segelklappe genannt).

▪ Vene Blutgefäß, das sauerstoffarmes Blut vom Körper zum Herzen zurückleitet.

▪ Vena cava Hohlvene; eine der beiden Hauptvenen, die Blut vom Körperkreislauf zurück zum rechten Herzvorhof führen.

▪ Ventrikel Herzkammer.

▪ Vertebralarterie A. vertebralis; eine der beiden Wirbelschlagadern, die zusammen die A. basilaris bilden und die Halswirbel bis zur Schädelhöhle versorgt.

Lage

Das Herz (*rechts*) liegt zwischen den beiden Lungenflügeln in der Brusthöhle. Hinten grenzt es an die Speiseröhre und die Aorta, vorn an das Brustbein, unten sitzt es der linken Zwerchfellkuppel auf, und oben verlaufen die große Körperschlagader, die Lungenschlagadern und die Aufzweigung der Luftröhre in die beiden Stammbronchien.

Grundlagen

Das Herz wiegt ca. 300 Gramm und ist etwa so groß wie die Faust des betreffenden Menschen. Es besitzt zwei Vorhöfe, zwei Kammern und vier Klappen. Es erhält Blut aus den beiden Hohlvenen und den vier Lungenvenen und gibt Blut in die Aorta und die Lungenarterie ab. Es pumpt 9000 Liter pro Tag mit einer Frequenz von 60 bis 160 Schlägen pro Minute.

Aufbau

Das Herz wird vom zweischichtigen, mit etwas Flüssigkeit gefüllten Herzbeutel (Perikard) umgeben, der ein reibungsarmes Gleitlager für die Bewegungen des Herzmuskels bildet. Die rechte und linke Herzhälfte haben je zwei Innenräume: einen Vorhof (Atrium) und eine Kammer (Ventrikel), die als unabhängige Pumpen arbeiten: Die rechte Seite pumpt sauerstoffarmes Blut durch die Lungen (Lungenkreislauf); die linke Seite pumpt das in den Lungen mit Sauerstoff angereicherte Blut über die Aorta in den Körperkreislauf.

Vorhöfe und Kammern

Der rechte Vorhof erhält Blut aus der oberen und unteren Hohlvene. Das Blut aus der Lunge fließt über die vier Lungenvenen in den linken Vorhof.

Die Vorhof-Kammerklappen (Atrio-Ventrikular-Klappen, auch Segelklappen genannt), d.h. die rechte Trikuspidalklappe und die linke Mitralklappe, besitzen spezielle Muskeln (Papillarmuskeln) und feine Sehnenfäden (Chordae tendineae), die ein Rückschlagen der Klappensegel in den Vorhof und damit einen Blutrückstrom während der Herzkammerkontraktion verhindern.

Die linke Kammer hat eine stärkere Muskelwand als die rechte, denn sie pumpt das Blut unter relativ hohem Druck in den großen Kreislauf. Die Kammern werden links durch die Aortenklappe und rechts durch die Pulmonalklappe verschlossen.

Das Herz

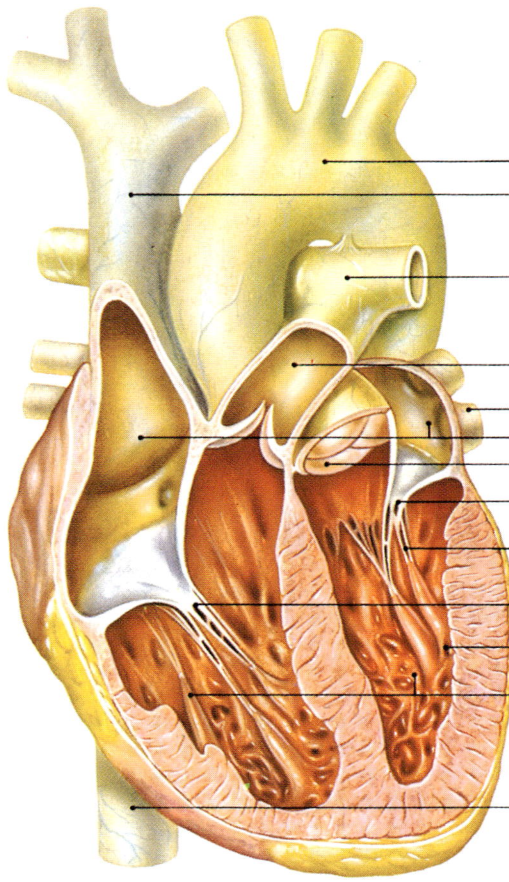

Erregungsleitungssystem

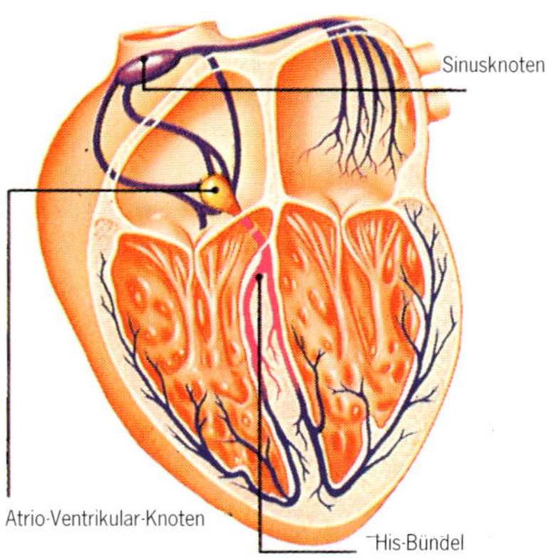

Koronarkreislauf

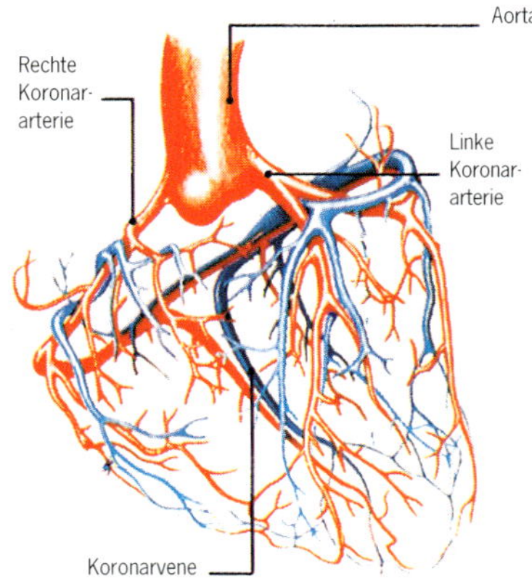

Das Erregungsleitungssystem

Der Schrittmacher des Herzschlags ist der Sinusknoten. Er liegt in der Wand des rechten Vorhofs und sendet Impulse über die Vorhofmuskulatur zum Atrio-Ventrikular-Knoten. Dieser leitet die Erregung zum His-Bündel, und es kommt zur Kammerkontraktion.

Koronarkreislauf

Das Herz hat seine eigene Blutversorgung (*oben*). Sie erfolgt über die linke und rechte Koronararterie (Herzkranzarterien), die von der Aorta abzweigen. Das venöse Blut des Herzens wird durch die Herzkranzvenen in den rechten Vorhof geleitet.

Die Blutgefäße
Die Arterien, »Schlagadern«, führen das Blut vom Herzen weg in die Peripherie; die Venen, »Blutadern«, leiten es zum Herzen zurück. Arterien und Venen (*rechts*) sind prinzipiell ähnlich aufgebaut: Man unterscheidet eine äußere bindegewebige Schutzschicht; eine Mittelschicht aus glatten Muskelzellen und elastischen Fasern, die bei den großen Arterien besonders stark ausgeprägt ist; eine dünne Schicht aus Bindegewebe und eine Innenschicht aus flachen Endothelzellen.

Die Arterien
Das Blut in den Arterien steht unter hohem Druck, und sie besitzen deshalb eine dicke elastische muskuläre Mittelschicht. Dadurch können vor allem die herznahen elastischen Arterien die beim Herzschlag entstehenden Druckschwankungen auffangen und so für einen gleichmäßigen Blutstrom sorgen. Die durch die Arterien ablaufende Druckwelle ist als Pulsschlag an oberflächennahen Arterien tastbar.

Die großen Arterien verzweigen sich in kleinere Gefäße schließlich in die Arteriolen, wo der Blutstrom durch das autonome Nervensystem gesteuert und die Durchblutung in bestimmten Körperabschnitten den Bedürfnissen angepaßt werden kann.

Die Venen und der venöse Blutstrom
Das Blut gelangt in das venöse System, nachdem es die Kapillaren durchflossen hat. Die Kapillaren sind winzige Gefäße, die den Übergang zwischen Arterien und Venen bilden. Durch die dünnen Kapillarwände werden Sauerstoff und Kohlendioxid sowie Nähr- und Schlackenstoffe ausgetauscht.

In den Venen herrscht ein niedrigerer Druck als in den Arterien, und die Strömungsgeschwindigkeit ist deshalb gering. Durch Dehnung und Erschlaffung der Venenwand kann der Blutfluß (*rechts*) gesteuert werden. Der Rücktransport des Venenblutes zum Herzen wird unterstützt durch die Kontraktion der umgebenden Muskulatur (**1**), die die Vene zusammendrückt (Muskelpumpe); außerdem durch die Pulsation der begleitenden Arterien, die auf die Venenwand übertragen wird (**2**).

Die größeren Venen besitzen Venenklappen (**3**), d.h. halbmondförmige Taschenklappen (Semilunarklappen), die den Blutstrom zum Herzen freigeben, jedoch den Rückfluß verhindern.

Die Blutgefäße

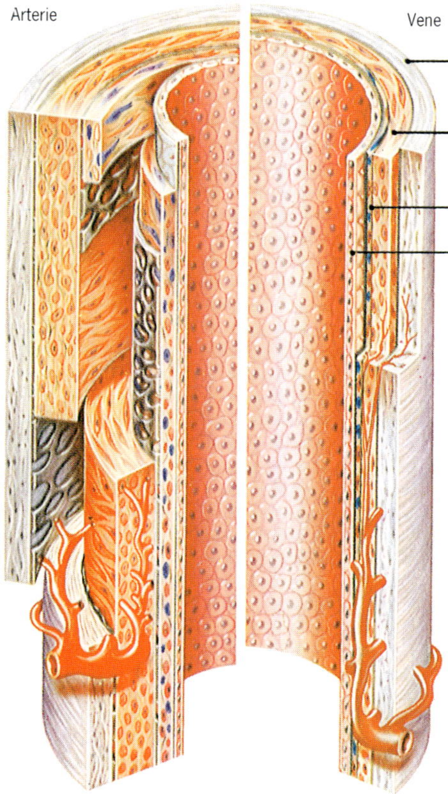

Arterien und Venen bestehen aus vier Schichten:

Schnitt durch eine Arterie (die Aorta) und eine Vene (die untere Hohlvene) verdeutlicht die unterschiedliche Wanddicke der Gefäße.

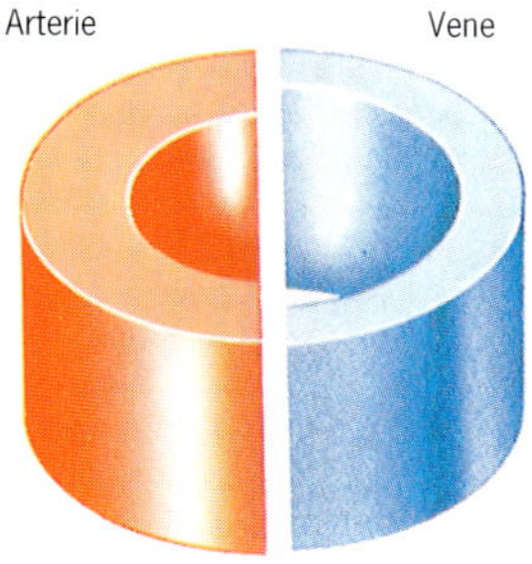

Venöser Blutfluß

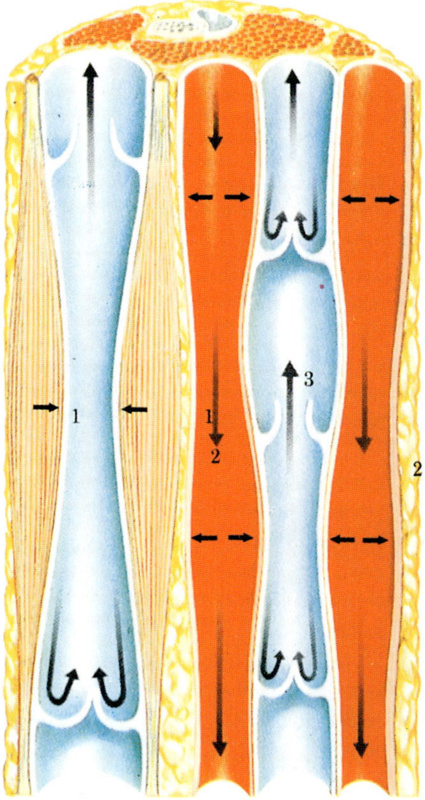

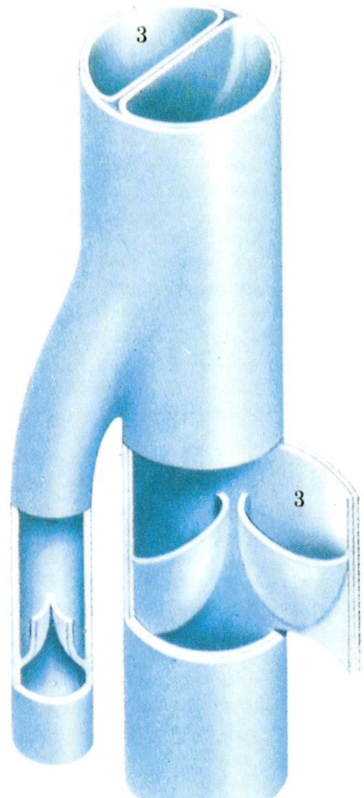

Erkrankungen

- **Arteriosklerose** – Arterienverkalkung mit zunehmender Verhärtung und Verengung der Gefäße bis zum vollständigen Verschluß; führt zu Mangeldurchblutung und Absterben der unterversorgten Gefäßgebiete; Folge: z.B. Herzinfarkt, Schlaganfall.
- **Endokarditis** Entzündung der Herzinnenhaut mit entzündlicher Veränderung der Herzklappen (häufig durch Bakterien verursacht).
- **Herzblock** Verlangsamter Herzschlag durch Störung der Erregungsüberleitung vom Vorhof zur Kammer; die Kammer kontrahiert sich dann in ihrem eigenen Rhythmus von ca. 40 Schlägen pro Minute.
- **Hypertonie** Bluthochdruck.
- **Myokarditis** Herzmuskelentzündung, z.B. rheumatische Myokarditis.
- **Perikarditis** Herzbeutelentzündung, z.B. tuberkulöse Perikarditis.
- **Rheumatisches Fieber** Gelenkentzündung nach vorausgehender Infektionskrankheit (Streptokokkeninfekt, z.B. Angina, Scharlach), die vor allem bei Kindern und Jugendlichen vorkommt. Gefürchtete Komplikation ist die Entzündung des Herzmuskels und der Herzinnenhaut mit entzündlichen Herzklappenveränderungen.
- **Septumdefekt** Loch in der Herzscheidewand.
- **Sinusarrhythmie** Atmungsbedingte Änderung des Herzschlags.
- **Varizen** – Krampfadern: krankhafte Venenerweiterung bei schadhaften Venenklappen; Varikose (Krampfaderleiden).
- **Vorhofflimmern** Unregelmäßige, extrem rasche Vorhofaktionen, z.B. durch Störung des Sinusknotens.

Querverweise

Muskeln 26, 27, 29
Atmung 38–43

Das Blut

Definitionen

- **Albumin** Einfacher Plasmaeiweißkörper.
- **Antigen** Artfremder Eiweißstoff (z.B. Bakterien), der die Bildung von Antikörpern auslöst.
- **Antikörper** Abwehrstoff, der als Reaktion auf das Eindringen einer körperfremden Substanz gebildet wird.
- **Basophil** Mit basischen Farbstoffen färbbar (z.B. basophiler Granulozyt, spezielles weißes Blutkörperchen).
- **Blutgruppen** Einteilung des Blutes aufgrund von Eigenschaften der Erythrozytenmembran, die durch spezifische Antigene bedingt sind.
- **Carbaminohämoglobin** Kohlensäurehämoglobin; Bindung von Kohlendioxid an Hämoglobin.
- **Carboanhydrase** Enzym, das die Bildung von Kohlensäure aus Kohlendioxid und Wasser katalysiert.
- **Ductus thoracicus** Sammelgefäß für den größten Teil der Körperlymphe, das in das Venensystem mündet.
- **Eosinophil** Mit Eosin (roter Farbstoff) färbbar.
- **Fibrin** Unlöslicher Eiweißkörper, der bei der Blutgerinnung faseriges Netz um Thrombozytenpfropf bildet.
- **Fibrinogen** Lösliche Vorstufe des Fibrins, das im Blut zirkuliert.
- **Folsäure** Zum Vitamin-B-Komplex gehörendes Vitamin.
- **Gammaglobuline** Blutplasmaproteine, die an Immunprozessen beteiligt sind.
- **Globuline** Wichtige Eiweißkörper im Blutplasma.
- **Hämoglobin** Farbstoff der roten Blutkörperchen; besteht aus dem Eiweißanteil (Globin) und dem eisenhaltigen Häm, das den Sauerstoff transportiert und freisetzt.
- **Hämolyse** Auflösung der roten Blutkörper-

Blutbildung

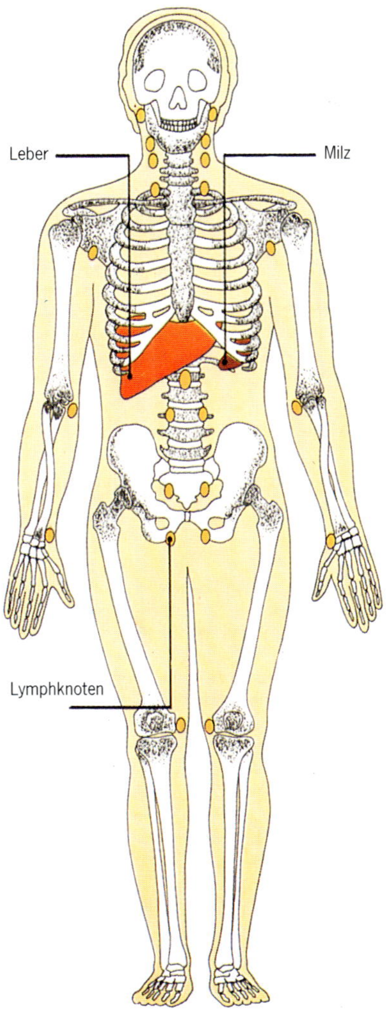

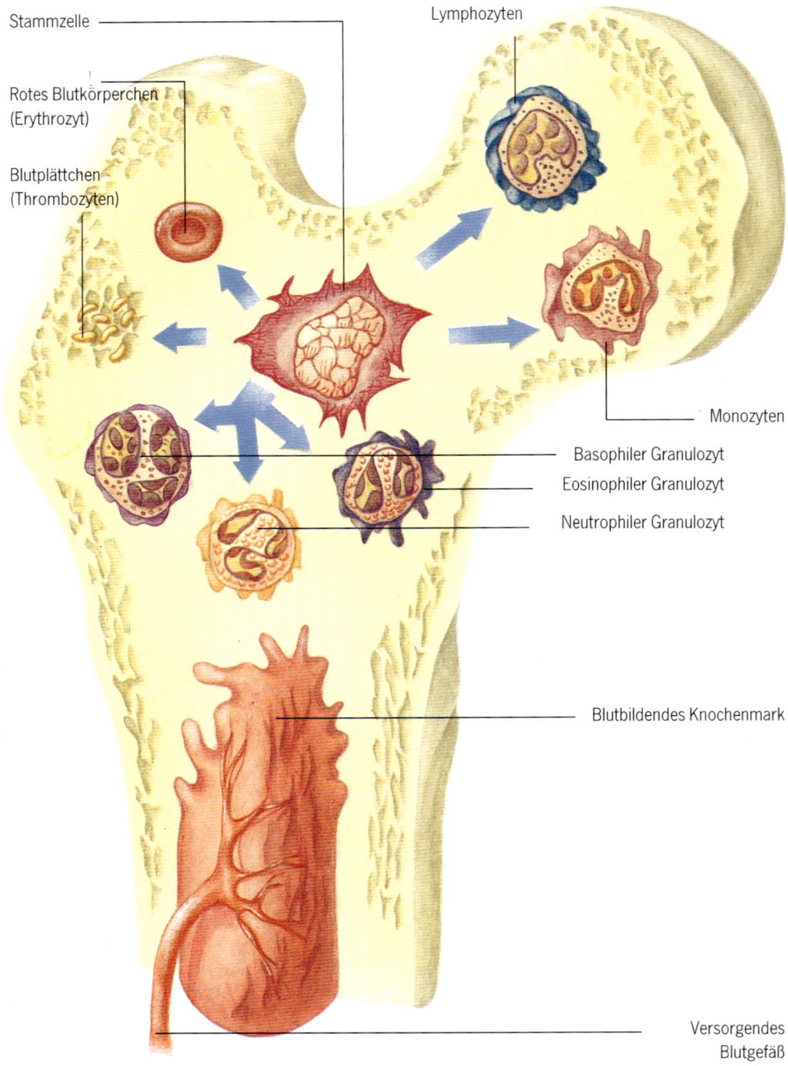

Das Blut

Das Blut strömt in einer in sich geschlossenen Bahn durch den Körper. Es hat vielfältige Funktionen. Ein Säugling besitzt etwa 250 ml Blut, ein Mann über 5 l und eine Frau ca. 4 l. Es besteht aus einer gelblichen Flüssigkeit, dem Blutplasma (»Blutwasser«) und festen Elementen, den roten und weißen Blutkörperchen sowie den Blutplättchen.

In den Kapillaren, den kleinsten Aufzweigungen der Blutgefäße, wird Wasser durch die dünnen Wände aus dem Blut ins umgebende Gewebe (Interstitium) abgepreßt, während die großen Plasmaproteine im Gefäß bleiben. Die herausgefilterte Flüssigkeit wird entweder ins Kapillarsystem zurückresorbiert oder sie wird von den Lymphgefäßen aufgenommen. Das Blut macht etwa ein Drittel der gesamten interstitiellen Flüssigkeit aus.

Die Blutbildung

Die roten und weißen Blutkörperchen gehen aus Stammzellen hervor, die vor der Geburt in der Leber, der Milz und den Knochenmarkshöhlen gebildet werden. Nach der Geburt entwickeln sich die Blutzellen nur noch im roten Knochenmark (*1000fache Vergrößerung*). Die weißen Blutkörperchen lassen sich in verschiedene Zellfamilien einteilen: Granulozyten (mit segmentierten Kernen), Monozyten (mit nierenförmigen Kernen) und Lymphozyten (mit runden Kernen). Aufgrund ihrer Anfärbbarkeit in Blutausstrichen unterscheidet man basophile, neutrophile und eosinophile Granulozyten. Die Thrombozyten oder Blutplättchen sind kernlose, scheibenförmige Gebilde, die an der Blutgerinnung beteiligt sind. Sie entstehen ebenfalls aus Stammzellen im Knochenmark.

Das Plasma

Das Plasma macht 55 % des Blutvolumens aus. Es setzt sich folgendermaßen zusammen: ca. 90 % Wasser, 7 % Proteine und Lipoproteine sowie 3 % kleinmolekulare Substanzen wie Salze, Glukose, Vitamine, Hormone, Harnstoff, Aminosäuren und gelöstes Kohlendioxid.

Die wichtigsten Plasmaproteine sind Albumin, Globuline und Fibrinogen. Dem Blutdruck steht der durch die Bluteiweiße erzeugte kolloidosmotische Druck entgegen, der ins Gefäßinnere gerichtet ist. Wenn er absinkt, vermehrt sich Flüssigkeit im Gewebe, und es bilden sich Ödeme. Die Plasmaproteine haben außerdem Reparaturfunktion; die Gammaglobuline schützen den Körper vor Krankheitserregern. Fibrinogen (Faktor I der Blutgerinnung) wandelt sich nach Aktivierung des Gerinnungssystems in Fibrin um.

Zusammensetzung des Blutes

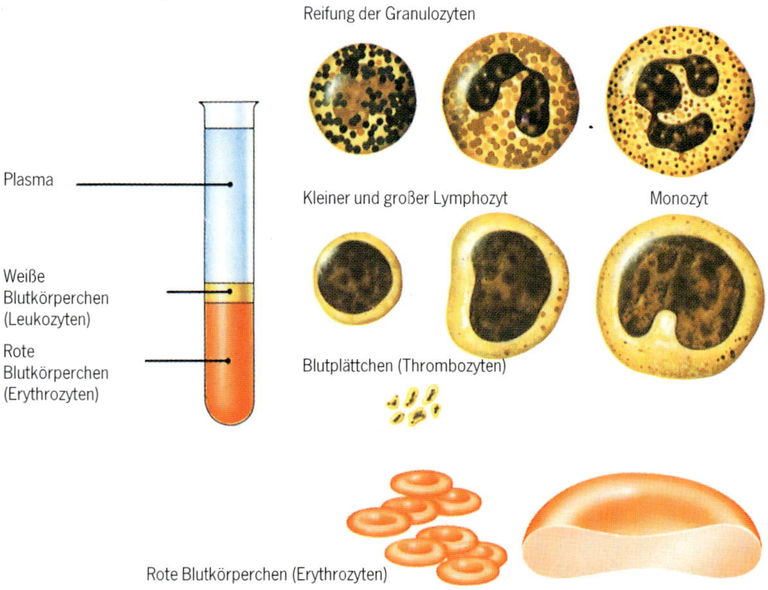

Die roten Blutkörperchen

Die Erythrozyten (*oben*) haben die Form einer in der Mitte eingedellten Scheibe mit einem Durchmesser von 7,5 Mikron. Sie enthalten den Blutfarbstoff Hämoglobin, der ihnen ihre rote Farbe verleiht. Ein Kubikmilliliter Blut enthält etwa 5 bis 6 Millionen rote Blutkörperchen.

Für die Erythrozytenbildung sind vor allem Vitamin B12, Folsäure, Vitamin C, Proteine sowie Eisen, Kupfer und Kobalt notwendig. Die roten Blutkörperchen entstehen aus Knochenmarksstammzellen. Weniger als 1 % der zirkulierenden Erythrozyten enthalten Kerne, da sie bei ihrer Reifung den Kern verlieren und damit ihre Fähigkeit zur Zellteilung. Sie haben eine Lebensdauer von ca. 120 Tagen. Alte und funktionsuntüchtige Zellen werden in der Milz und in der Leber abgebaut. Die wichtigste Funktion der roten Blutkörperchen ist der Sauerstofftransport mit Hilfe des im Hämoglobin enthaltenen eisenhaltigen Häm. Bei gesunden Männern beträgt der Hämoglobingehalt ca. 15 Gramm pro 100 Milliliter Blut, bei Frauen ca. 13 Gramm.

Die weißen Blutkörperchen

Ein Kubikmilliliter Blut enthält normalerweise 8000 Leukozyten (*links*). Sie entstehen aus Knochenmarksstammzellen, die sich zu drei Hauptgruppen differenzieren: Granulozyten, Lymphozyten und Monozyten. Die Granulozyten machen etwa zwei Drittel der weißen Blutkörperchen aus. Sie besitzen charakteristische segmentierte Kerne und verdanken ihren Namen der auffallenden Granulierung (Körnelung) ihres Zellleibs. Aufgrund der unterschiedlichen Färbbarkeit dieser Granula werden eosinophile, basophile und neutrophile Granulozyten unterschieden.

Die Granulozyten sind »Freßzellen« (Phagozyten). Sie »fressen« (phagozytieren) in den Körper eingedrungene Bakterien und entfernen schadhafte, abgestorbene Gewebszellen (unspezifische Abwehr). Nach beendeter Phagozytose sterben sie selbst ab, und es entsteht Eiter (Pus). Die eosinophilen Granulozyten sind außerdem bei allergischen Prozessen beteiligt.

Die Lymphozyten werden in den Lymphknoten, in der Milz und im Thymus gebildet. Sie sind wichtig für die Immunabwehr des Körpers. Die Monozyten sind die größten Formen der Leukozyten im Blut; sie haben die Funktion von »großen Freßzellen« (Makrophagen).

Die im Knochenmark entstehenden winzigen Blutplättchen sind an der Blutgerinnung beteiligt. Ein Kubikmilliliter Blut enthält ca. 250 000 Thrombozyten.

chen und Austritt des Hämoglobins.

- **Knochenmark** Blutbildendes Gewebe im Knochen.
- **Kupffer-Sternzellen** Sternförmig verzweigte Endothelzellen der Leberkapillaren, die dem Makrophagen-System (Freßzellen) angehören und zur Entgiftung des Blutes beitragen; benannt nach dem dt. Anatomen K.W. von Kupffer.
- **Lipoprotein** Protein, bestehend aus Eiweiß und einem Fettanteil.
- **Lymphe** Gewebsflüssigkeit, die in Lymphgefäßen transportiert wird.
- **Lymphatische Organe** z.B. Lymphknoten, Milz, Thymus, Mandeln, die Lymphozyten produzieren.
- **Lymphatisches System** Gesamtheit der lymphatischen Gewebe und Gefäße, die Lymphe ins venöse System zurückführen.
- **Lymphozyten** Untergruppe der Leukozyten, die in den lymphatischen Organen gebildet werden.
- **Makrophage** Großer Phagozyt (»Freßzelle«); freibewegliche oder in Geweben festsitzende Zelle, die Bakterien und Fremdstoffe unschädlich macht.

Blutgerinnung

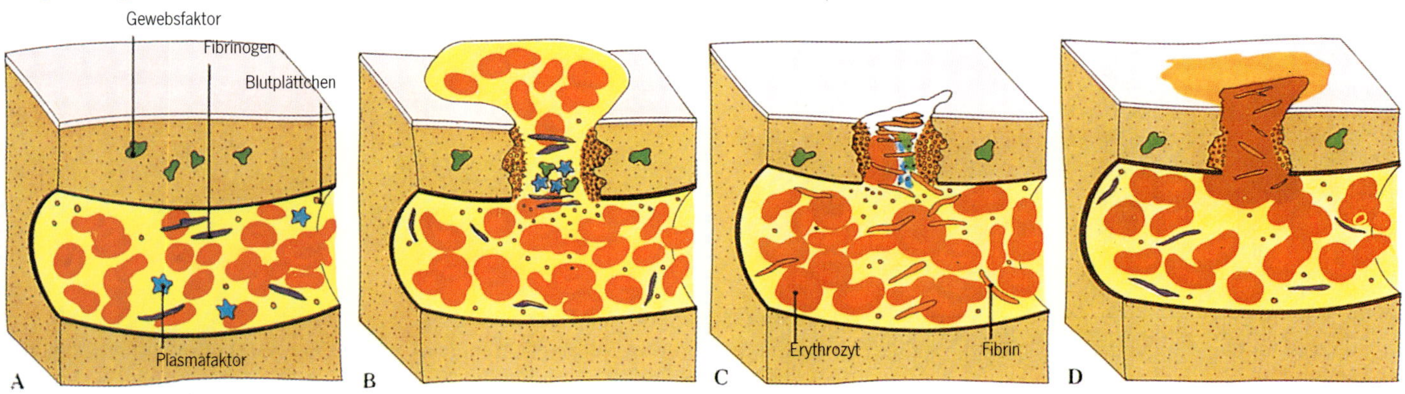

Blutgerinnung

Übermäßiger Blutverlust aus verletztem Gewebe wird durch das Gerinnungssystem verhindert. Das zirkulierende Blut enthält normalerweise rote Blutkörperchen, Blutplättchen, Plasma, Gerinnungsfaktoren und Fibrinogen. Die Blutgefäße sind von Gewebsgerinnungsfaktoren umgeben (**A**). Bei einer Verletzung tritt Blut aus dem Gefäß aus. Blutplättchen lagern sich an die Wundränder, und es entsteht ein Thrombozytenpfropf, der die Wunde verschließt. Es werden Gewebsgerinnungsfaktoren freigesetzt (**B**), die eine Kaskade chemischer Reaktionen auslösen und das lösliche Fibrinogen in unlösliches Fibrin umwandeln. Fibrin bildet ein faseriges Netz über der Wunde (**C**), in dem sich Thrombozyten und rote Blutkörperchen verfangen. Das Fibrinnetz zieht sich zusammen, Serum wird abgepreßt. Der Blutpfropf verfestigt sich (**D**).

Blutgruppen und Immunität

▪ **Monozyt** Großer Leukozyt, der Fremdstoffe phagozytiert.

▪ **Pus** Eiter; Ansammlung von abgestorbenen weißen Blutkörperchen und eingeschmolzenem Gewebe.

▪ **Retikuloendotheliales System** Zellen in den Geweben und resorbierenden Innenflächen des Körpers, die Fremdkörper, Bakterien und abgestorbene Gewebspartikel phagozytieren (»auffressen«) und an der Immunkörperbildung beteiligt sind.

▪ **Rhesus-Faktor** Bei ca. 85 % der Bevölkerung (Rh-positiv) vorkommender dominant erblicher Faktor der roten Blutkörperchen, der in Rh-freiem Blut (Rh-negativ) als Antigen wirkt und unabhängig vom AB0-Blutgruppensystem ist.

▪ **Rote Blutkörperchen** enthalten Hämoglobin, Zellen ohne Zellkern.

▪ **Serum** Wäßriger, von Blutkörperchen und Fibrin befreiter, nicht mehr gerinnbarer Bestandteil des Blutes.

▪ **Stammzelle** Gemeinsame, undifferenzierte Grundzelle, aus der sich alle Blutzellen entwickeln.

▪ **Thrombozyten** Blutplättchen; leiten die Blutgerinnung ein.

▪ **Transfusionsreaktion** Antigen-Antikörperreaktion bei Unverträglichkeit von Spender- und Empfängerblut.

▪ **Weiße Blutkörperchen** Leukozyten; verschiedene Zellgruppen, die alle an der Abwehr beteiligt sind.

Die Blutgruppen

Aufgrund der unterschiedlichen antigenen Eigenschaften der roten Blutkörperchen werden vier Hauptblutgruppen unterschieden: A, B, AB und 0 (*unten*). Die Erythrozyten der vier Gruppen besitzen auf ihren Zellmembranen die Antigene A, B, AB oder 0 (0 = kein Antigen), während das Blutplasma Antikörper (Agglutinine) enthält, die gegen die Antigene auf den Erythrozytenoberflächen der jeweils anderen Blutgruppen gerichtet sind. Agglutinine sind Antikörper (Abwehrstoffe) des Blutplasmas, die Blutkörperchen fremder Blutgruppen agglutinieren, d.h. zur Verklumpung bringen und damit unschädlich machen. Im Plasma von Menschen der Blutgruppe A findet sich das Anti-B-Agglutinin und in demjenigen der Blutgruppe B das Anti-A-Agglutinin. Das Plasma der Blutgruppe AB ist frei von Agglutininen; Plasma der Blutgruppe 0 enthält Agglutinine gegen Blutgruppe A und B sowie AB, die Zellen besitzen jedoch kein Antigen. Da das Plasma der Blutgruppe AB keine Agglutinine gegen A oder B enthält, wurden Menschen dieser Blutgruppe als »Universalempfänger« (sie können 0-, A- und B-Blut erhalten) behandelt. Menschen der Blutgruppe 0 galten als »Universalspender« für A-, B- oder AB-Blutgruppen. Inzwischen wurden allerdings weitere Blutuntergruppen entdeckt, die in der Praxis bei Bluttransfusionen beachtet werden müssen.

In Westeuropa kommen die Blutgruppen A und 0 mit jeweils 45% am häufigsten vor. Blutgruppe B macht 10 % aus und Blutgruppe AB weniger als 5 %.

Bei der Transfusion unverträglicher Blutsorten kommt es zur Antigen-Antikörper-Reaktion mit Agglutination und Hämolyse, d.h. Auflösung der roten Blutkörperchen und Austritt von Hämoglobin in den Kreislauf.

Rhesus-Faktor

Neben dem AB0-System gibt es noch viele andere Blutuntergruppensysteme (Rhesus, NNS, P, Kell Lewis, Duffy, Lutheran usw.), von denen vor allem das Rhesus-System klinisch bedeutsam ist – benannt nach dem Rhesusaffen, bei dem es zum erstenmal entdeckt wurde. Es umfaßt mehrere Blutgruppenantigene, von denen das D-Antigen das wichtigste ist. Menschen mit dem Rhesus-Antigen werden als Rh-positiv (D+) bezeichnet; Rh-negativen (d-) Menschen fehlt es. Die Antikörper (Agglutinine) des Rhesussystems werden erst nach Kontakt mit den Antigenen gebildet – im Gegensatz zu den Antikörpern des AB0-Systems, die mit den jeweiligen Antigenen schon bei der Geburt vorhanden sind. Antikörper finden sich also bei Rhesus-negativen Menschen erst, nachdem sie Rhesus-positives Blut erhalten haben. Etwa 15 % der Bevölkerung sind Rhesus-negativ.

Ein wahrer Universalspender der Blutgruppe 0 sollte zusätzlich Rh-negativ sein. Bevor eine Bluttransfusion ausgeführt wird, muß die Verträglichkeit zwischen Spender- und Empfängerblut sorgfältig durch eine »Kreuzprobe« getestet werden.

Schwangerschaft und Rhesus-Faktor

Probleme entstehen, wenn eine Rhesus-negative Mutter ein Rh-positives Kind (Gen des Rh-positiven Vaters) bekommt. Kurz vor oder während der Geburt gelangen kleine Mengen kindlichen Blutes mit den Rh-positiven Antigenen über die Plazenta in den mütterlichen Kreislauf. Dieser Erstkontakt löst bei der Mutter eine Anti-Rh-Antikörperbildung aus. Bei der ersten Schwangerschaft entstehen noch keine Probleme, bei einer erneuten Schwangerschaft kann es jedoch zu Agglutinations-Reaktionen kommen.

Die mütterlichen Rh-Antikörper gelangen in den kindlichen Kreislauf, zerstören die roten Blutkörperchen, und es kommt zur Anämie.

Blut: Sauerstoff und Kohlendioxid

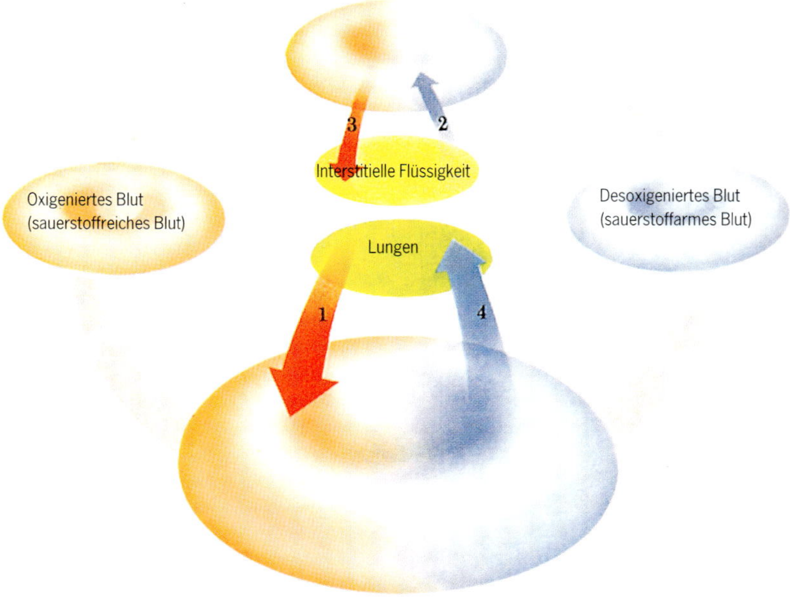

Blutgruppen

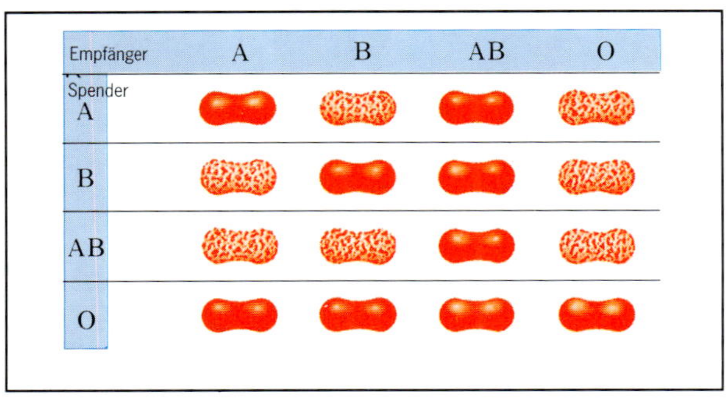

Blut: Sauerstoff und Kohlendioxid

Sauerstoff lagert sich an das Hämoglobin (**1**) in den roten Blutkörperchen (*oben*) an, und es entsteht Oxihämoglobin. Ohne Oxihämoglobin würde 75mal mehr Blut zum Sauerstofftransport benötigt.

Kohlendioxid (**2**) aus der interstitiellen Flüssigkeit löst sich im Plasma und in den roten Blutkörperchen; das in ihnen enthaltene Enzym Carboanhydrase bildet Kohlensäure. Eine kleine Menge verbindet sich mit Hämoglobin zu Carbaminohämoglobin. Durch die Azidität (Säuregrad) der Kohlensäure wird Sauerstoff aus Oxihämoglobin freigesetzt (**3**) und unter Bikarbonatbildung in die interstitielle Flüssigkeit abgegeben. Eine umgekehrte Diffusion findet in den Kapillaren der Lungenbläschen statt: Abgabe von Kohlendioxid (**4**) und Reoxigenierung des Hämoglobins (**1**).

Immunität und Infektionsabwehr

Der Körper des Menschen hat verschiedene Möglichkeiten, sich gegen eindringende Krankheitserreger und Schadstoffe zu schützen: Die Haut ist das wichtigste Schutzschild gegen schädliche Umwelteinflüsse. Die inneren Organe und Eingeweide sind mit einer schleimerzeugenden Hautschicht überzogen. Die Schleimhautauskleidung der Atemwege trägt bewegliche Flimmerhärchen (Zilien), die mit dem Schleim Staub und Zelltrümmer aus den Lungen entfernen. Kleine Bezirke lymphatischen Gewebes in der Dünndarmwand (Peyer-Plaques) machen Bakterien unschädlich. Die Magensäure zerstört Keime aus der Nahrung. Infektionen werden durch die weißen Blutkörperchen bekämpft.

Als retikulo-endotheliales System (auch Monozyten-Makrophagen-System genannt) bezeichnet man im retikulären Bindegewebe befindliche Zellen, die Fremdkörper, Gewebstrümmer und Mikroorganismen aufnehmen und verdauen (phagozytieren). Diese Zellen befinden sich vor allem im Knochenmark und in den lymphatischen Organen (Milz, Lymphknoten, Mandeln). Dazu gehören auch die Kupffer-Sternzellen im Innern der Leberkapillaren.

Zirkulierende Plasmaglobuline schützen vor Infektionen. Eine erfolgreiche Infektionsabwehr erfordert ein funktionstüchtiges Immunsystem. Dazu gehört die Produktion spezifischer Antikörper durch das retikulo-endotheliale System.

Dauerhafte Immunität, d.h. Unempfindlichkeit des Körpers für Krankheitserreger kann durch Impfung oder Überstehen einer Krankheit erzielt werden. Bei einer aktiven Impfung (Aktivimmunisierung) wird entweder eine kleine Menge abgetöteter Keime injiziert (z.B. Schutzimpfung gegen Diphtherie) oder abgeschwächte lebende Erreger (Masernimpfung), die den Körper zur Antikörperbildung anregen. Bei einer passiven Impfung (Passivimmunisierung) werden Gammaglobulin-Konzentrate injiziert, die aus dem antikörperhaltigem Blut aktiv immunisierter Individuen gewonnen wurden.

Um maximale Immunität zu erzielen, müssen bestimmte Schutzimpfungen zwei- oder dreimal erfolgen, und Auffrischungsimpfungen sind in regelmäßigen Abständen erforderlich.

Das lymphatische System

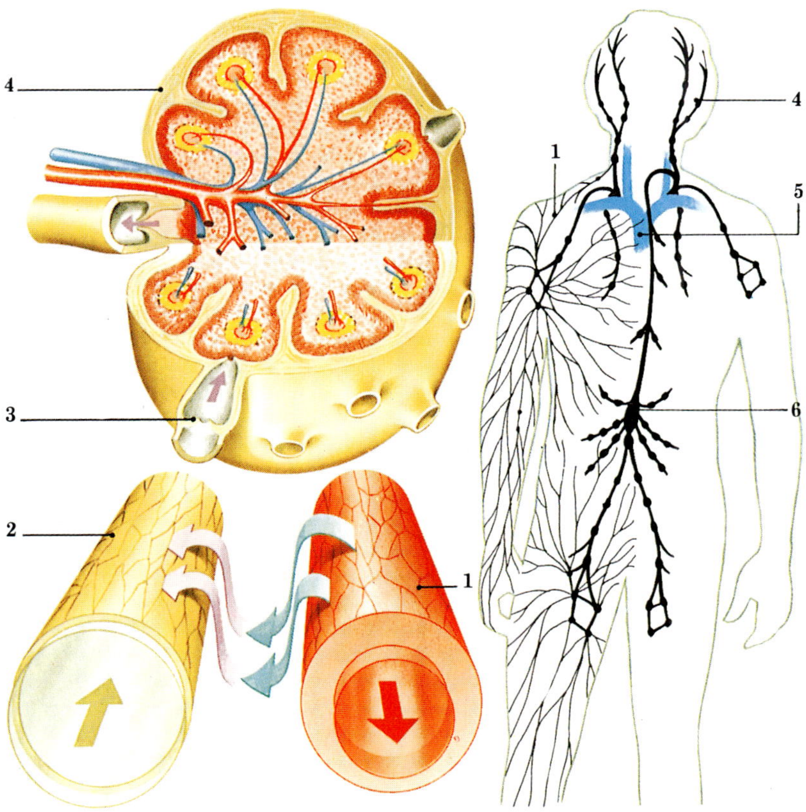

Das lymphatische System

Das lymphatische System (*oben*) ist ein Netzwerk von Gefäßen, die die interstitielle Flüssigkeit (Gewebsflüssigkeit) ins venöse System zurückführen. Die Flüssigkeit verläßt die Kapillare (**1**) und gelangt in die Vene oder in das dünnwandige Lymphgefäß (**2**). Die Lymphgefäße vereinigen sich zu großen Lymphbahnen, erreichen schließlich den Hauptlymphgang (Ductus thoracicus), der in einen der Hauptäste der oberen Hohlvene mündet (**5**).

Lymphklappen (**3**) lassen die Lymphe in eine Richtung fließen. Lymphknoten (**4**) finden sich im ganzen Körper an den Vereinigungsstellen der Lymphgefäße, z.B. in der Leiste, in den Achselhöhlen, am Hals und in der Nähe von Ästen der Aorta und der unteren Hohlvene (**6**). Hauptfunktionen dieser biologischen Filterstationen: Zerstörung von Fremdstoffen, Lymphozyten- und Antikörperbildung. Teil des lymphatischen Systems sind die lymphatischen Organe (Milz, Thymus, Mandeln, Peyer-Plaques im Dünndarm).

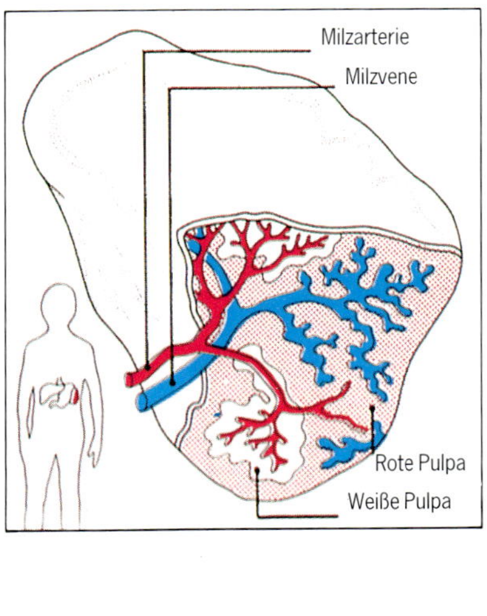

Die Milz

Die Milz (*links*) ist ein lymphatisches Organ im linken Oberbauch. Das weiße Milzgewebe (weiße Pulpa) produziert Lymphozyten und ist in die rote Pulpa stippchenförmig eingestreut. Makrophagen im roten Milzgewebe entfernen überalterte Blutzellen und Fremdstoffe. Sie ist außerdem ein Eisenspeicher und ein wichtiges Immunorgan. Bei Erwachsenen ist die Milz nicht mehr lebenswichtig, denn ihre Funktionen können von anderen Organen übernommen werden.

Erkrankungen

- **Addison-Anämie** Perniziöse Anämie; Verminderung der Zahl der roten Blutkörperchen und Vergrößerung ihres Volumens durch Vitamin-B-12-Mangel; führt oft zu neurologischen Störungen.
- **AIDS** Acquired Immune Deficiency Syndrome, erworbenes Immundefekt-Syndrom; verursacht durch Virus (HIV – Human Immunodeficiency Virus); schwere Störung des Immunsystems, wobei die T-Helferzellen der Immunabwehr geschädigt werden. Der Körper ist jeglichen Infektionen hilflos ausgeliefert.
- **Anämie** Verminderung der Zahl der roten Blutkörperchen (Erythrozyten) führt zu unzureichender Sauerstoffversorgung der Gewebe; Symptome: Blässe, Müdigkeit, Atemnot bei geringer Belastung.
- **Hämophilie** Bluterkrankheit; wird X-chromosomal rezessiv vererbt und tritt fast nur bei Männern auf; häufigste Störung der Blutgerinnung (Koagulopathie) durch Mangel an einem Gerinnungsfaktor. Symptome: schwere Blutungen schon bei kleinsten Verletzungen.
- **Leukämie** Blutkrebs; Krebsartige Vermehrung von weißen Blutkörperchen (Leukozyten) und Verdrängung aller normalen Blutzellen – deshalb: Anämie aufgrund Erythrozytenmangel, Blutungsneigung wegen Thrombozytenmangel, Abwehrschwäche und Infektanfälligkeit wegen der defekten Leukozyten; akute Formen mit raschem Verlauf oder chronische Formen, die langsam fortschreiten.
- **Myelom** Vom Knochenmark ausgehende Geschwulst.

Querverweise

Herz 30–33
Atmung 38–43
Schwangerschaft 80–85

Atmung

Definitionen

- **Alveolen** Alveoli pulmonis, Lungenbläschen; die halbkugeligen Atmungskammern der Lunge; durch die Alveolenwand findet der Gasaustausch mit dem Blut statt, das sie in feinen Blutgefäßen (Kapillaren) umfließt.
- **Alveolengänge** Endaufzweigungen einer Bronchiole, die mit Alveolen besetzt sind und in die Alveolensäckchen führen.
- **Alveolensäckchen** Blindsackartige Auftreibungen der Alveolengänge; die Gesamtheit der um die Alveolengänge angeordneten Alveolen – vergleichbar einer Traube.
- **Atemzugvolumen** Das Luftvolumen, das bei einem normalen Atemzug ein- und ausgeatmet wird; etwa 500 ml.
- **Bronchien** Äste der Luftröhre; diese teilt sich in den rechten und linken Hauptbronchus (Hauptast der Luftröhre), d.h. Atemkanäle, die in die Lungenlappen ziehen und sich in kleinere Äste aufzweigen.
- **Bronchiole** Feinste Verzweigungen der Luftröhrenäste (Bronchien), die in den Alveolengängen enden; sie sind knorpelfrei und von glatten Muskelfasern umgeben.
- **Clavicula** Schlüsselbein.
- **Diaphragma** Zwerchfell; muskulöse Scheidewand zwischen Brust- und Bauchhöhle; trägt die Lungenbasis und besitzt Öffnungen für die Speiseröhre und die großen Blutgefäße.
- **Dyspnoe** Kurzatmigkeit.
- **Epiglottis** Kehldeckel; flacher Knorpel, der den Eingang zum Kehlkopf beim Schluckakt verschließt.
- **Exspiration** Ausatmung.
- **Exspiratorisches Reservevolumen** Zusätzliche Luftmenge, die nach normaler Exspiration noch maximal ausgeatmet werden kann (ca. 1.000 ml).

Die Lungen (Pulmones)

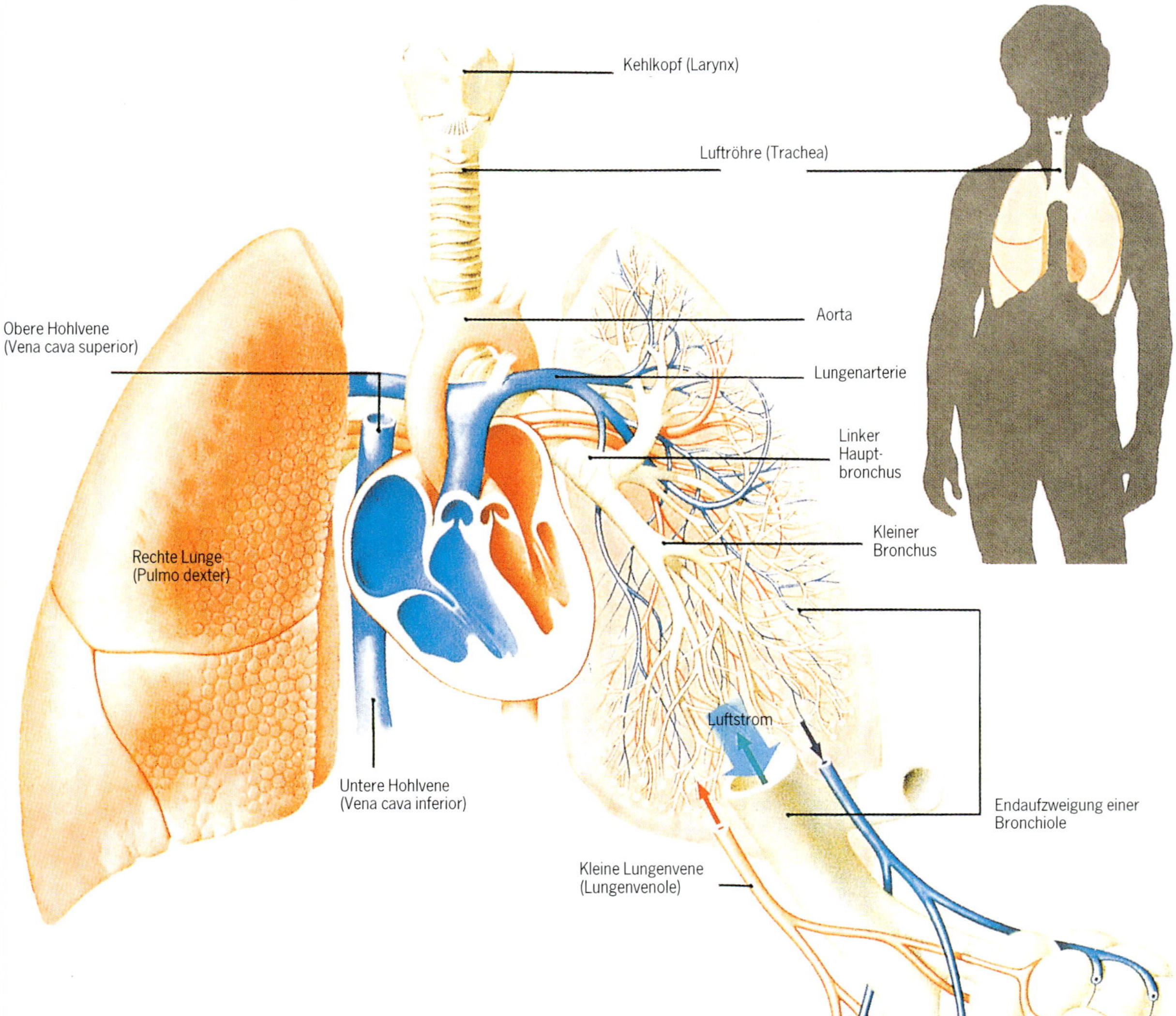

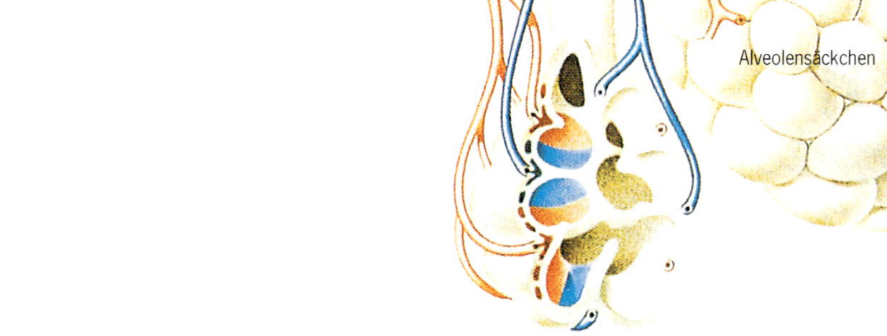

Als Atmung (Respiration) bezeichnet man die Verwendung von Sauerstoff im Stoffwechselgeschehen des Körpers, wobei Kohlendioxid entsteht. Der Austausch dieser Gase findet in den Lungenbläschen (Alveolen, Alveoli pulmonis) statt.

Die Lungen

Die beiden Lungen (*oben rechts*) liegen in einem knöchernen Schutzkäfig, gebildet aus den Rippen, die von der Wirbelsäule nach vorn zum Brustbein ziehen. Nach unten werden die Lungen vom Zwerchfell (Diaphragma) begrenzt.

Die linke Lunge hat zwei Lappen. Sie ist etwas kleiner als die rechte, die drei Lappen besitzt.

Die beiden Lungenflügel sind vom Brustfell (Pleura) überzogen. Man unterscheidet zwei Pleurablätter: die Pleura visceralis, die als Lungenfell mit der Lungenoberfläche verwachsen ist, und die Pleura parietalis, die als Rippenfell den Brustkorb auskleidet. Im dazwischenliegenden Pleuraspalt befindet sich etwas Gleitflüssigkeit.

Die Atemluft gelangt nach Eintritt in Nase und Mund durch den Rachen (Pharynx) und Kehlkopf (Larynx) in die Luftröhre (Trachea). Die Luftröhre ist ein ca. 12 cm langer Muskelschlauch, der durch C-förmige Knorpelspangen auch bei Luftdruckschwankungen offengehalten wird. Sie teilt sich in die beiden Hauptbronchien der Lunge.

Der rechte Hauptbronchus gibt drei Lappenbronchien ab, der linke zwei, entsprechend der Zahl der Lungenlappen. Die Lappenbronchien teilen sich weiter in Segmentbronchien, diese verzweigen sich wiederum in immer kleinere Äste. Die feinsten Aufzweigungen des »Bronchialbaums« sind die Bronchiolen, die in den Lungenbläschen (Alveolen) enden.

Die Atmung

Die Lungen (links) nehmen den größten Teil der Brusthöhle ein (**A**). Sie sind elastisch und folgen den Bewegungen des Brustkorbs beim Ein- und Ausatmen.

Die Hauptatemmuskeln sind das Zwerchfell und die Zwischenrippenmuskeln. Schulter-, Hals- und Bauchmuskulatur dienen bei Bedarf als Atemhilfsmuskeln. Damit sie optimal wirken, muß eine bestimmte Körperhaltung eingenommen werden. Um z.B. nach einem anstrengenden Lauf oder einem Asthmaanfall wieder zu Atem zu kommen, ist es hilfreich, wenn man die Arme auf einer Unterlage abgestützt (etwa auf den Oberschenkeln) und sich weit nach vorn beugt.

Bei normaler Atmung bewegt sich vor allem das Zwerchfell. Zieht sich das Zwerchfell zusammen, dann flachen seine Kuppeln ab, und der Brustkorb erweitert sich (**B**). Dadurch vergrößert sich das Thoraxvolumen und Luft wird durch die Luftröhre in die Lunge gezogen. Dieser aktive Vorgang wird als Inspiration (Einatmung) bezeichnet. Die Exspiration (Ausatmung) geschieht überwiegend passiv. Das Zwerchfell erschlafft, und der Brustkorb senkt sich durch die Eigenelastizität der Lunge (**C**).

Bei stärkerer aktiver Ausatmung können die Zwischenrippen- und Bauchmuskeln unterstützend wirken.

In Ruhe beträgt die Atemfrequenz beim Erwachsenen ca. 12/min; ein Baby atmet etwa zweimal so schnell.

Das Atemzugvolumen beträgt normalerweise 500 ml, davon sind nur 350 ml Frischluft, denn zuerst fließen 150 ml aus dem Totraum – d.h. die nicht am Gasaustausch teilnehmende Luft in Nase, Luftröhre und Bronchien – in die Lungen. Als Vitalkapazität bezeichnet man das maximal ein- und ausatembare Luftvolumen. Auch nach stärkster Ausatmung verbleibt noch Restluft in den Lungen, das sog. Residualvolumen.

Vitalkapazität	**4 000 ml**
Atemzugvolumen	500 ml
Exspiratorisches Reservevolumen	1 000 ml
Inspiratorisches Reservevolumen	2 500 ml
Residualvolumen	**1 000 ml**
Totalkapazität der Lunge	**5 000 ml**

Atmung

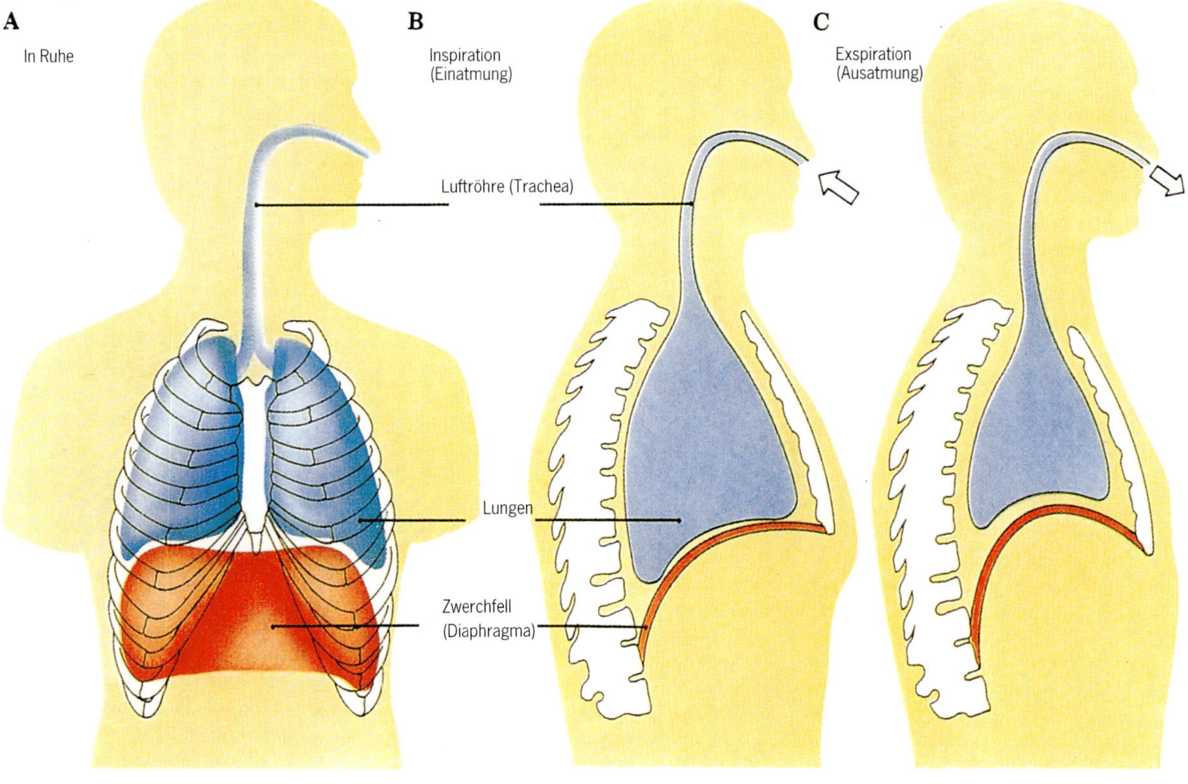

Nase, Rachen und Lungen

Am Naseneingang verhindern Härchen das Eindringen von größeren Staubpartikeln. Die Wand der Nasenhöhle ist von einer mit Flimmerepithel besetzten Schleimhaut überzogen, die die Atemluft vorreinigt, anfeuchtet und auf Körpertemperatur erwärmt. An kalten, trokkenen Tagen wird die Atemluft nur ungenügend erwärmt und angefeuchtet; das kann zu Halsschmerzen führen.

Im Rachen (Pharynx), der hinter der Nasen- und Mundhöhle liegt, passiert die Atemluft die Mandeln (Tonsillen) und die am Zungengrund gelegenen Zungenbälge (Zungenmandel). Als Teil des lymphatischen Systems dienen sie der Immunabwehr und entfernen Bakterien und Viren aus der Atemluft.

Beim Eintritt in die Lungen wird die Luft von kleineren Staubpartikeln befreit. Die Bronchien sind von einer Schleimhaut mit Flimmerepithel und schleimbildenden Becherzellen überzogen. Durch die rhythmischen Bewegungen der Flimmerhärchen werden Staubteilchen mit dem Schleim rachenwärts befördert. In den Lungenbläschen (Alveolen) werden Schmutzpartikel durch die Makrophagen – große »Freßzellen« in den Wänden der Alveolensäckchen – entfernt.

- **Glottis** Der aus beiden Stimmbändern bestehende Stimmapparat oder die von ihnen gebildete Stimmritze.
- **Hämoglobin** Komplexes Protein in den roten Blutkörperchen, das sich mit Sauerstoff verbindet.
- **Inspiration** Einatmung.
- **Inspiratorisches Reservevolumen** Zusätzliche Luftmenge, die nach normaler Inspiration noch maximal eingeatmet werden kann (ca. 2.500 ml)
- **Interkostalmuskeln** Musculi intercostales, Zwischenrippenmuskeln.
- **Interkostalnerven** Nervi intercostales; segmentale Nerven der Brustwand, die die Zwischenrippenmuskeln versorgen.
- **Larynx** Kehlkopf, oberer Teil der Luftröhre; beim Mann gut tastbar als »Adamsapfel«; bewegliches röhrenförmiges Knorpelgerüst, umgeben von Muskeln und Bändern; Funktionen: verschließt die unteren Luftwege (Kehldeckel, Epiglottis) und ist Hauptorgan der Stimmbildung.
- **Lunge** Pulmo; Organ der äußeren Atmung (Sauerstoffaufnahme und Kohlendioxidabgabe); man unterscheidet rechte und linke Lunge, die in der Brusthöhle liegen und unten vom Zwerchfell begrenzt werden.
- **Lungenlappen** Lobus pulmonis; die rechte Lunge ist unterteilt in drei Lappen, die linke in zwei.
- **Lungensegment** Unterabschnitte der Lungenlappen; ein Lungensegment ist der kleinste, funktionell selbständige Lungenteil (gemäß den Aufzweigungen des Bronchialbaums).
- **Nervus phrenicus** Zwerchfellnerv; Nervenäste aus dem Halsnervengeflecht, die vor allem das Zwerchfell versorgen.
- **Oxihämoglobin** Sauerstoffhaltiges Hämoglobin; Anlagerung von Sauerstoff an das Eisenatom des Häms im Hämoglobin.

Atmung und Stoffwechsel

Feinbau der Alveolensäckchen
Die traubenförmig angeordneten Lungenbläschen (Alveolen, Alveoli pulmonis) sind winzige, zarte Gebilde (*rechts*). Ihrer Funktion nach sind sie die Atmungskammern der Lunge. Sie werden durch ein elastisches Fasergerüst offengehalten, durch das die Endaufzweigungen der Bronchiolen (0,3 mm im Durchmesser) ziehen und in den einzelnen Bläschen münden.

Die Alveolen werden von einem feinen Netz kleinster Blutgefäße (Kapillaren) umsponnen. Ein Flüssigkeitsfilm im Innern der Alveolenwand erleichtert die Diffusion von Sauerstoff durch die Bläschenwand in die Kapillaren und von Kohlendioxid in umgekehrter Richtung. Makrophagen (große Freßzellen) im Bläscheninnern machen Staubteilchen und Bakterien unschädlich. Überschüssige Flüssigkeit in den Alveolenwänden wird von den Lymphgefäßen der Lunge entfernt.

Die Gesamtoberfläche der Alveolen beträgt beim Erwachsenen ca. 70 Quadratmeter.

Atmung und Stoffwechsel
Für die Stoffwechselvorgänge (Metabolismus) braucht der Körper Sauerstoff, um Nährstoffe zu verbrennen, wobei Energie, Kohlendioxid und Schlacken entstehen. Der Sauerstoff wird aus dem Oxihämoglobin in den roten Blutkörperchen gewonnen. Im Gegensatz zum Kohlendioxid ist nur eine geringe Menge Sauerstoff im Plasma gelöst, der überwiegende Teil ist an den roten Blutfarbstoff (Hämoglobin) gebunden. Bei starker körperlicher Betätigung oder Fieber werden vermehrt Nahrungsbestandteile abgebaut. Durch die erhöhte Bildung von Kohlendioxid steigt der Sauerstoffbedarf, und die Atemfrequenz nimmt zu.

Bei manchen Erkrankungen wie Diabetes treten verstärkt saure Stoffwechselprodukte auf, die – wie Kohlendioxid – das Atemzentrum stimulieren.

Eine Überfunktion der Schilddrüse (Hyperthyreose) bewirkt eine Stoffwechselsteigerung im gesamten Organismus. Andere Erkrankungen, wie z.B. eine Unterfunktion der Schilddrüse (Hypothyreose, Myxödem), führen zu einer allgemeinen Verlangsamung von Stoffwechselprozessen.

Alveolensäckchen
(500fach vergrößert)

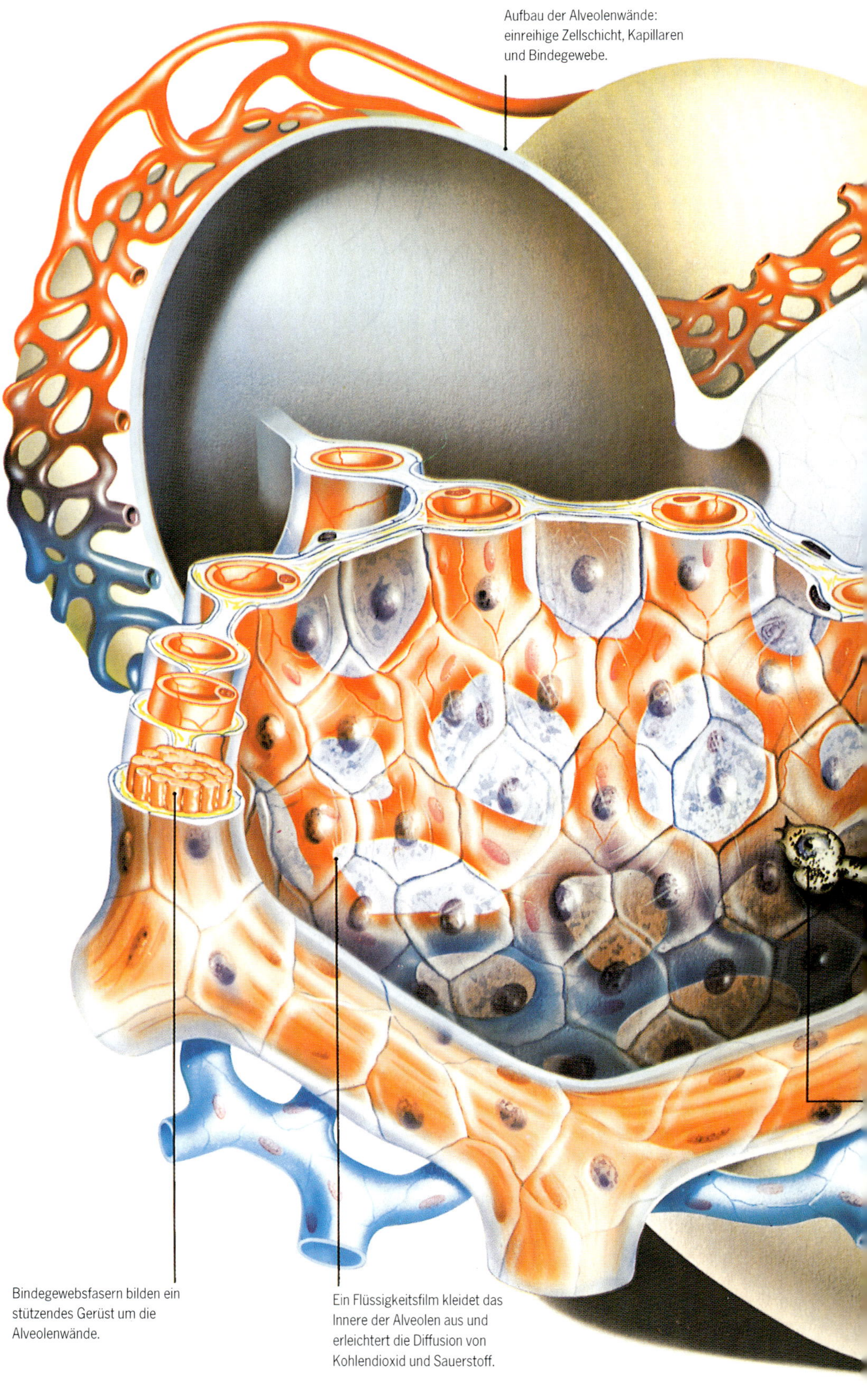

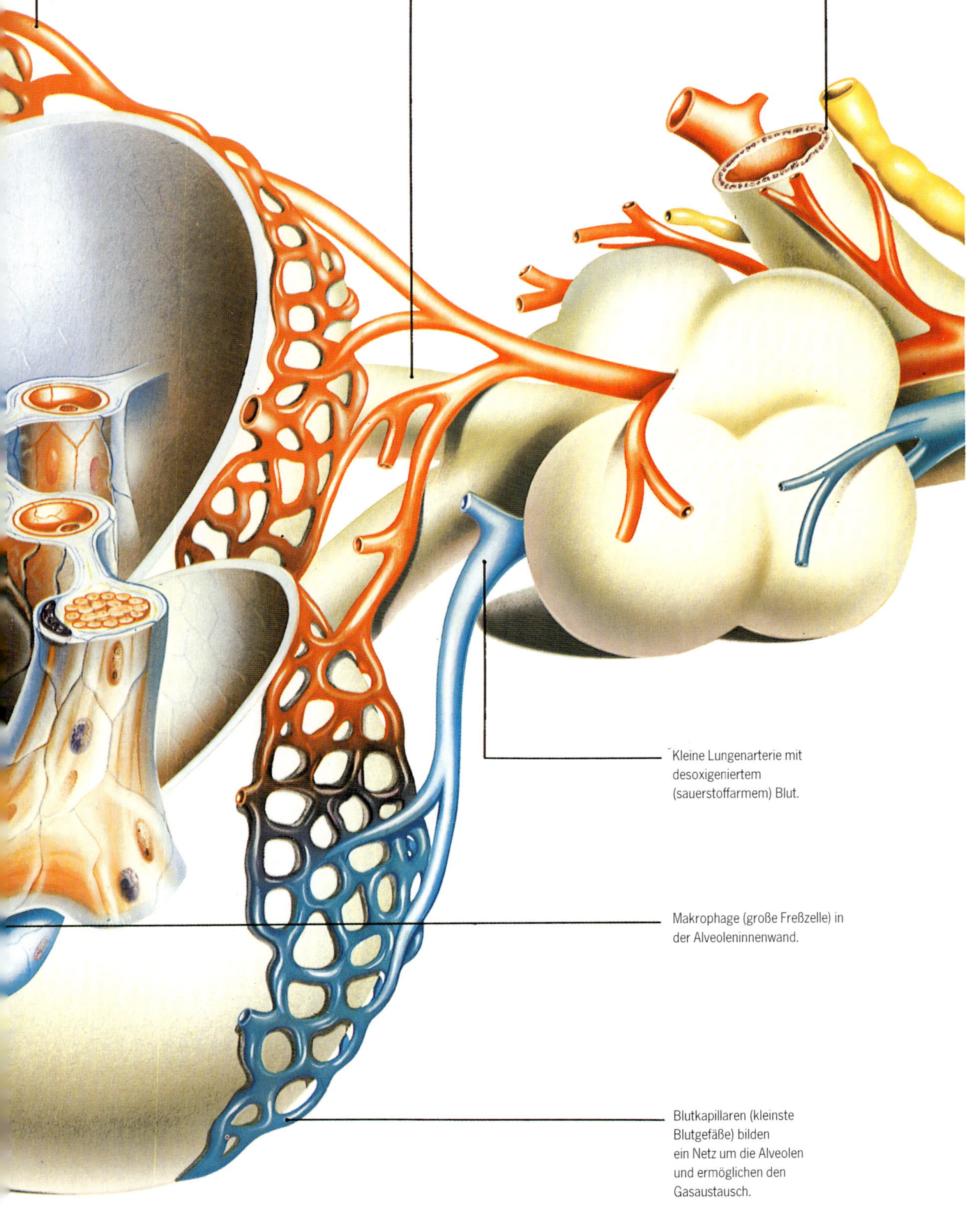

■ **Ösophagus** Speiseröhre; Muskelschlauch, der den Rachen mit dem Magen verbindet; ca. 1 cm weit und 25 cm lang, innen mit Schleimhaut ausgekleidet; verläuft hinter der Luftröhre; dient als Transportweg für die Nahrung.

■ **Pharynx** Rachen; bildet zum einen das Verbindungsstück für den Speiseweg zwischen Mundhöhle und Speiseröhre, zum anderen für den Atemweg zwischen Nasenhöhle und Kehlkopf.

■ **Pleura** Doppelschichtige Hülle, die die Oberfläche der beiden Lungenflügel überzieht und die Brustwand auskleidet.

■ **Pulmonal** Die Lunge betreffend; Strukturen, die zur Lunge gehören.

■ **Residualvolumen** Die Luftmenge, die nach maximaler Ausatmung in der Lunge verbleibt.

■ **Sinus** Lufthaltige Hohlräume in Schädelknochen, die mit Schleimhaut ausgekleidet sind; z.B. die Nasennebenhöhlen; sie vermindern das Gewicht des Schädels und dienen als Resonanzraum für die Sprachbildung.

■ **Sprachzentrum** Gebiet im Gehirn, das für die Sprachbildung zuständig ist.

■ **Tonsille** Mandel; gehört zum lymphatischen Rachenring (Gaumen-, Rachen- und Zungenmandel); Tonsillen sind Filterorgane und Bildungsstätten von Lymphzellen.

■ **Totraum** Restluft, die in den Atemwegen – Luftröhre, Bronchien und Bronchiolen – verbleibt und nicht am Gasaustausch teilnimmt.

■ **Trachea** Luftröhre; ca. 12 cm langer Muskelschlauch mit C-förmigen Knorpelspangen, der sich in die beiden Hauptbronchien der Lunge teilt.

■ **Vitalkapazität** Luftvolumen, das maximal ein- und ausgeatmet werden kann; ca. 4000 ml.

■ **Zilien** Bewegliche Flimmerhärchen.

Die Lunge – Sauerstoff und CO_2

Erkrankungen

▪ **Asthma** Atemnotanfälle durch Kontraktion der glatten Muskulatur in den Bronchiolen, ausgelöst durch Allergie, Infekte und viele andere Ursachen; erschwerte Ausatmung mit pfeifenden, ziehenden Atemgeräuschen.

▪ **Bronchialkarzinom** Lungenkrebs; Entartung der Epithelzellen der Bronchialschleimhaut; Rauchen ist Hauptrisikofaktor; Frühsymptom: trockener Reizhusten (»Raucherhusten«) mit blutigem Auswurf; Ausbreitung in die Lymphknoten und andere Organe; Therapie: Operation.

▪ **Bronchiektasen** Irreversible Erweiterung der Bronchialäste; angeboren oder erworben (z.B. nach chronischen Entzündungen); Folgen: verstärkter Schleimauswurf, mangelhafter Gasaustausch der Lunge.

▪ **Bronchiolitis** Entzündung der Bronchiolen, d.h. der kleinen und kleinsten Bronchien; Ursache: Viren; Vorkommen: vor allem bei Kindern in den ersten drei Lebensjahren.

▪ **Bronchitis** Akute oder chronische Entzündung der Bronchialschleimhaut; akute B. durch Virusinfekte (meist im Zusammenhang mit Erkältungskrankheiten); Symptome: Fieber, Kopfschmerzen, Husten. Chronische B. bei geschädigter Bronchialschleimhaut und gestörter Schleimdrainage; Symptome ähneln der akuten B., treten aber immer häufiger auf. Komplikationen: Lungenveränderungen wie Emphysem, ständige Atemnot, Herzschwäche.

▪ **Emphysem** Lungenüberblähung; Zerstörung der Lungenbläschen und der Alveolenzwischenwände, z.B. nach chronischer Bronchitis. Die Fläche für den Gasaustausch nimmt ab, die Lunge wird starrer. Folge: chronische Überlastung des Herzens.

▪ **Laryngitis** Heiserheit durch Kehlkopf- und Stimmbandentzündung;

Gasaustausch in den Lungenbläschen (Alveoli pulmonis)

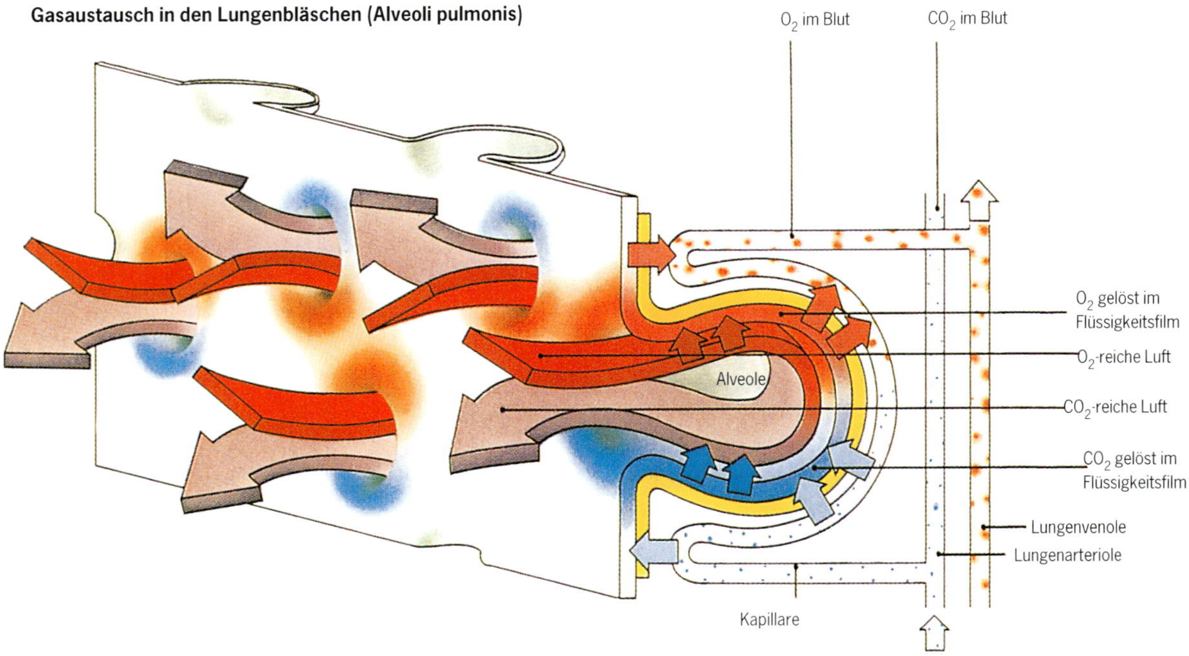

Der Gasaustausch

Für den Gasaustausch (*oben*) steht weniger als eine Sekunde zur Verfügung. Während der Passage durch eine Lungenkapillare muß Kohlendioxid (CO_2) das Blutplasma, in dem es gelöst ist, verlassen und durch die Kapillarenwand in den winzigen Spalt zwischen Kapillare und Alveolenwand eintreten. Dann dringt es durch die Alveolenwand in den dünnen Flüssigkeitsfilm, der die Lungenbläschen auskleidet. Kohlendioxid und Sauerstoff lösen sich in dem Flüssigkeitsfilm auf ihrem Weg in das Blut bzw. aus ihm heraus. Der Austausch der beiden Gase erfolgt durch Diffusion, d.h. eine Bewegung von Orten höherer Konzentration zu Orten niedrigerer Konzentration. Sauerstoff diffundiert in entgegengesetzter Richtung zu Kohlendioxid und verbindet sich mit dem Hämoglobin in den roten Blutkörperchen zu Oxihämoglobin. Die Kapillaren sind so eng, daß jeweils nur ein rotes Blutkörperchen passieren kann. Das mit Sauerstoff angereicherte (oxigenierte) Blut kehrt durch die Lungenvenen zum linken Vorhof zurück. Die Einatemluft enthält 20 % Sauerstoff, 0,03 % Kohlendioxid. Der Rest ist Stickstoff. Ausatemluft enthält nur 16 % Sauerstoff, und der Kohlendioxidgehalt ist etwa um das 100fache auf 4 % gestiegen. Die eingeatmete Luft strömt über die warme und feuchte Oberfläche der Atemwege und ist deshalb mit Wasserdampf gesättigt.

Die Steuerung der Atmung

Das Atemzentrum in der Medulla oblongata des Gehirns steuert die Atemmuskulatur durch den Nervus phrenicus, der zum Zwerchfell zieht, und die Interkostalnerven, die die Zwischenrippenmuskeln innervieren. Bei Bedarf kann auch die Atemhilfsmuskulatur stimuliert werden.

Der Atemrhythmus wird durch mechanische und chemische Faktoren gesteuert, und zwar durch den Dehnungszustand der Lungen und den Kohlendioxidgehalt des Blutes.

Die Dehnung der Lungen bei der Einatmung wird von Ästen des Nervus vagus an das Atemzentrum gemeldet. Dadurch wird die Inspiration reflexmäßig gehemmt und die Ausatmung (Exspiration) in Gang gesetzt. Die Schwankungen des Kohlendioxidgehalts werden durch chemosensible Nervenendigungen in der Aorta und in den Halsschlagadern gemessen. Ein CO_2-Anstieg führt zu einer Azidose, d.h. eine Zunahme von sauren Stoffwechselprodukten im Blut, auf die der Körper mit einer verstärkten und vertieften Atmung (Hyperpnoe) reagiert.

Eine willkürliche übermäßige Steigerung der Atemfrequenz (Hyperventilation) senkt den Kohlendioxidgehalt im Blut und kann einen Atemstillstand (Apnoe) auslösen. Bei manchen chronischen Lungen- und Kreislauferkrankungen wird ungenügend CO_2 abtransportiert, und der CO_2-Spiegel im Blut ist ständig erhöht.

Atmen und Schlucken

Zur Einleitung des Schluckakts wird der weiche Gaumen angehoben und dichtet den Nasen-Rachenraum ab. Durch Kontraktion der Mundbodenmuskulatur bewegt sich der Kehlkopf nach oben und der Kehldeckel legt sich über den Kehlkopfeingang (verhindert Verschlucken).

Unwillkürliche Atmung – Husten

Eine Reizung der Bronchien führt zu einer tiefen Inspiration, gefolgt von einem Verschluß des Kehlkopfeingangs. Dann kontrahieren sich die Ausatmungsmuskeln und erhöhen den Druck in den Lungen. Die Glottis öffnet sich und Luft entweicht exlosionsartig (Hustenstoß).

Niesen

Eine Reizung der Nasenschleimhaut löst einen Reflex aus: Luft wird von den Lungen ausgestoßen, dabei blockiert die Zunge den Rachenraum, und die Luft entweicht explosionsartig durch die Nase.

Schluckauf (Singultus)

Eine reflektorische heftige Einatmungsbewegung, hervorgerufen durch krampfartige Kontraktion des Zwerchfells, wird durch Stimmritzenschluß unterbrochen.

Lachen und Weinen

In beiden Fällen folgen auf lange Einatmungsbewegungen kurze abrupte Exspirationen.

Die Organe der Stimmbildung

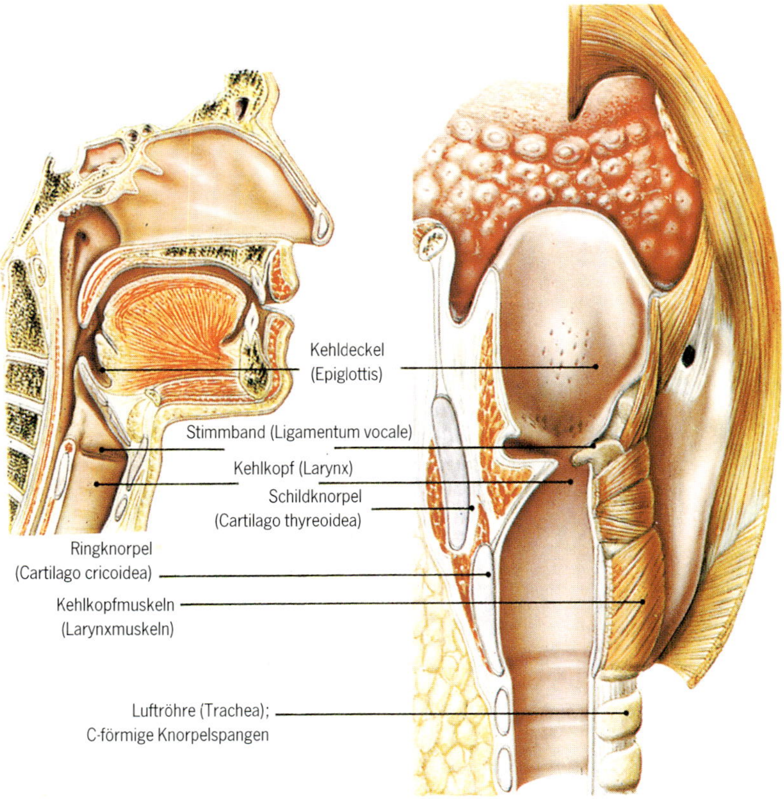

Sprach- und Stimmbildung

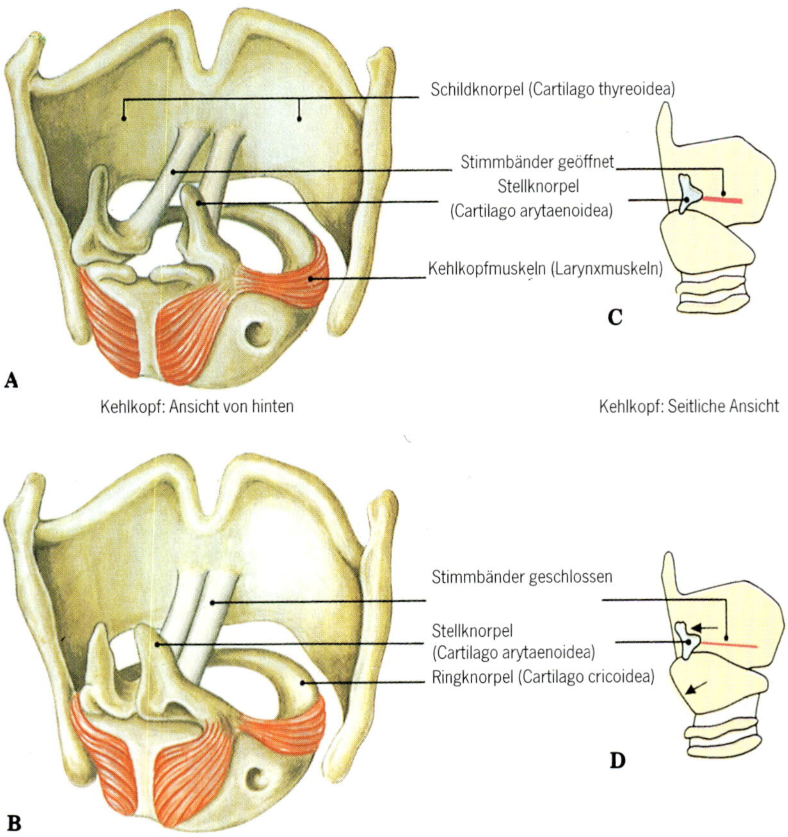

Kehlkopf: Ansicht von hinten

Kehlkopf: Seitliche Ansicht

Gähnen und Seufzen

Langsame, lange Einatmungen gefolgt von allmählicher Ausatmung.

Sprache und Stimmbildung

Der Kehlkopf (Larynx) ist ein komplizierter Verschlußapparat aus Knorpelstrukturen zwischen Rachen und Luftröhre. Er trennt den Luft- vom Speiseweg und hat zwei Funktionen: 1. durch Schluß des Kehldeckels wird verhindert, daß Speisen in die Luftröhre gelangen; 2. er ist das Hauptorgan der Stimmbildung.

Im Kehlkopfinnern (*links*) verlaufen die beiden Stimmbänder (Ligamenta vocalia), dazwischen ist die Stimmritze. Normalerweise bleibt sie beim ruhigen Atmen leicht geöffnet (**A**). Bei der Stimmbildung (**B**) wird die Stimmritze verschlossen. Durch Kontraktion der Kehlkopfmuskeln werden die Stimmbänder angespannt und durch den exspiratorischen Luftstrom in Schwingungen versetzt; dabei entstehen Schallwellen. Die Lautstärke hängt von der Stärke des Luftstroms ab, die Tonhöhe von der Frequenz der Schwingungen, vergleichbar einem Saiteninstrument: je stärker die Anspannung der Stimmbänder, desto höher der Ton (**D**); je schlaffer (entspannter) sie sind, desto tiefer die Töne (**C**). Die Spannung der Stimmbänder wird durch die Kehlkopfmuskeln und die Stellung der verschiedenen Knorpel verändert.

Die Stimm- und Lautbildung beruht auf einem komplizierten Zusammenwirken von Atemmuskulatur, Stimmbändern, Lippen und Zunge. Die Resonanz der Töne wird bestimmt durch die Form des Brustkorbs, der Mundhöhle und der Nebenhöhlen.

Kinder haben einen kleineren Kehlkopf mit kürzeren Stimmbändern und deshalb eine höhere Stimme als Erwachsene. Bei Jungen kommt es in der Pubertät zum »Stimmbruch«. Durch die Wirkung des männlichen Hormons Testosteron vergrößert sich der Kehlkopf, und die Stimmbänder werden länger – die Jungenstimme schlägt in eine tiefere Tonart um.

Die Sprache wird von den Sprachzentren im Gehirn gesteuert, die wiederum unter der Kontrolle der Großhirnhemisphären stehen. Der Kehlkopf wird von Ästen des 10. Hirnnerven (Nervus vagus) innerviert, dem oberen und unteren Kehlkopfnerven (N. laryngeus superior bzw. inferior).

auch in Kombination mit Pharyngitis.

- **Pharyngitis** Entzündung der Rachenschleimhaut durch Bakterien oder Viren.
- **Pleuritis** Brustfellentzündung.
- **Pneumokoniose** Staublungenerkrankung, durch Inhalation und Speicherung von Staubteilchen in der Lunge (Eisen- oder Kohlenstaub, Quarz, Asbest usw.).
- **Pneumonie** Lungenentzündung; Bronchopneumonie beschränkt sich auf das Gewebe um den Bronchialbaum; bei der Lappenpneumonie ist ein ganzer Lungenlappen befallen; verursacht durch Bakterien, Viren, Pilze, chemische Reizstoffe.
- **Pneumothorax** Lungenkollaps; verursacht durch Luftansammlung zwischen Lungen- und Rippenfell, z.B. nach Stichverletzung, Platzen von Lungenbläschen, Brustkorbverletzungen.
- **Rhinitis** Schnupfen; Nasenschleimhautentzündung durch Erkältungsviren oder Allergie (Heuschnupfen).
- **Sinusitis** Entzündung der mit Schleimhaut ausgekleideten Nasennebenhöhlen.
- **Tonsillitis** Mandelentzündung, Angina.
- **Tracheitis** Luftröhrenentzündung; häufig in Kombination mit Bronchitis.
- **Tuberkulose** Tbc; chronische bakterielle Infektionskrankheit (Erreger: Mycobacterium tuberculosis), die alle Organe des Körpers befallen kann; am häufigsten ist die Lunge betroffen; Ansteckung durch Speicheltröpfchen; besonders gefährdet sind abwehrgeschwächte Personen, z.B. Aids-Patienten.

Querverweise

Skelett 20–23
Muskeln 26–29
Herz 30–33
Blut 34–37
Nervensystem 56–63

Verdauung – Der Magen

Definitionen

- **Ampulla Vateri** Ampulla hepatopancreatica; Erweiterung des gemeinsamen Endstücks des Ductus choledochus und des Ductus pancreaticus an der Einmündungsstelle in den Zwölffingerdarm (Duodenum).
- **Amylase** Pankreas-Enzym, das Stärke in Maltose spaltet.
- **Analsphinkter** Afterschließmuskel.
- **Appendix** Wurmfortsatz des Blinddarms (Caecum).
- **Bilirubin** Gallenfarbstoff, Endprodukt des Hämoglobins.
- **Canaliculi biliferi** Gallenkanälchen in den Leberläppchen.
- **Cholezystokinin (Pankreozymin)** In der Dünndarmschleimhaut gebildetes Hormon, das die Kontraktion der Gallenblase und die

Der Verdauungstrakt – Der Mund

Die Nahrung muß in ihre Bauelemente, die Moleküle, zerlegt werden, bevor sie vom Körper resorbiert werden kann.

Die Mundhöhle (*rechts*) hat vier Funktionen: die Nahrung wird mit den Zähnen abgebissen und zerkleinert; sie wird durch den Speichel angefeuchtet und gleitfähig gemacht; die Temperatur der Nahrung wird je nach Bedarf reguliert; der Schluckakt wird bewußt eingeleitet.

Man unterscheidet drei Paar Speicheldrüsen: die Unterkieferdrüse (Glandula submandibularis), die Unterzungendrüse (Gl. sublingualis) und die Ohrspeicheldrüse (Gl. parotis, Parotis). Pro Tag produzieren sie ca. 1 500 bis 2 000 ml Speichel, der das stärkespaltende Enzym Ptyalin enthält.

Das Gebiß des Erwachsenen enthält 32 Zähne: 8 Schneidezähne (Incisivi); 4 Eckzähne (Canini), 8 vordere Backenzähne (Praemolares), 8 hintere Backenzähne (Molares) und vier Weisheitszähne (Dentes serotini).

Die Zunge (Lingua) ist ein von Schleimhaut überzogener, extrem beweglicher Muskelkörper.

Der Mund

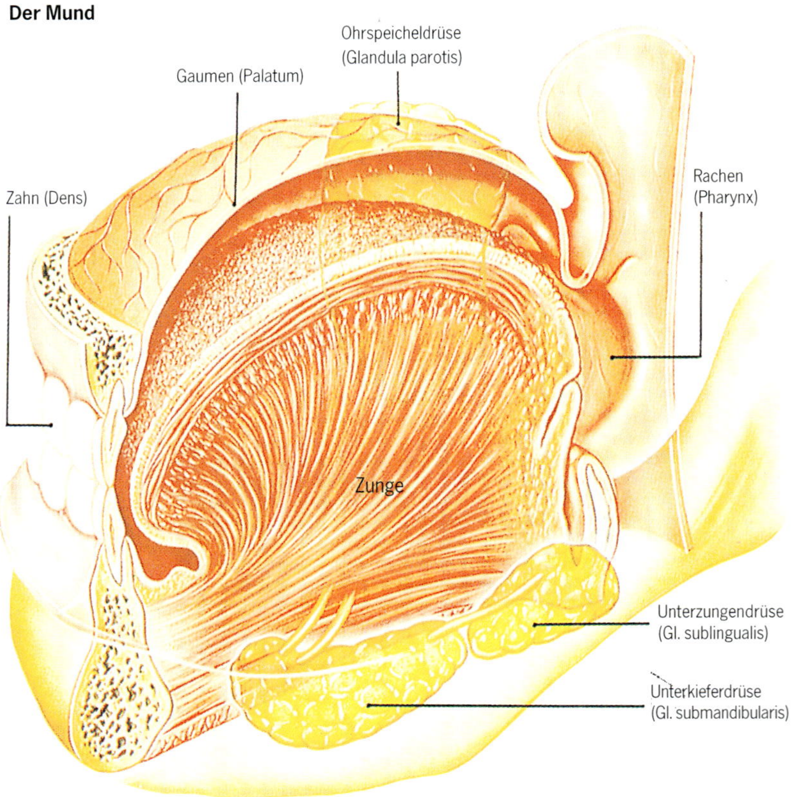

Bauchspeicheldrüse (Pankreas)

4fach vergrößert

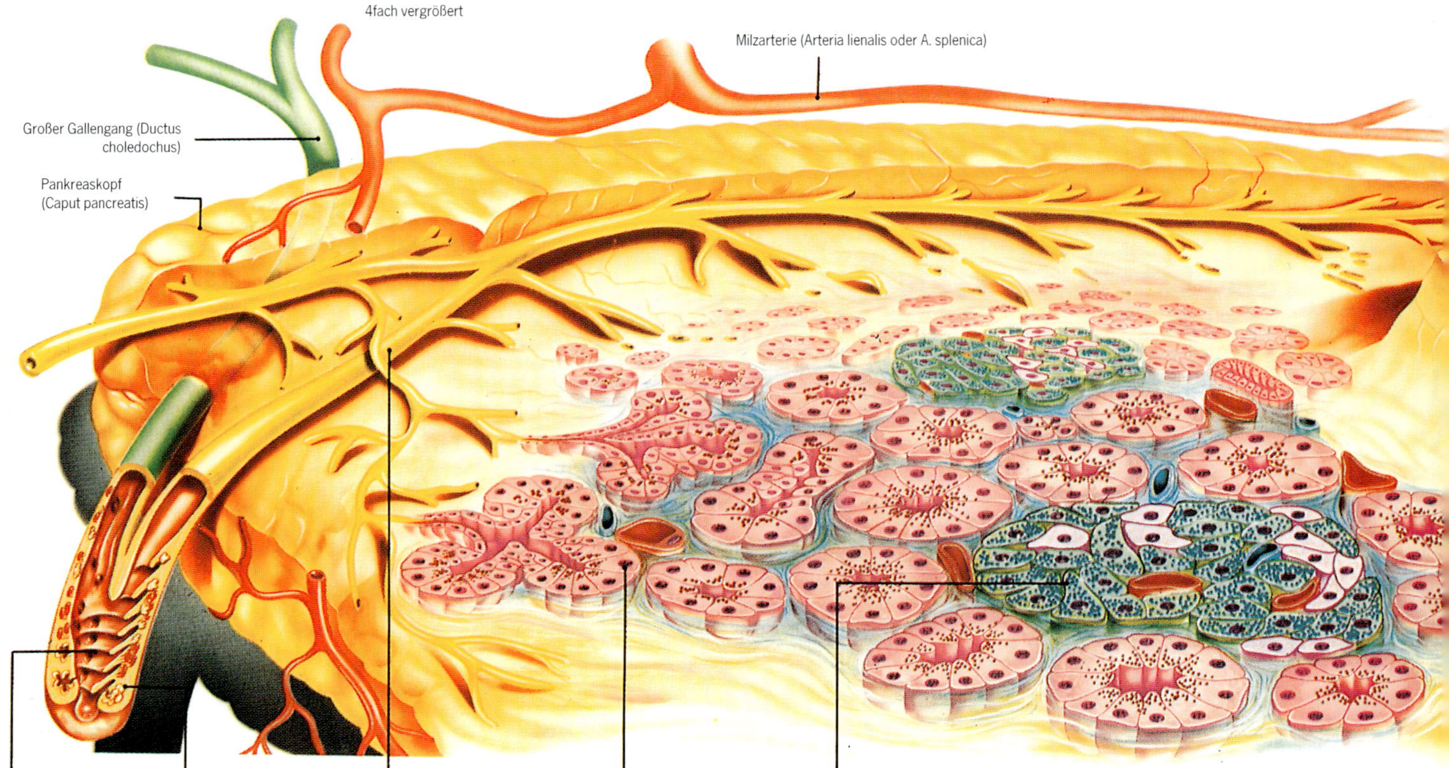

Der Verdauungstrakt

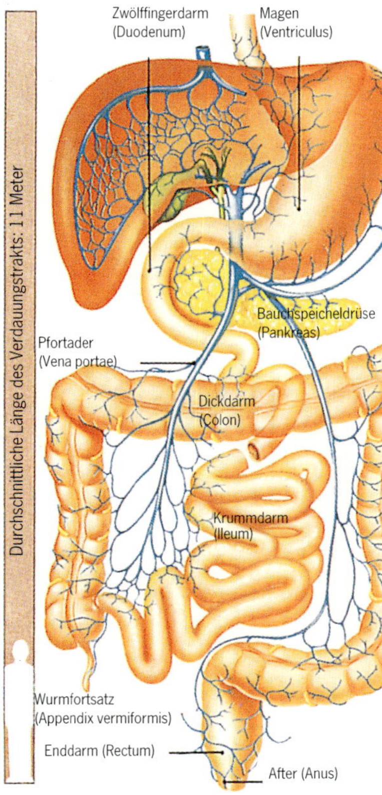

Der Magen

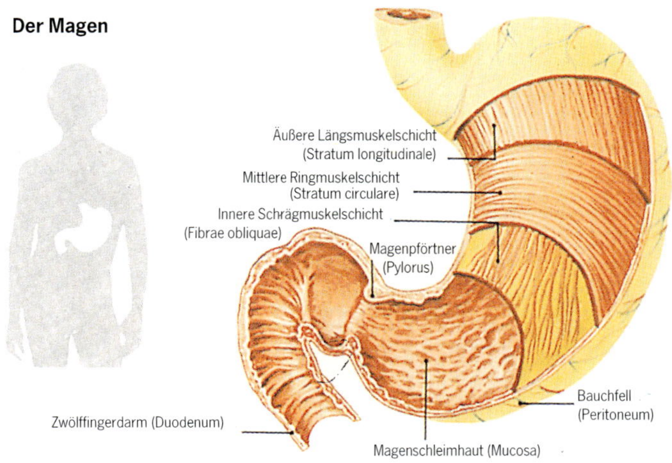

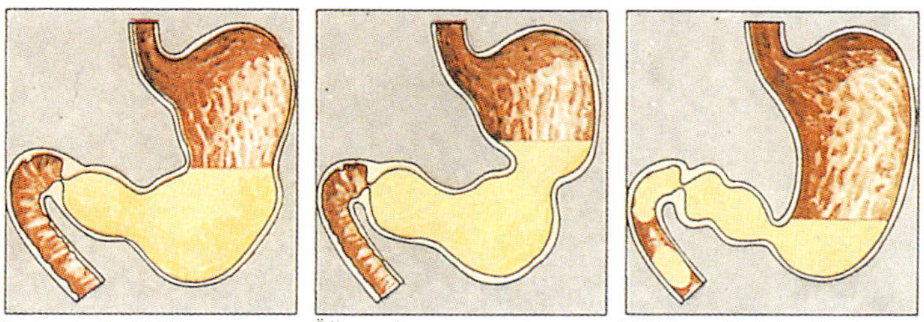

Beginn der Peristaltik | Öffnung des Pylorussphinkters | Eintritt von Speisebrei in das Duodenum

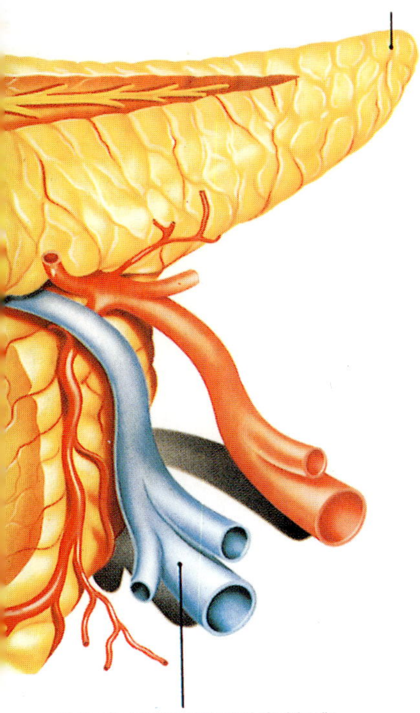

Eingeweidevene (Vena mesenterica) mit Insulin und Glukagon

Der Verdauungstrakt

Der Verdauungstrakt (*oben links*) mißt etwa 11 Meter von der Mundhöhle bis zum After. Der erste Abschnitt, die Speiseröhre (Ösophagus), ist ein kräftiger Muskelschlauch im hinteren Teil der Brusthöhle.

Der Magen (Ventriculus)

Der Magen (*oben rechts*) ist eine sackartige Erweiterung des Verdauungskanals mit einem Fassungsvermögen von ca. 1,5 Liter. Er liegt im oberen Teil der Bauchhöhle, unterhalb der Leber und der linken Zwerchfellkuppel. Er hat drei Funktionen: Speicherung und portionsweise Abgabe von Speisebrei in den Zwölffingerdarm; Durchmischung und mechanische Zerkleinerung des halbflüssigen Nahrungsbreis; Verdauung.

In den verschiedenen Abschnitten der Magenschleimhaut werden sechs wichtige Substanzen gebildet: Schleim (Mucus) als Schutzschicht; Salzsäure (HCl) desinfiziert den Mageninhalt, neutralisiert das Speichelenzym Ptyalin und baut das inaktive Enzym – Pepsinogen – in Pepsin ab, welches Eiweiße in Peptone spaltet; Rennin (Labferment), das die Milchproteine koaguliert; der Intrinsic factor, der für die Aufnahme von Vitamin B_{12} im Dünndarm benötigt wird; und Gastrin, das die Salzsäuresekretion des Magens reguliert.

Die Bauchspeicheldrüse

Das Pankreas (*links*) liegt mit seinem Kopf (Caput pancreatis) im Bogen des Duodenums, der Pankreasschwanz (Cauda pancreatis) erstreckt sich bis zum Milzhilus. Es besteht aus kleinen Drüsenläppchen, deren Ausführungsgänge im Hauptausführungsgang der Bauchspeicheldrüse (Ductus pancreaticus) enden. Dieser mündet zusammen mit dem großen Gallengang (Ductus choledochus) an der Ampulla Vateri in das Duodenum.

Man unterscheidet einen exokrinen – nach außen absondernden – Pankreasteil und einen endokrinen, dessen Hormone an das Blut abgegeben werden. In den exokrinen Drüsen wird der Pankreassaft mit den Verdauungsenzymen gebildet: eiweißspaltende Enzyme (Trypsin), fettspaltende Enzyme (Lipase) und kohlenhydratspaltende Enzyme (Amylase). Im endokrinen Teil, dem sog. Inselapparat, wird vor allem das blutzuckersenkende Insulin und das Hormon Glukagon, ein Gegenspieler des Insulins (erhöht den Blutzuckerspiegel) produziert.

Sekretion von Pankreasenzymen fördert.

- **Darmlymphgefäß** Lymphgefäß, das die milchig aussehende Darmlymphe (Chylus) transportiert.
- **Ductus cysticus** Gallenblasengang; vereinigt sich mit dem Ductus hepaticus (Gallengang aus dem rechten und linken Leberlappen) zum Ductus choledochus.
- **Ductus pancreaticus** Hauptausführungsgang der Bauchspeicheldrüse, der Pankreasenzyme zum Zwölffingerdarm führt.
- **Enterogastron** Gewebshormon, das z.B. durch Fett aus dem Duodenum freigesetzt wird und die Motilität des Magens hemmt.
- **Enterokinase** Im Duodenum (Zwölffingerdarm) gebildetes Enzym, welches das inaktive Pankreasenzym Trypsinogen in das aktive Trypsin umwandelt.
- **Enterokinin** Gewebshormon, das die Sekretionstätigkeit des Duodenums aufrechterhält.
- **Fibrinogen** Faktor I der Blutgerinnung.
- **Gallenfarbstoffe** Endprodukte des Abbaus der roten Blutkörperchen.
- **Gallengang** Führt Galle aus dem Gallenblasengang (Ductus cysticus) und dem Ductus hepaticus zum Ductus choledochus und mündet über die Ampulla Vateri im Duodenum.
- **Gallensäuren** Von der Leber gebildete hochmolekulare Säuren, die am Fettabbau (Emulgierung der Fette) beteiligt sind.
- **Gastrin** In der Magenschleimhaut gebildetes Hormon, das die Salzsäuresekretion reguliert.
- **Glukose** Einfacher Zucker; wichtigstes Monosaccharid im Organismus.
- **Glykogen** Stärke, Polysaccharid; wird in Leber und Muskeln aus

Verdauung – Der Darm

Glukose aufgebaut; Speicherform der Glukose bei Überangebot in der Nahrung.

- **Insulin** Pankreashormon, das den Blutzuckerspiegel senkt und Glykogen aufbaut.
- **Intrinsic factor** Enzym, das in der Magenschleimhaut gebildet wird und für die Aufnahme von Vitamin B_{12} im Dünndarm benötigt wird. Vitamin-B_{12}-Mangel führt zur perniziösen Anämie.
- **Lipase** Fettspaltendes Pankreasenzym.
- **Lipoprotein** Aus Eiweiß und einem Fettanteil bestehendes Protein.
- **Maltase** Disaccharidspaltendes Enzym des Duodenums, das Zucker in Glukose spaltet.
- **Maltose** Malzzucker, Disaccharid aus 2 Glukose-Molekülen.
- **Mikrovilli** Winzige Fortsätze der Epithelzellen der Dünndarmzotten (sog. Stäbchen- oder Bürstensaum); vergrößern die resorbierende Oberfläche.
- **Pankreozymin** Siehe Cholezystokinin.
- **Pepsin** Verdauungsenzym des Magensaftes, das Proteine in Peptone (Eiweißbruchstücke) spaltet.
- **Pepsinogen** Inaktive Vorstufe des Pepsins; wird durch die Magensäure in das aktive Pepsin umgewandelt.
- **Peyer-Plaques** Anhäufung von Lymphfollikeln im Dünndarm; machen eingedrungene

Die Verdauungshormone und das autonome Nervensystem

Die Sekretionstätigkeit der Verdauungsorgane beruht auf einem komplizierten Zusammenspiel zwischen autonomem Nervensystem und örtlicher Hormonproduktion. Schon der Anblick oder der Geruch von Speisen löst reflektorisch Peristaltik, Speichelbildung und Magensaftsekretion aus, und der Magen wird so auf die bevorstehende Nahrungsaufnahme vorbereitet.

In der Magenschleimhaut wird Gastrin gebildet, das die Produktion von Salzsäure und Verdauungsenzymen anregt. Ähnliche Hormone werden im Zwölffingerdarm (Duodenum) gebildet. Sekretin stimuliert die Bildung von Bikarbonat in der Bauchspeicheldrüse und neutralisiert dadurch den sauren Speisebrei. Durch die Aufnahme von Fett wird Cholezystokinin (Pankreozymin) produziert, das die Kontraktion der Gallenblase und die Enzymproduktion des Pankreas fördert. Enterogastron hemmt die Motilität und Sekretion des Magens.

Der Dünndarm

Der ca. 7 Meter lange Dünndarm (Intestinum tenue) (*rechts*) erstreckt sich vom Pylorussphinkter (Schließmuskel am Magenausgang) bis zur Valva ileocaecalis an der Mündung des Dünndarms in den Dickdarm. Die Dünndarmschleimhaut ist mit feinen Zotten (Villi) besetzt, die noch kleinere Mikrovilli tragen. Dadurch erreicht die resorbierende Fläche insgesamt ca. 350 Quadratmeter. Die Dünndarmzotten bewältigen täglich 12 Liter Darminhalt, Nahrungsstoffe, Wasser und Sekrete. Die Mikrovilli enthalten Enzyme, die die Nährstoffe in kleinere Moleküle spalten. Kohlenhydrate und Aminosäuren werden von den Zellen der Dünndarmschleimhaut in die Blutkapillaren aufgenommen, Fette werden unter Umgehung des Blutweges in den Milchgang, ein kleines Lymphgefäß im Zentrum der Dünndarmzotte, resorbiert.

Dünndarm
5fach vergrößert

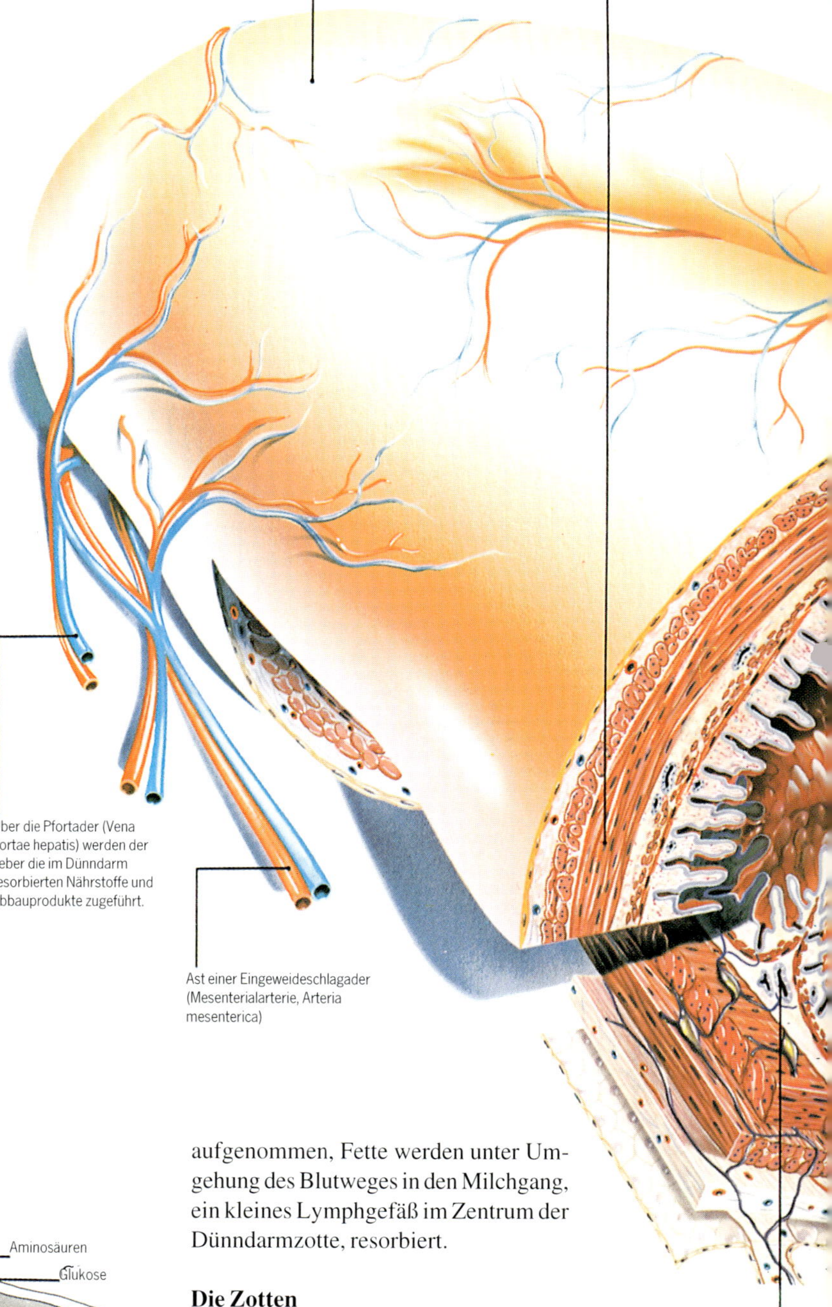

Die Zotten

Die Dünndarmzotten (Villi intestinales) enthalten ein Netz von Blutkapillaren und im Zentrum ein Lymphgefäß (Milchgang oder Chylusgefäß), durch das die Darmlymphe (Chylus) transportiert wird.

Darmzotte (Villus)

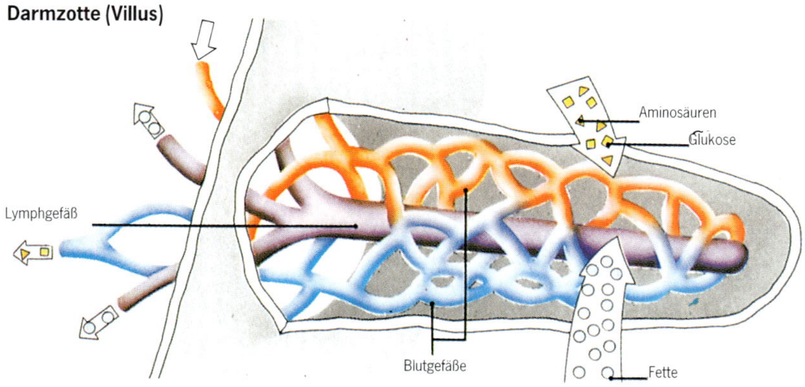

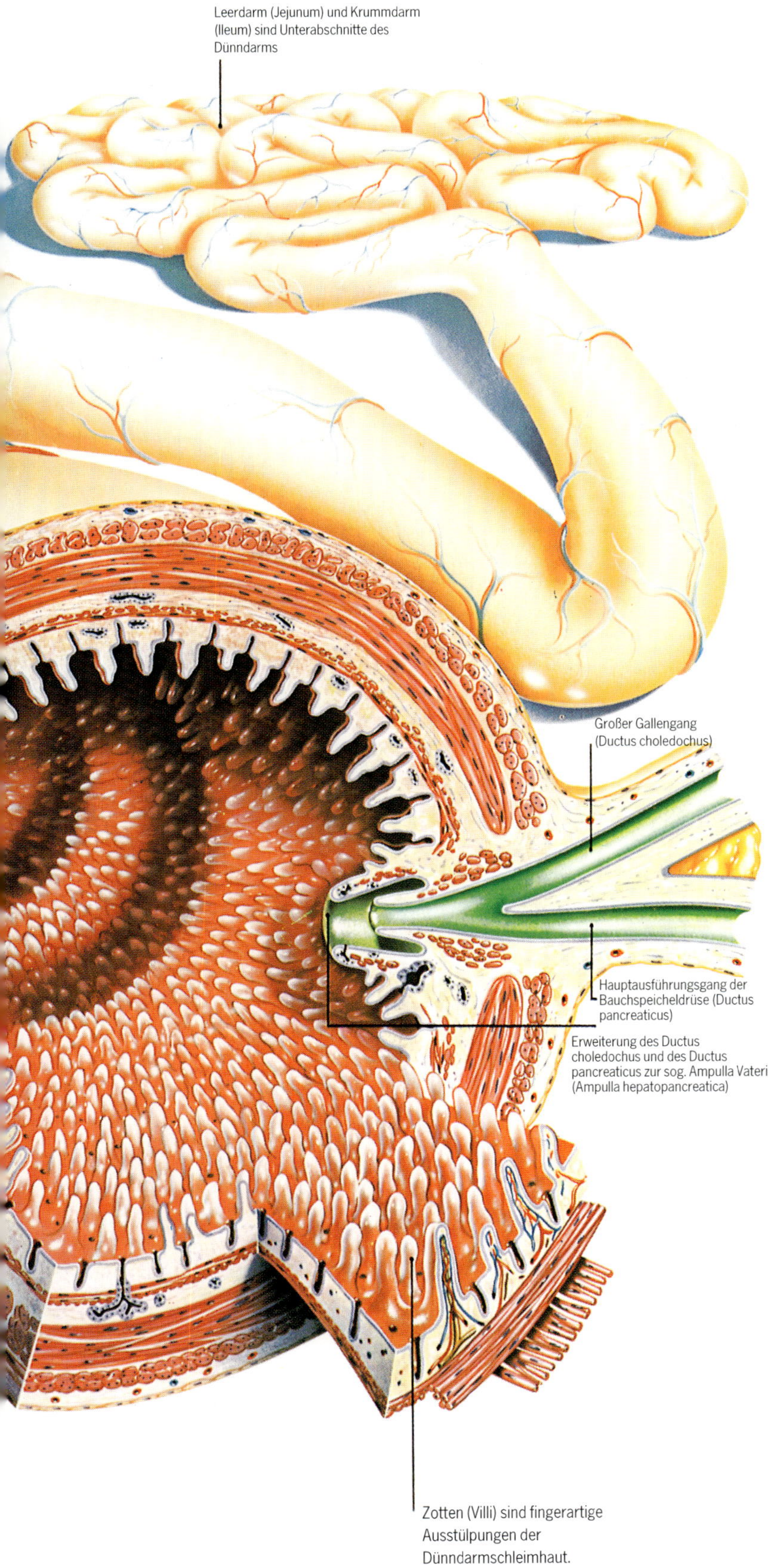

Der Zwölffingerdarm

Der C-förmige Zwölffingerdarm (Duodenum) ist der erste Teil des Dünndarms. Die beiden anderen Dünndarmabschnitte sind der Leerdarm (Jejunum) und der Krummdarm (Ileum).

Im Duodenum wird der saure Magenbrei neutralisiert, und die Nahrungsstoffe werden mit Hilfe von verschiedenen Enzymen abgebaut: Erepsin spaltet z.B. Peptone in Aminosäuren; Invertase und Maltase bauen Zucker ab; Enterokinase wandelt das inaktive Pankreasenzym Trypsinogen in das aktive Trypsin um.

Gallensäuren aus der Leber emulgieren die Fette und erleichtern dadurch den fettspaltenden Lipasen den Abbau der Fette.

Die Darmwand

Die Wände des Dünn- und Dickdarms bestehen aus einer Schleimhautauskleidung, einer inneren Ring- und einer äußeren Längsmuskelschicht. Am Dickdarm verläuft die äußere Längsschicht nicht gleichmäßig um den Darm, sondern ist zu drei Längsmuskelstreifen (Taenia coli) zusammengebündelt.

Der Dickdarm

Der Dickdarm (Intestinum crassum) ist ca. 1,5 Meter lang. Er beginnt mit dem Blinddarm (Caecum) unterhalb der Einmündung des Dünndarms in den Dickdarm und geht dann in das Colon (Grimmdarm) über. Unter Colon versteht man den Dickdarm im engeren Sinn. Nach seinem Verlauf unterscheidet man einen aufsteigenden Teil (Colon ascendens), den querliegenden Grimmdarm (Colon transversum), einen absteigenden Teil (Colon descendens) und einen S-förmigen Abschnitt (Colon sigmoideum oder Sigma). Der letzte Dickdarmabschnitt ist der Mast- oder Enddarm (Rektum), der am After (Anus) endet.

Die Appendix vermiformis ist der Wurmfortsatz des Blinddarms (Caecum). Sie ist im Kindesalter Teil des spezifischen Abwehrsystems.

Im Dickdarm werden dem flüssigen Darminhalt Wasser und Salze entzogen. Im Gegensatz zum Dünndarm enthält der Dickdarm reichlich Bakterien, die unverdauliche Nahrungsreste weiter abbauen. Dabei entstehen Gase. Der eingedickte Darminhalt wird nach Speicherung im Rektum als Stuhl (Kot, Faeces) über den After ausgeschieden.

Krankheitserreger unschädlich.

- **Pfortadersystem** Blutaustausch zwischen den Darmkapillaren und den Kapillaren in der Leber.
- **Ptyalin** Kohlenhydratspaltendes Enzym im Speichel; gehört zu den Amylasen.
- **Rennin** Labferment; koaguliert Milchproteine.
- **Sekretin** Hormon des Zwölffingerdarms; erhöht die Bikarbonatproduktion der Bauchspeicheldrüse.
- **Sinusoide** Kapillargebiete in der Leber – d.h. die Austauschstrecke des Blutes mit den Leberzellen – in denen sich das arterielle Blut aus der Leberarterie mit dem venösen Blut der Pfortader mischt und über die Zentralvene aus dem Leberläppchen abfließt.
- **Sphincter Oddi** Ringmuskelschicht an der Mündung des Gallengangs (Ductus choledochus) in den Zwölffingerdarm.
- **Trypsin** Enzym der Bauchspeicheldrüse, das Proteine in Aminosäuren spaltet.
- **Trypsinogen** Inaktive Vorstufe des Trypsins.
- **Urea** Harnstoff; stickstoffhaltiges Endprodukt des Eiweißstoffwechsels, das in der Leber gebildet und im Harn ausgeschieden wird.
- **Valva ileocaecalis (Valva ilealis)** Dickdarmklappe; Ringmuskelschicht an der Mündung des Dünndarms in den Dickdarm; läßt Speisebrei nur in Richtung Dickdarm passieren.
- **Villus** Darmzotte; fingerähnliche Ausstülpung der Dünndarmschleimhaut zur Vergrößerung der resorbierenden Oberfläche.
- **Vitamin B_{12}** Essentielles Vitamin für die Bildung der roten Blutkörperchen, Extrinsic factor, der sich mit dem Intrinsic factor in der Magenschleimhaut verbindet und die Resorption von Vitamin B_{12} durch die Ileumschleimhaut bewirkt.

Verdauung – Die Leber

Erkrankungen

- **Appendizitis** Entzündung des Wurmfortsatzes des Blinddarms (deshalb umgangssprachlich »Blinddarmentzündung«); Komplikation: Perforation (Platzen) des Wurmfortsatzes und nachfolgende Bauchfellentzündung (Peritonitis).
- **Cholelithiasis** Gallensteinleiden; die Steine bestehen aus Bilirubin (Gallenfarbstoff), Cholesterin und Kalziumkarbonat.
- **Cholezystitis** Gallenblasenentzündung; Ursache: meist Gallensteine.
- **Colitis ulcerosa** Unspezifische entzündliche Erkrankung des Dickdarms mit chronischem Verlauf.
- **Divertikulitis** Entzündung von Divertikeln, d.h. Ausstülpungen von Wandteilen im Dickdarm.
- **Dysenterie** Ruhr; Infektionskrankheit des Dickdarms, hervorgerufen durch Bakterien oder Amöben (Bakterienruhr oder Amöbiasis).
- **Fistula ani** Analfistel; röhrenförmige Gänge im Afterbereich, verursacht durch Abszesse, vereiterte Hämorrhoiden oder Darmerkrankungen.
- **Gastritis** Magenschleimhautentzündung; akute G. durch chemische Reizung oder Infektion; chronische G.: anhaltende Oberbauchbeschwerden durch diffuse unspezfische Entzündung.
- **Glossitis** Zungenentzündung.
- **Hämorrhoiden** Erweiterung des Venengeflechts im unteren Mastdarm und am After.
- **Hepatitis** Entzündung der Leber durch verschiedene Viren; typisches Zeichen: Gelbsucht (Ikterus).
- **Hernie** Eingeweidebruch; Vorfall von Baucheingeweiden durch eine abnorme Bauchwandlücke in eine Ausstülpung des Bauchfells.

Die Leber

Die etwa 1,5 Kilogramm schwere Leber (Hepar) (*rechts*) ist die größte Verdauungsdrüse im Körper und liegt im rechten Oberbauch unter dem Zwerchfell und den Rippen. Sie ist von einer straffen Bindegewebskapsel umgeben und fast vollständig von Bauchfell (Peritoneum) überzogen. Man unterscheidet an der Leber einen größeren rechten (Lobus hepatis dexter) und einen kleineren linken Lappen (Lobus hepatis sinister). Die Gallenblase liegt unter dem rechten Lappen.

Die Leber ist aus ca. 50 000 bis 100 000 Läppchen aufgebaut. Jedes dieser 1 bis 2 mm großen Läppchen enthält eine Zentralvene, die an die Lebervenen angeschlossen ist. An den Eckpunkten der im Schnittbild wabenartigen Läppchen finden sich Äste der Pfortader und der Leberarterien, deren Blut sich mischt und von den Kapillaren (den sog. Lebersinusoiden), die die Leberzellen netzartig umgeben, aufgenommen wird.

In den Leberläppchen sammeln außerdem Gallengänge die Galle aus den Gallenkanälchen der Leberzellen. Sie münden in immer größere Sammelgänge und vereinigen sich schließlich außerhalb der Leber zum Hauptgallengang (Ductus choledochus), der in den Zwölffingerdarm eintritt. Die Galle wird in der Gallenblase gespeichert, die mit dem Hauptgallengang durch den Gallenblasengang (Ductus cysticus) verbunden ist.

Die Leberzellen verarbeiten die im Darm aufgenommenen Nahrungsstoffe und überführen sie in eine Speicherform, bis sie benötigt werden. Im Bedarfsfall treten die benötigten Substanzen aus der Zelle in die Lebersinusoide über und damit in die Zentralvene. Fette werden entweder in der Leber gespeichert oder in den Fettdepots des Körpers. Häufig sind sie mit einem Eiweiß verbunden – Lipoprotein – und werden als Engergiequelle verwendet. Die Plasmaproteine, z.B. Albumin, Globulin und Fibrinogen, werden in der Leber hergestellt. Glukose wird in Glykogen umgewandelt, das in der Leber speicherbar ist, Eisen wird in Form einer Eisen-Eiweiß-Verbindung gespeichert. In der Leber können auch Vitamine (A, B-Komplex, D, E und K) gespeichert werden.

Die Leber spielt eine Schlüsselrolle im Kohlenhydrat-, Fett- und Eiweißstoffwechsel. Außerdem ist sie ein wichtiges Entgiftungs- und Ausscheidungsorgan.

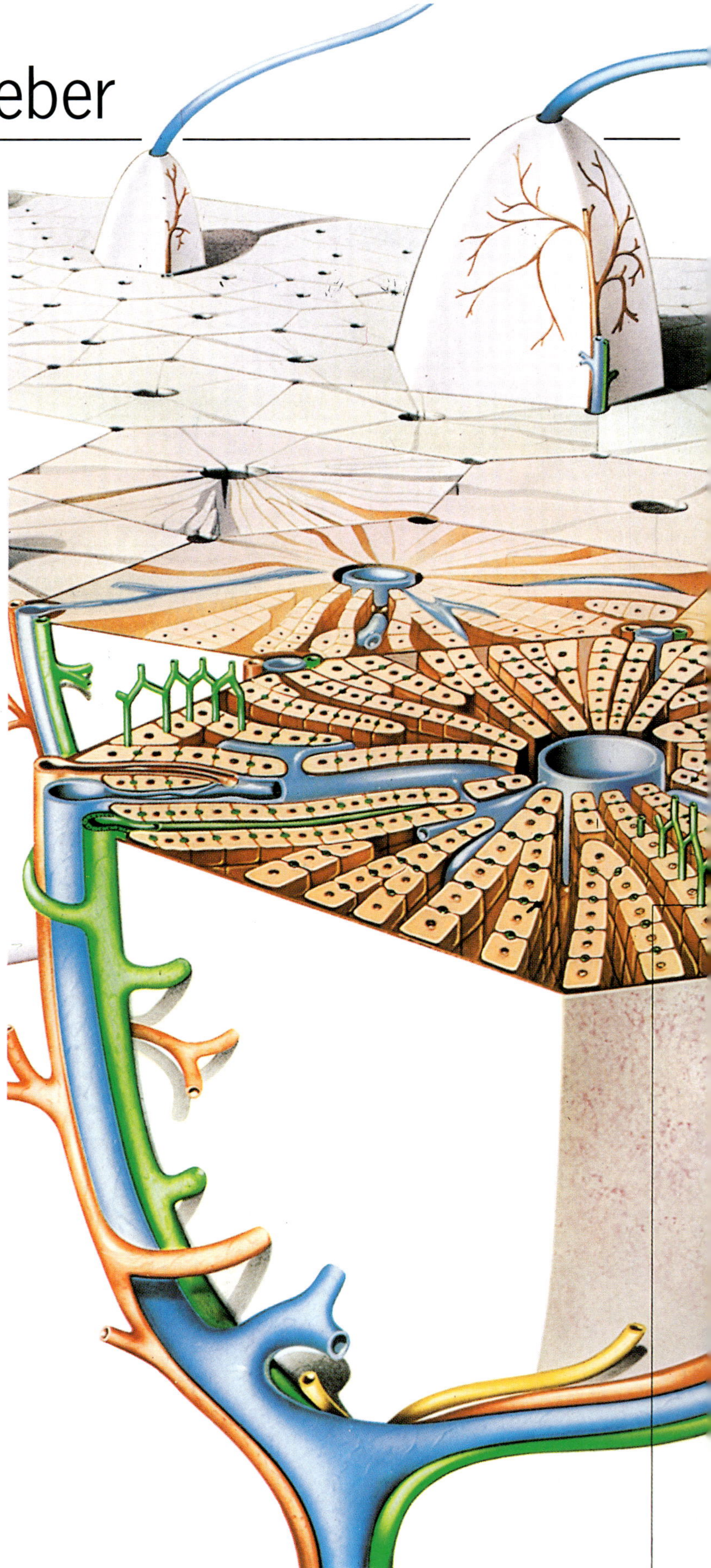

Gallenkanälchen sammeln Galle aus den Leberzellen.

Feinbau der Leber

500fach vergrößert

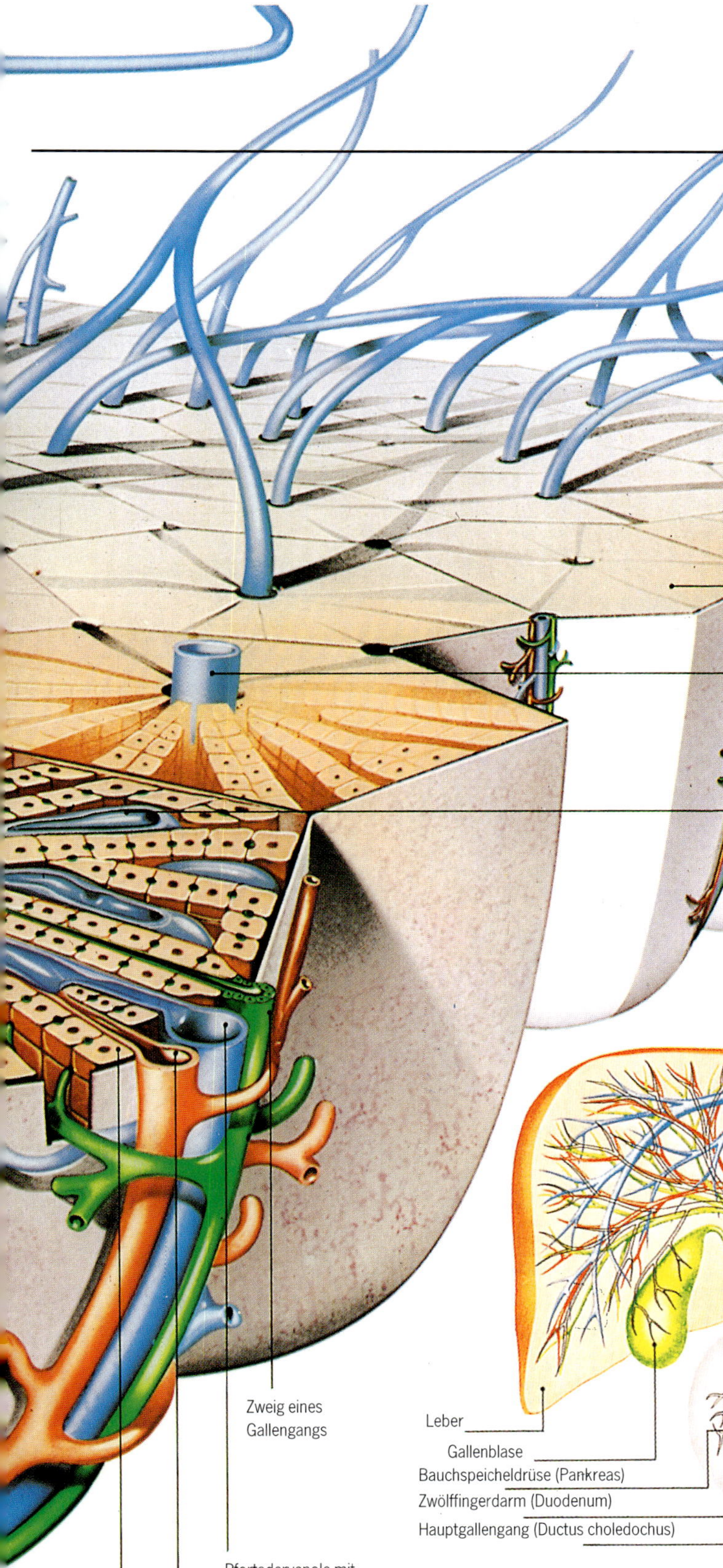

Die Blutversorgung der Leber

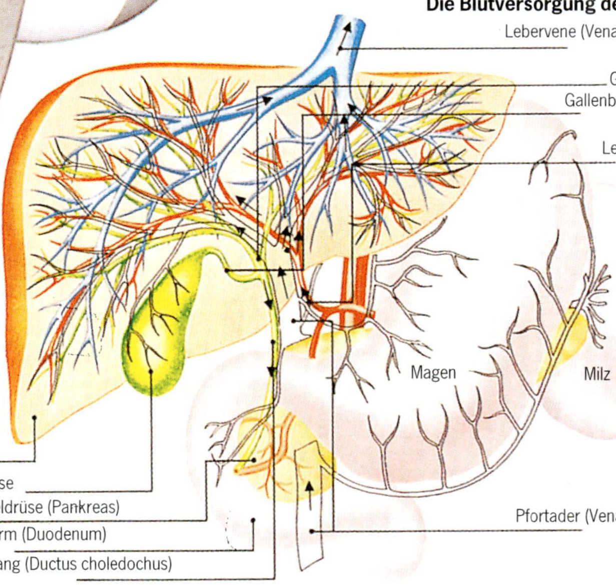

Die Galle

Die Galle ist eine gelbbraune Flüssigkeit, die Cholesterin, Gallensäuren und Gallenfarbstoffe enthält. Die Galle emulgiert die Fette. Sie ist wichtig für die Resorption der fettlöslichen Vitamine. Pro Tag werden ca. 500 Milliliter gebildet. Eine gewisse Menge wird rückresorbiert, der Rest wird ausgeschieden und verleiht dem Stuhl die gelblich-bräunliche Farbe.

Die Blutversorgung

Über die Leberarterie kommt sauerstoffreiches Blut aus der Bauchschlagader (großer Körperkreislauf). Über die Pfortader erhält sie nährstoffreiches Blut aus den Verdauungsorganen (Pfortadersystem). Pro Minute durchströmt etwa 1 Liter Blut die Leber.

- **Hirschsprung-Krankheit** angeborene Dickdarmerweiterung durch Fehlen der autonomen Nervenversorgung des Dickdarms; deshalb keine Peristaltik, es kommt zur Kotstauung.
- **Krebs** Kann jeden Abschnitt des Verdauungstraktes befallen; selten im Dünndarm; häufiger betroffen sind Speiseröhre, Magen und Dickdarm.
- **Leberzirrhose** Bindegewebige Narbenbildung und Schrumpfung der Leber nach Zerstörung des Lebergewebes; häufigste Ursache: Alkoholmißbrauch.
- **Magengeschwür** Siehe Ulcus pepticum.
- **Mumps** Ziegenpeter; Virusinfektion der Ohrspeicheldrüse; Komplikation: Befall anderer Drüsen, z.B. der Bauchspeicheldrüse (Pankreatitis).
- **Pankreatitis** Entzündung der Bauchspeicheldrüse; Ursache: häufig Alkoholismus oder bei Gallenwegserkrankungen (Gallensteine), operativen Eingriffen in der Bauchhöhle, Mumps. Die Verdauungsenzyme des Pankreas werden freigesetzt und können zu einer Selbstverdauung des Organs führen; verläuft in schweren Fällen häufig tödlich.
- **Peritonitis** Entzündung des Bauchfells.
- **Ulcus pepticum** Geschwür im Magen und Anfangsteil des Duodenums, verursacht durch Salzsäure und Pepsin im Magensaft.
- **Zöliakie** Erkrankung der Dünndarmschleimhaut; hervorgerufen durch Gluten (das Klebereiweiß in Brotgetreiden); Folge: chronische Durchfälle, Gedeih- und Wachstumsstörungen.

Querverweise

Muskeln 29
Herz 30
Endokrines System 53
Geschmack 73
Wachstum 86
Ernährung 90–93

Harnsystem – Die Nieren

Harnsystem – Die Nieren
Die beiden Nieren sind die wichtigsten Organe für die Harnproduktion und die Harnausscheidung. Sie haben die Form einer Bohne und sind etwa 12 cm lang, 3 cm dick, 7 cm breit und wiegen ca. 135 g. Aus dem Blut, das die Nieren durchströmt, wird ständig Harn gebildet, der nach Füllung der Blase über die Harnröhre entleert wird.

Bei jedem Herzschlag werden 20 % des durchfließenden Blutes in den Nieren gefiltert. Unter hohem Druck wird das Blut in die Kapillaren der mehr als 1 Million Glomeruli gepreßt, die in der Nierenrinde liegen. Diese Knäuel von Blutkapillarschlingen werden von der becherförmigen Bowman-Kapsel umgeben, die die gefilterte Flüssigkeit auffängt. Bowman-Kapsel und Glomerulus bilden zusammen das Nierenkörperchen, die Filtereinheit des Nephrons. Das gebildete Glomerulusfiltrat (Primärharn) enthält Wasser, Salze, Harnstoff, Zucker und kleinere Moleküle. Es entspricht in seiner Zusammensetzung weitgehend dem Blutplasma; Blutkörperchen und Eiweißmoleküle werden dagegen von den Kapillaren zurückgehalten. Das Filtrat wird an ein Netz von Kanälchen und Röhren (sog. Tubulusapparat) weitergeleitet, der zusammen mit dem Nierenkörperchen das Nephron bildet, die kleinste funktionelle Einheit der Niere. Der einzelne Tubulus ist anfangs stark gewunden (proximaler Tubulus), verläuft dann gerade bis in den Nierenmarkraum, macht anschließend eine haarnadelförmige Schleife (Henle-Schleife) und kehrt im distalen Tubulus zum zugehörigen Nierenkörperchen zurück. Die Nierentubuli werden von feinen Kapillaren umgeben, durch die der größte Teil des Wassers und lebensnotwendige Substanzen (z.B. Zucker als Energiequelle, Mineralien, Aminosäuren usw.) rückresorbiert werden. Auf diese Weise entsteht der stark konzentrierte Sekundärharn, in dem außerdem Schlacken und Abbauprodukte angereichert und im Urin ausgeschieden werden.

Der Urin (Endharn) ist eine gelbliche, leicht saure Lösung, die vor allem Salze, Harnstoff, Harnsäure und Kreatinin enthält. Durch die selektive Ausscheidung von sauren oder alkalischen Stoffen wird das Blut ständig leicht alkalisch gehalten.

Gute Nierendurchblutung und konstanter Blutdruck sind unerläßlich, damit die Niere ihre Aufgaben erfüllen kann.

Die Niere
6fach vergrößert

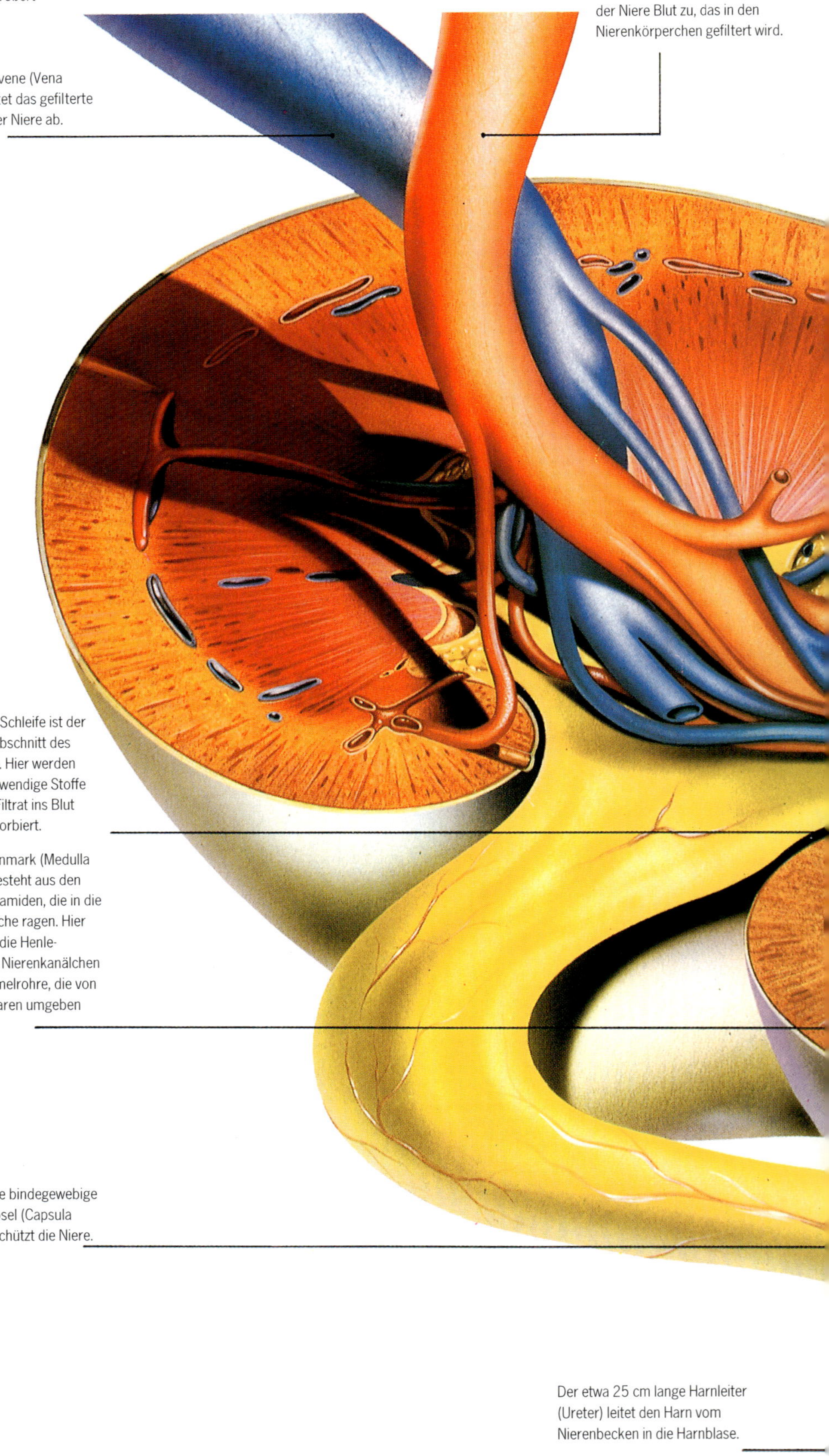

Das Nierenbecken (Pelvis renalis) im Innern der Niere dient als Sammelbecken für den Urin aus den Nephronen. Über den sich anschließenden Harnleiter gelangt der Urin in die Harnblase.

Eine Arteriole versorgt das Kapillarknäuel (Glomerulus) in der Nierenrinde (Cortex renalis) mit Blut, das unter hohem Druck steht.

Der Glomerulus ist ein Knäuel von Kapillarschlingen, aus denen Wasser und chemische Substanzen in die Nephrone – die kleinsten funktionellen Einheiten der Niere – gefiltert werden.

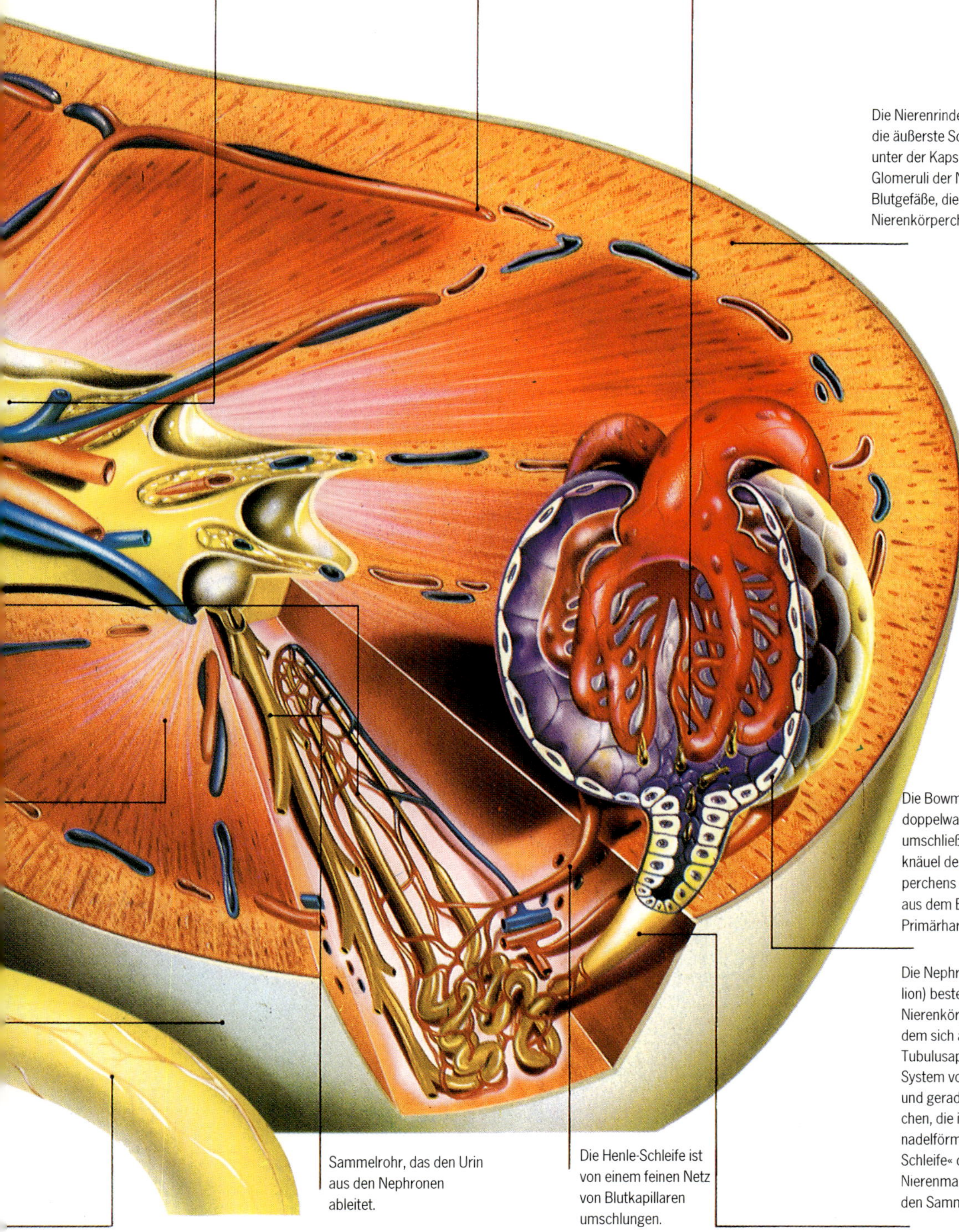

Die Nierenrinde (Cortex renalis), die äußerste Schicht der Niere unter der Kapsel, enthält die Glomeruli der Nephrone und Blutgefäße, die die Nierenkörperchen versorgen.

Die Bowman-Kapsel – ein doppelwandiger Becher – umschließt den Gefäßknäuel des Nierenkörperchens und fängt den aus dem Blut abgefilterten Primärharn auf.

Die Nephrone (über 1 Million) bestehen aus dem Nierenkörperchen und dem sich anschließenden Tubulusapparat, einem System von gewundenen und geraden Harnkanälchen, die in einer haarnadelförmigen »Henle-Schleife« durch das Nierenmark ziehen und in den Sammelrohren enden.

Sammelrohr, das den Urin aus den Nephronen ableitet.

Die Henle-Schleife ist von einem feinen Netz von Blutkapillaren umschlungen.

Definitionen

- **Bilirubin** Hauptgallenfarbstoff, Endprodukt des Hämoglobins.
- **Bowman-Kapsel** Becherförmiger Anfangsteil des Nephrons, der ein Blutkapillarknäuel umfaßt, durch das der Primärharn aus dem Blut filtriert wird.
- **Calix renalis** Nierenkelch; becherförmige Umhüllung der Nierenpapille, an der der Harn austritt und im Nierenbecken – gebildet aus den Nierenkelchen – gesammelt wird.
- **Gallensäuren** Von der Leber gebildete hochmolekulare Säuren, die am Fettabbau (Emulgierung der Fette) beteiligt sind.
- **Glomerulus** Knäuel aus Blutkapillaren; bildet zusammen mit der Bowman-Kapsel das Nierenkörperchen.
- **Henle-Schleife** Haarnadelförmiges Überleitungsstück der Nierenkanälchen des Nephrons (Tubulusapparat).
- **Kreatinin** Stickstoffhaltiges Stoffwechselprodukt des Eiweißes, das im Urin ausgeschieden wird.
- **Medulla renalis** Nierenmark; Zentrale Region der Niere; wird von den Nierenkanälchen, der Henle-Schleife und den Sammelrohren durchzogen.
- **Nephron** Funktionelle Baueinheit der Nieren; besteht aus den Nierenkörperchen und dem dazugehörigen Tubulusapparat aus absteigenden Kanälchen, Henle-Schleife und aufsteigenden Kanälchen.
- **Renin** Bluckdrucksteigerndes Hormon der Niere, das als Reaktion auf Minderdurchblutung freigesetzt wird.
- **Sammelrohre** Ableitungswege für den Sekundärharn aus den Nephronen.
- **Ureter** Harnleiter; Muskulöser Schlauch der den Harn aus dem Nierenbecken zur Harnblase ableitet.

Harnsystem – Die Blase

Erkrankungen

- **Calculus** Steinchen; Calculus renalis oder Nephrolith, Nierenstein; Nephrolithiasis, Nierensteinerkrankung.
- **Glomerulonephritis** Entzündung der Nierenkörperchen (Glomerulus und Bowman-Kapsel) und in anderen Teilen des Nephrons; akute G. nach Streptokokkeninfekt (Angina, Scharlach, Mittelohrentzündung); kann übergehen in chronische G.
- **Hypernephrom** Nierenkrebs.
- **Nephritis** Nierenentzündung; akute N. oder chronische N., die zu Nierenversagen führen kann.
- **Nephrotisches Syndrom** Chronische Erkrankung der Nieren, vor allem der Nierentubuli; Symptome: Ödeme, starke Eiweißausscheidung im Urin (Proteinurie).
- **Niereninsuffizienz** Nierenversagen; eingeschränkte Fähigkeit der Nieren, stickstoffhaltige Endprodukte des Eiweißstoffwechsels auszuscheiden.
- **Papillom** Gutartiger Tumor im Bereich von Niere, Harnleiter oder Blase.
- **Pyelonephritis** Bakterielle Entzündung der Nieren und des Nierenbeckens; häufigste Erkrankung der Nieren; chronische P. kann die Niere zerstören und zum Nierenversagen führen.
- **Urethritis** Harnröhrenentzündung.
- **Wilms-Tumor** Häufigster bösartiger Nierentumor bei Kindern.
- **Zystitis** Blasenentzündung.

Querverweise

Muskeln 28
Herz 32
Endokrine Drüsen 54
Nervensystem 61
Fortpflanzung 74–77

Ausscheidungsorgane

Das Harnsystem (*unten*) besteht aus zwei Nieren, den Nierenarterien und -venen, zwei Harnleitern (Ureteren) und der Blase mit der Harnröhre (Urethra).

Die Harnleiter sind etwa 25 cm lange Schläuche mit spiralig angeordneten glatten Ring- und Längsmuskelschichten. Sie verlaufen hinter dem Bauchfell (retroperitoneal) und münden von hinten in die Blasenwand.

Die Harnblase (Vesica urinaria) ist ein muskulöses Hohlorgan und hat ein Fassungsvermögen von etwa 500 ml Urin. Sie liegt im kleinen Becken vor dem Mastdarm und direkt hinter der Symphyse (Schambeinfuge). Bei der Frau liegt sie vor der Gebärmutter (Uterus). Sie wird teilweise von Bauchfell (Peritoneum) überzogen und durch die Muskeln und Bänder des Beckenbodens fixiert. Die Blasenwand ist innen mit Schleimhaut ausgekleidet. Sie wird von den Kreuznerven (Nervi sacrales) und Fasern des autonomen Nervensystems versorgt.

Die Harnröhre (Urethra) ist der Ausscheidungsweg bei der Blasenentleerung. Sie ist beim Mann etwa 20 cm lang und zieht durch Prostata und Penis. Die weibliche Harnröhre ist nur ca. 4 cm lang und mündet zwischen Klitoris und Vagina.

Ausscheidungsorgane

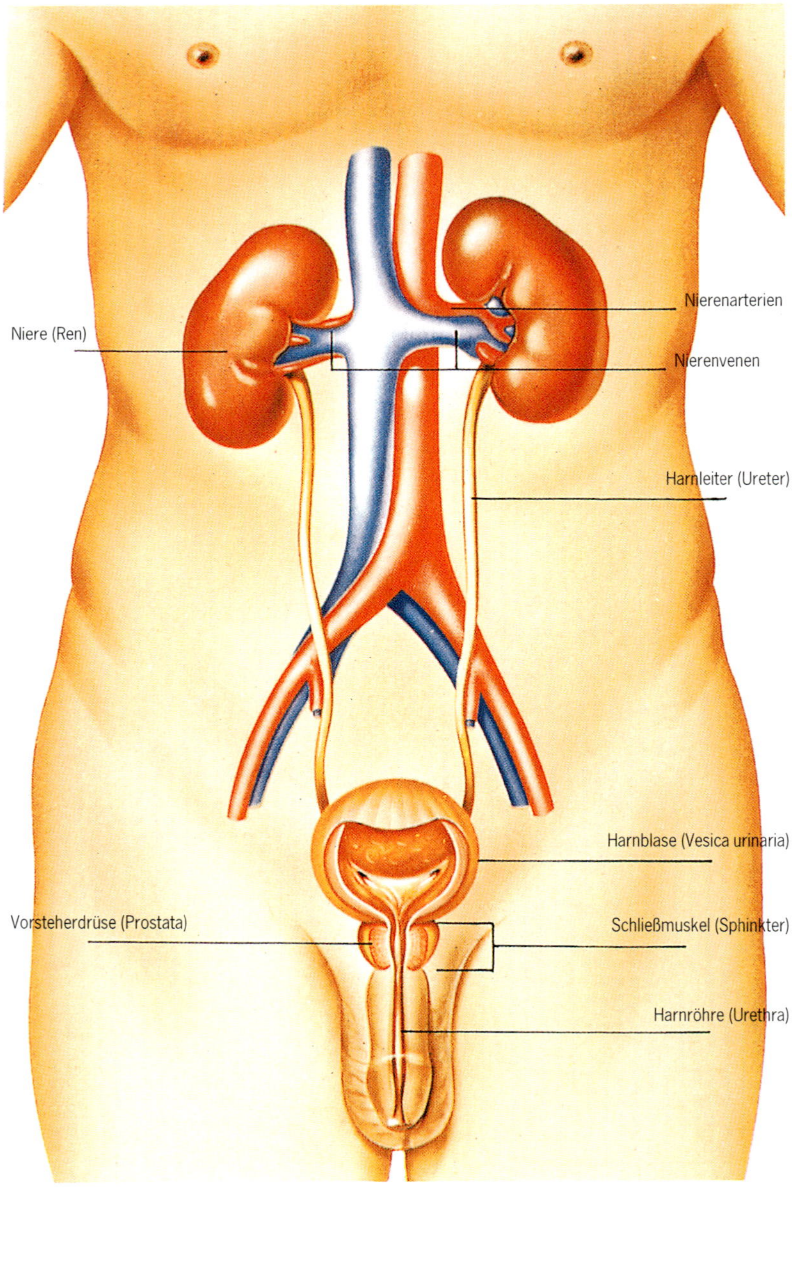

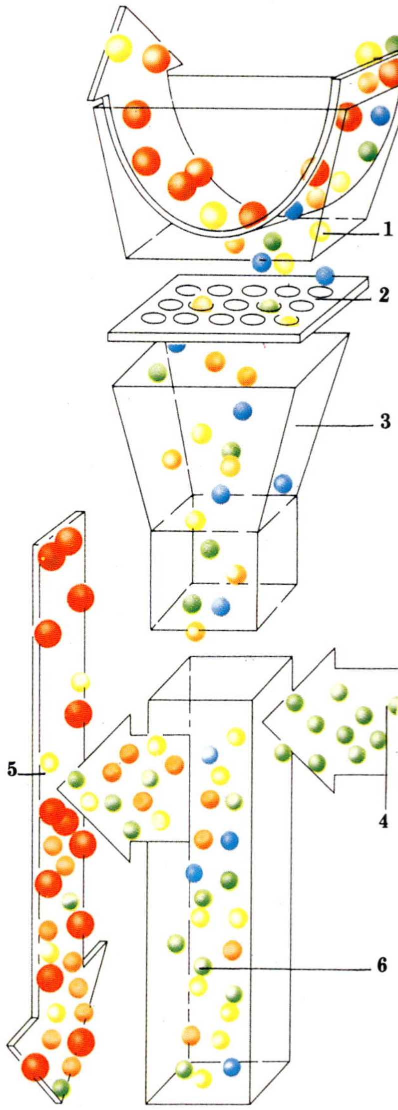

Der Filtermechanismus

Blut fließt unter hohem Druck (*oben*) durch die Kapillaren der Bowman-Kapsel (**1**); nur kleine Moleküle gelangen durch die Membranen (**2**) in den ersten Abschnitt des Nephrons (**3**). Das gebildete Filtrat passiert den proximalen Tubulus des Harnkanälchensystems, wo Abbaustoffe und Salze (**4**) ausgeschieden und Wasser, Natrium, lebenswichtige Salze, Zucker und Aminosäuren ins Blut rückresorbiert werden (**5**). In der Henle-Schleife und im distalen Tubulus wird Wasser rückresorbiert und das Säure-Basen-Gleichgewicht im Körper aufrechterhalten. Schlacken, Harnstoff und Wasser werden als Urin ausgeschieden (**6**).

Das endokrine System

Das endokrine System

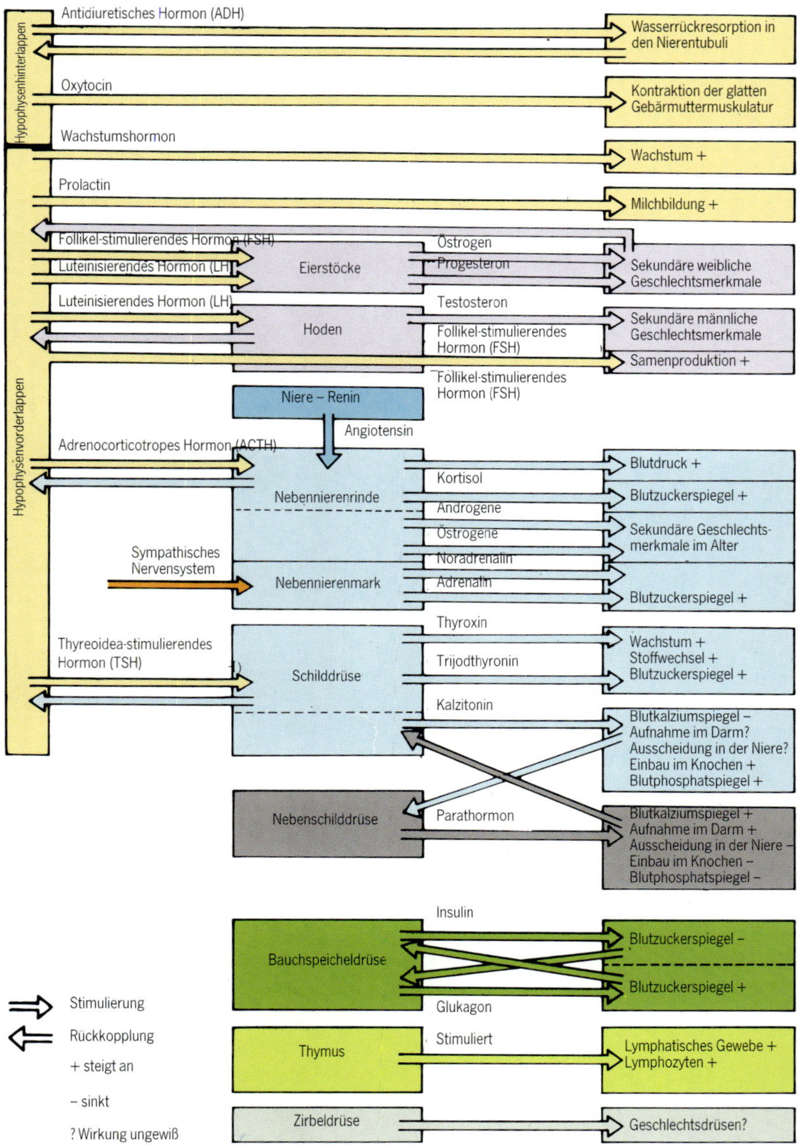

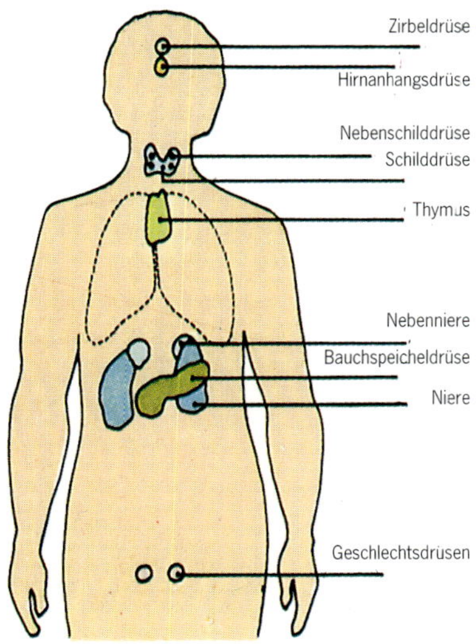

Das endokrine System

Hormone sind Botenstoffe, die über den Blutkreislauf in die Organe gelangen und bestimmte Funktionen regulieren. Um ihre Botschaft zu vermitteln, verbinden sich die Hormone mit spezifischen Rezeptoren (Aufnahmeeinrichtungen) an den Zielzellen, d.h., sie passen wie Schüssel und Schloß zueinander. Die Informationsübertragung erfolgt mit Hilfe eines Regelkreises, in dem der Hypothalamus (Teil des Zwischenhirns) als oberstes Regelzentrum die Aktivität des zweiten Reglers, der Hypophyse (Hirnanhangsdrüse), über Rückkopplungsmechanismen (Biofeedback) steuert. Unter der Kontrolle des Hypothalamus produziert die Hypophyse Hormone, welche die anderen Körperdrüsen beeinflussen (siehe dazu das Diagramm).

Die untergeordneten Hormondrüsen

Das Diagramm (*links*) zeigt, wie die verschiedenen endokrinen Drüsen zusammenarbeiten und welche Hauptwirkungen sie an den Organen auslösen.

In der Niere wird als Antwort auf eine Minderdurchblutung das blutdrucksteigernde Hormon Renin freigesetzt, welches über die Bildung von Angiotensin die Blutgefäße engerstellt und die Freisetzung des Hormons Aldosteron in den Nebennieren fördert.

Im Darm finden sich verschiedene Hormone mit spezifischen Organwirkungen: Cholezystokinin, Enterogastron, Enterokinin, Gastrin, Pankreozymin und Sekretin.

Die an der Hirnbasis gelegene Zirbeldrüse (Epiphyse, Corpus pineale) beeinflußt wahrscheinlich u.a. die Tätigkeit der Geschlechtsdrüsen.

Der hinter dem Brustbein liegende Thymus setzt Hormone frei, welche die Ausbildung des Immunsystems steuern. Er bildet sich nach der Pubertät allmählich zurück.

Die Bauchspeicheldrüse (Pankreas) produziert exokrine Verdauungsenzyme und zwei endokrine Hormone, Insulin und Glukagon. Das blutzuckersenkende Insulin wird von den B-Zellen der Langerhans-Inseln gebildet, sein Gegenspieler, das Glukagon, von den A-Zellen. Der Blutzuckerspiegel wird außerdem durch Hormone des Nebennierenmarks (Adrenalin und Noradrenalin) und der Nebennierenrinde (Glukokortikoide) beeinflußt.

Das Follikel-stimulierende Hormon (FSH) fördert beim Mann die Samenbildung in den Hoden; das luteinisierende Hormon (LH) stimuliert die Produktion des männlichen Sexualhormons Testosteron.

Bei der Frau regt FSH die Follikelreifung in den Eierstöcken und die Östrogenbildung an. LH fördert die Freisetzung von Progesteron nach dem Eisprung.

Definitionen

- **Adrenalin** Hormon des Nebennierenmarks; erhöht die Herzschlagfrequenz und den Blutzuckerspiegel.
- **Aldosteron** Hormon der Nebennierenrinde; fördert die Natriumrückresorption in den Nierentubuli.
- **Angiotensin** Durch Renin gebildetes gefäßverengendes, blutdrucksteigerndes Enzym, das die Freisetzung von Aldosteron bewirkt.
- **Antidiuretisches Hormon (ADH, Vasopressin)** Hormon des Hypophysenhinterlappens, das die Wasserrückresorption in den Nieren steigert.
- **Durstzentrum** Liegt im Hypothalamus; registriert Änderungen der Salzkonzentration im Blut.
- **Endokrin** Drüse, die ihre (Sekrete) Hormone in die Blutbahn abgibt.
- **Exokrin** Drüse, die ihr Sekret nach außen an die Oberfläche von Haut oder Schleimhaut, z.B. über einen Ausführungsgang abgibt.
- **Glandotrope Hormone** Hormone des Hypophysenvorderlappens, die untergeordnete Hormondrüsen steuern: Adrenocorticotropes Hormon (ACTH), Follikel-stimulierendes H. (FSH), Luteinisierendes H. (LH), Thyreoidea-stimulierendes Hormon (TSH).
- **Glukagon** Blutzuckersteigerndes Hormon, das in den A-Zellen der Langerhans-Inseln der Bauchspeicheldrüse gebildet wird.
- **Glukokortikoide (Glukokortikosteroide)** Gruppe von Steroidhormonen der Nebennierenrinde, vor allem Kortisol, die in den Zucker-, Eiweiß- und Fettstoffwechsel eingreifen.
- **Hydrokortison** Siehe Kortisol.
- **Insulin** Blutzuckersenkendes Hormon, das in den B-Zellen der Langerhans-Inseln der Bauchspeicheldrüse gebildet wird.

Endokrine Drüsen

▪ Kalzitonin Hormon der Schilddrüse, das den Kalziumspiegel im Blut senkt.

▪ Kortisol Glukokortikoid; Hormon der Nebennierenrinde, das den Mineral- und Kohlenhydratstoffwechsel beeinflußt.

▪ Mineralokortikoide Nebennierenrindenhormone mit Wirkung auf den Mineralstoffwechsel; vor allem Aldosteron.

▪ Noradrenalin Hormon des Nebennierenmarks.

▪ Östrogen Weibliches Sexualhormon, das in den Eierstöcken gebildet wird.

▪ Oxytocin Hormon des Hypophysenhinterlappens, das wehenauslösend wirkt und die Milchabgabe fördert.

▪ Parathormon (PTH) Hormon der Nebenschilddrüsen, das den Kalzium- und Phosphatstoffwechsel im Körper reguliert.

▪ Progesteron Eines der beiden weiblichen Sexualhormone.

▪ Prolaktin Hormon des Hypophysenvorderlappens, das die Milchproduktion stimuliert und den Eisprung hemmt.

▪ Renin Hormon der Nierenrinde, das durch Aktivierung von Angiotensin eine Blutdrucksteigerung sowie eine vermehrte Freisetzung von Aldosteron aus der Nebennierenrinde mit Erhöhung des Blutnatriumspiegels und des Blutvolumens bewirkt.

▪ Testosteron Männliches Sexualhormon.

▪ Thyroxin Jodhaltiges Hormon der Schilddrüse, das Stoffwechselprozesse, Wachstum und Reifung des Körpers fördert.

▪ Trijodthyronin Zweites Schilddrüsenhormon neben Thyroxin, wirkt schneller und stärker.

▪ Wachstumshormon Somatotropin; gebildet im Hypophysenvorderlappen; fördert das Längenwachstum und den Aufbaustoffwechsel im Körper.

▪ Zona fasciculata Mittlere Schicht der Nebennierenrinde.

Die Hirnanhangsdrüse (Hypophyse)

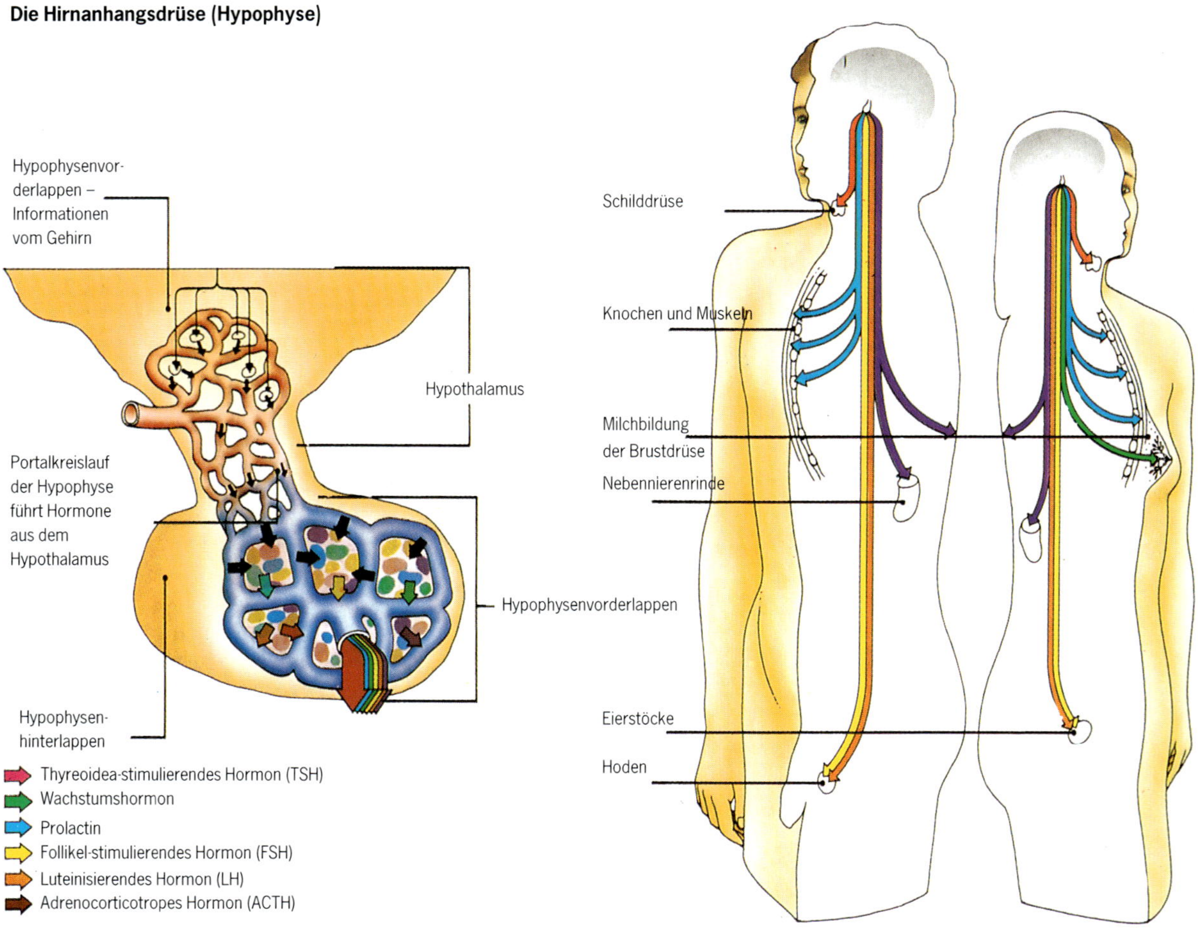

Die Hirnanhangsdrüse (Hypophyse)
Die kirschgroße Hypophyse (*oben*) liegt geschützt in der Sattelgrube (Sella turcica) des Keilbeins am Boden des Zwischenhirns unter der Sehnervenkreuzung (Chiasma opticum). Durch einen trichterförmigen Stiel (Infundibulum) ist sie direkt mit dem Hypothalamus verbunden, mit dem sie eine funktionelle Einheit bildet. Sie besteht aus zwei entwicklungsgeschichtlich und funktionell unterschiedlichen Teilen: dem Vorderlappen (Lobus anterior), der zum Drüsenteil gehört, und dem Hinterlappen (Lobus posterior), der zusammen mit dem Hypophysenstiel den Hirnteil (Neurohypophyse) bildet.

Der Hypothalamus, der übergeordnete Regler des endokrinen Systems, kann durch verschiedene äußere körperliche oder seelische Einflüsse stimuliert oder gehemmt werden. Als Antwort auf diese Reize gibt der Hypothalamus Hormone in den Portalkreislauf der Hypophyse ab, welche die Aktivität der Hypophysenvorderlappenhormone erhöhen oder mindern.

Der Hypophysenvorderlappen produziert zum einen Hormone, die direkt auf die Zielzellen wirken, zum anderen Hormone, die untergeordnete Hormondrüsen steuern (glandotrope Hormone). Die Freisetzung der glandotropen Hormone wird von den übergeordneten Hormonen des Hypothalamus kontrolliert.

Zu den direkt wirkenden Hormonen gehört das Wachstumshormon, das über die Bildung von Somatomedin in der Leber das Körperwachstum stimuliert. Prolaktin fördert die Milchbildung in der Brustdrüse und hemmt den Eisprung bei stillenden Frauen.

Die folgenden Hormone gehören zu den glandotropen Hormonen des Hypophysenvorderlappens:

Das Thyreoidea-stimulierende Hormon (TSH) erhöht die Produktion von Thyroxin und Trijodthyronin in der Schilddrüse.

Das Follikel-stimulierende Hormon (FSH) und das luteinisierende Hormon (LH) kontrollieren beim Mann die Samen- und Testosteronbildung in den Hoden sowie die Östrogen- und Progesteronbildung bei der Frau.

Das Adrenocorticotrope Hormon (ACTH) stimuliert die Produktion von Gluko- und Mineralokortikoiden in der Nebennierenrinde.

Der Hypophysenhinterlappen ist aus dem Hypothalamus hervorgegangen. Er ist Speicher und Abgabeort für zwei Hormone, ADH und Oxytocin.

Das antidiuretische Hormon (ADH oder Vasopressin) fördert die Wasserrückresorption aus den Nierenkanälchen. Die Ausschüttung von ADH wird durch Rezeptoren im Hypothalamus gesteuert, die die Salzkonzentration im Blut (osmotischen Druck) messen. Nach längerem Dursten steigt der osmotische Druck im Blut an, und es wird vermehrt ADH abgegeben. Oxytocin wirkt wehenauslösend an der Gebärmutter und fördert die Milchabgabe beim Stillen.

Die Nebennieren

Die beiden Nebennieren (Glandulae suprarenales) (*rechts*) sitzen wie eine Kappe auf dem oberen Pol der Nieren. Sie werden von einem dichten Netz von Blutgefäßen durchzogen und durch sympathische Nervenfasern versorgt. An der Nebenniere lassen sich Rinde (Cortex) und Mark (Medulla) unterscheiden. Volumenmäßig macht die Rinde 3/4 der Nebenniere aus. Die Nebennierenrinde ist aus Zellsträngen und -haufen aufgebaut, zwischen denen Blutgefäße, Nerven und Bindegewebe ins Organinnere ziehen; durch diese Anordung entstehen drei Zonen: Zona glomerulosa, fasciculata und reticularis.

Die Nebennierenrinde produziert drei verschiedene Arten von Hormonen: Glukokortikoide, vor allem Kortisol; Mineralokortikoide, z.B. Aldosteron; und geringe Mengen Sexualhormone, vor allem Androgene.

Kortisol stimuliert den Eiweiß- und Fettabbau und erhöht die Zuckerkonzentration im Blut.

Aldosteron wird durch Angiotensin stimuliert; es fördert die Wasser- und Salzrückresorption in der Niere und erhöht die Kaliumausscheidung über den Urin.

Männliche und weibliche Sexualhormone – Androgene bzw. Östrogene – werden in kleinen Mengen produziert, und zwar auch, nachdem die Tätigkeit der Sexualorgane im Klimakterium nachläßt. Dadurch können ältere Frauen leicht vermännlichen bzw. Männer geringgradig verweiblichen.

ACTH stimuliert die Produktion von Glukokortikoiden. Die Ausschüttung der Glukokortikoide wird durch Rückkopplungsmechanismen mit Hilfe von übergeordneten Hormonen aus dem Hypothalamus und der Hypophyse gesteuert.

Streßauslösende Ereignisse, wie z.B. Angst, Ärger, Schmerz, Verletzungen, extreme Temperaturen usw., setzen im Gehirn Reaktionen in Gang, die über das sympathische Nervensystem die Ausschüttung von Adrenalin und Noradrenalin im Nebennierenmark hervorrufen. Der Körper wird auf »Flucht oder Kampf« vorbereitet, d.h., alle zum Überleben notwendigen Funktionen werden aktiviert: der Blutdruck steigt, die Herzschlagfrequenz nimmt zu, die Skelettmuskeln werden besser durchblutet (auf Kosten von Haut und Verdauungsorganen), die Bronchiolen weiten sich, der Körper ist in erhöhter Alarmbereitschaft.

Die Nebenniere (Glandula suprarenalis)

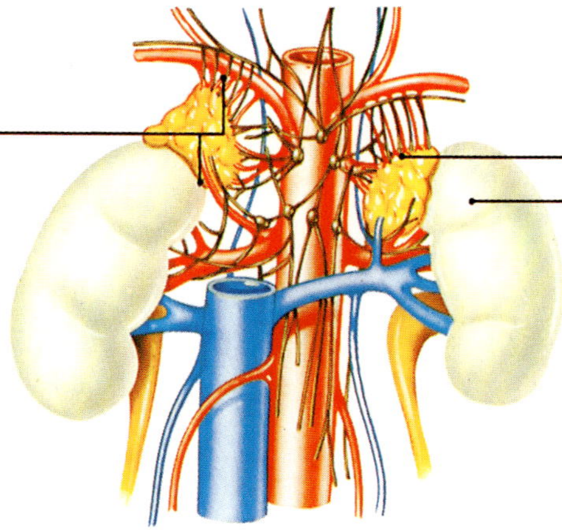

Die Nebenschilddrüse

A

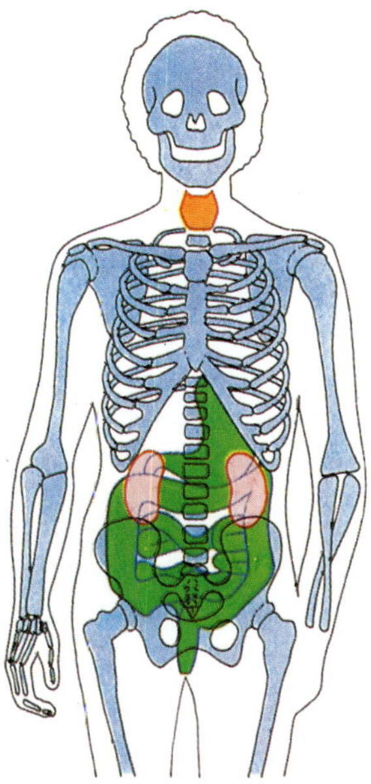

B

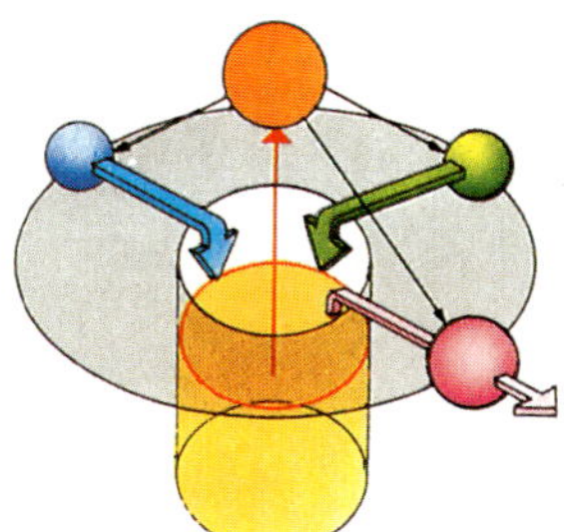

C

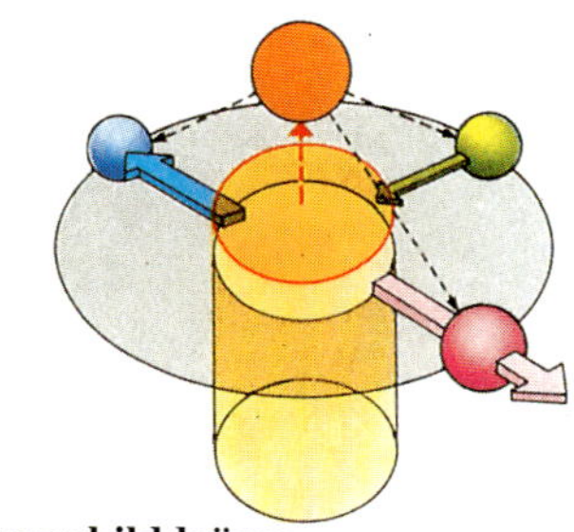

Schilddrüse

Die beiden Lappen der Schilddrüse (Glandula thyreoidea) (**A**) liegen am Hals vor der Luftröhre, verbunden durch eine Gewebsbrücke, den Isthmus. Die Schilddrüse produziert die Hormone Thyroxin und Trijodthyronin, die durch das Thyreoidea-stimulierende Hormon (TSH) der Hypophyse kontrolliert werden. Die beiden Schilddrüsenhormone stimulieren den Zellstoffwechsel, erhöhen den Blutzucker und fördern das Wachstum. Das dritte Hormon der Schilddrüse, Kalzitonin, fördert den Einbau von Kalzium in die Knochen und senkt so den Blutkalziumspiegel. Sein Gegenspieler ist das Parathormon aus den Nebenschilddrüsen.

Nebenschilddrüsen

Die Nebenschilddrüsen (»Epithelkörperchen«, Glandulae thyreoideae) sind 4 ca. linsengroße Knötchen an der Rückseite der Schilddrüse. Sie bilden das Parathormon (PTH), das den Kalzium- und (indirekt) den Phosphatspiegel im Blut regelt. Abbildung **B** zeigt, wie ein niedriger Blutkalziumgehalt (orange) die Freisetzung von PTH stimuliert; dadurch wird Kalzium aus den Knochen (blau) mobilisiert, die Ausscheidung über die Niere vermindert (rot) und die Resorption im Darm gesteigert (grün); das führt zu einem Anstieg des Blutkalziumgehaltes (**C**), wodurch die Freisetzung von PTH gehemmt und Kalzitonin aktiviert wird.

- **Zona glomerulosa** Äußere Schicht der Nebennierenrinde.

Erkrankungen

- **Addison-Krankheit** Ausfall der Nebennierenrindenhormone führt u.a. zu Muskelschwäche, niedrigem Blutdruck, Erbrechen, bronzeartiger Hautverfärbung.
- **Akromegalie und Gigantismus** Überproduktion von Wachstumshormon führt im Erwachsenenalter zur Akromegalie (verstärktes Wachstum der Gesichtsknochen, Hände und Füße); im Wachstumsalter mit noch offenen Wachstumsfugen kommt es zum Riesenwuchs (Gigantismus).
- **Cushing-Syndrom** Vermehrte Produktion von Kortisol führt u.a. zu Bluthochdruck, Stammfettsucht, Vollmondgesicht und erhöhtem Blutzuckerspiegel; verursacht durch Tumoren der Nebennierenrinde oder ACTH-bildende Tumoren der Hypophyse.
- **Hyperthyreose** Schilddrüsenüberfunktion durch gesteigerte Produktion und Ausschüttung von Schilddrüsenhormonen; führt zu Gewichtsabnahme, Unruhe, Pulsbeschleunigung und Schwitzen.
- **Hypothyreose** Schilddrüsenunterfunktion, Hypothyreose führt u.a. zu geistiger Verlangsamung, teigiger Schwellung der Haut (Myxödem genannt), Gewichtszunahme.
- **Kretinismus** Schilddrüsenhormonmangel im Mutterleib führt zu Schwachsinn und Wachstumsstörungen.
- **Struma** Kropf; Vergrößerung der Schilddrüse; häufig durch Jodmangel.

Querverweise

Spezielle Knochen 22
Herz 31
Blut 37
Verdauung 48
Harnsystem 50

Das Nervensystem

Definitionen

- **Acetylcholin** Neurotransmitter; Substanz, die bei der Übertragung des Nervenimpulses vom Neuron auf den Muskel freigesetzt wird.
- **Arachnoidea** Mittlere Schicht der Hirnhäute.
- **Assoziationsfelder** Hirnrindenfelder, die die Informationen verschiedener Sinnessysteme miteinander verbinden.
- **Axon** Lang ausgezogener Fortsatz des Neurons.
- **Basalganglien** Kerngebiete des Groß- und Zwischenhirns; Teile eines motorischen Regulationssystems, durch das Muskelbewegungen koordiniert werden.
- **Cerebellum** Kleinhirn, in der hinteren Schädelgrube; koordiniert Bewegungen.
- **Corpus callosum** Balken; quere Faserverbindungen zwischen den beiden Großhirnhemisphären.
- **Corpus striatum** Streifenhügel; Teil der Basalganglien.
- **Dendrit** Verzweigter kurzer Fortsatz einer Nervenzelle.
- **Dermatom** Von einem Nerv versorgtes Hautsegment.
- **Dura mater** Harte äußere Hülle des Gehirns.
- **Foramen Magendii** Loch im 4. Ventrikel (Gehirnkammer); verbindet den Subarachnoidalraum mit dem Ventrikelsystem.
- **Foramen magnum** Großes Hinterhauptsloch.
- **Formatio reticularis** Nervenfasernetz im Hirnstamm bis zum Zwischenhirn; Regulationszentrum für die Aktivität des Nervensystems; steuert die Bewußtseinslage und den Schlaf-Wach-Rhythmus.
- **Fornix cerebri** Hirngewölbe; Teil des Limbischen Systems.
- **Glia** Neuroglia; Stützzellen des Nervensystems.

Anatomie des Nervensystems

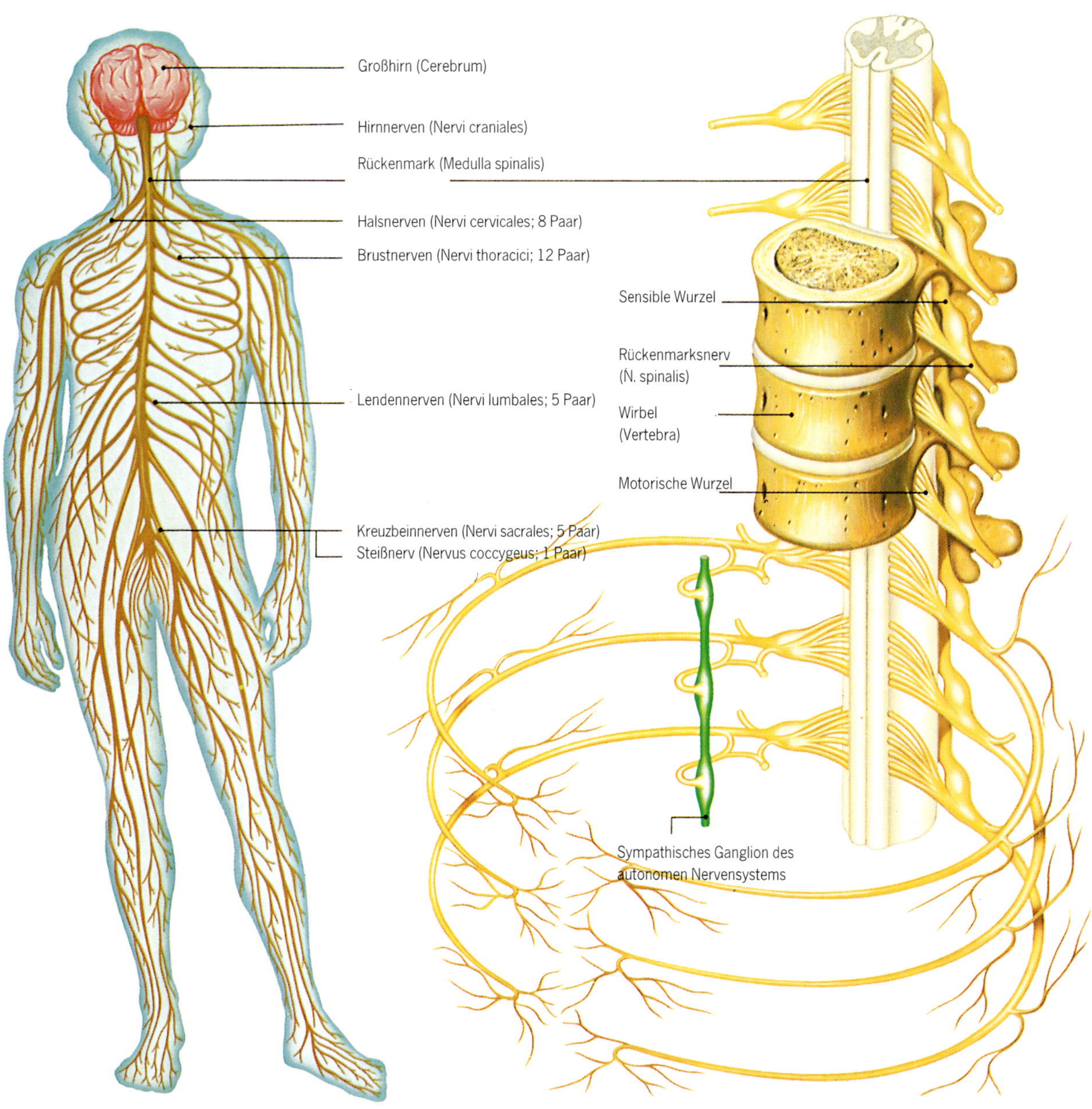

Die Anatomie des Nervensystems

Das Nervensystem kontrolliert alle Aktivitäten des Körpers. Man unterscheidet das Zentralnervensystem (ZNS) und das periphere Nervensystem (*oben*). Das ZNS besteht aus Gehirn und Rückenmark. Das periphere Nervensystem ist die Gesamtheit aller vom Gehirn und Rückenmark abgehenden und zuführenden Nerven mit ihren Verzweigungen. Das unabhängig arbeitende autonome Nervensystem reguliert die Tätigkeit der inneren Organe.

Das Gehirn – Grundlagen

Das Gehirn (Cerebrum) ist eine weiche gallertige Masse mit einem Gewicht von ca. 1380 g beim Mann und 1250 g bei der Frau. Es wird von den Hirnhäuten umhüllt und besteht aus etwa 100 Milliarden Nervenzellen (Neuronen) sowie Stützzellen, sog. Gliazellen oder Neuroglia. Man unterscheidet das Vorderhirn (Großhirnhemisphären, Thalamus, Hypothalamus, Limbisches System), das Mittelhirn (erster Abschnitt des Hirnstamms) und das Hinterhirn (Kleinhirn, Brücke und verlängertes Rückenmark).

Die Hirnhäute

Das Gehirn ist von drei Hüllen (Meningen) in der Schädelhöhle umgeben: eine derbe äußere Haut (Dura mater), die die venösen Hirnblutleiter bildet; die dünne, gefäßarme Spinnwebhaut (Arachnoidea); und die innere weiche Hirnhaut (Pia mater), die ein Geflecht kleinster Blutgefäße enthält. Zwischen den Hüllen liegen zwei mit Gehirnflüssigkeit (Liquor) gefüllte Räume, der Subduralraum zwischen Dura mater und Arachnoidea sowie der Subarachnoidalraum zwischen Arachnoidea und Pia mater.

Die Hirnnerven

Es gibt 12 Paare von Hirnnerven (Nervi craniales), die den Kopf- und Halsbereich sowie viele innere Organe versorgen (meist mit römischen Ziffern von N(ervus) I bis N. XII benannt). Man unterscheidet drei rein sensorische Nerven aus speziellen Sinnesorganen (blau dargestellt): N. olfactorius I (Riechnerv), N. opticus II (Sehnerv) und N. vestibulocochlearis VIII (Hör- und Gleichgewichtsnerv); zwei rein motorische Nerven (rot): N. accessorius XI (Halsnerv) und N. hypoglossus XII (Zungennerv); die übrigen Hirnnerven sind gemischt: die Augenmuskelnerven (N. oculomotorius III, N. trochlearis IV, N. abducens VI), N. trigeminus V (Drillingsnerv), N. facialis VII (Gesichtsnerv), N. glossopharyngeus IX (Zungen- und Rachennerv), N. vagus X (Eingeweidenerv).

Die Neurone

Neurone (Nervenzellen) sind die funktionellen Einheiten des Nervensystems. Afferente Neurone übermitteln Impulse von sensorischen Rezeptoren an das ZNS, efferente Neurone leiten Informationen von Gehirn und Rückenmark zu Muskel- oder Drüsenzellen. Die Neurone (*unten*) bestehen aus einem Zellkörper mit Kern, kurzen zuleitenden Fortsätzen (Dendriten) und langen fortleitenden Fortsätzen, sog. Axonen. Nervenimpulse werden über Synapsen – Umschaltstellen – von einem Neuron auf das andere oder auf einen Muskel übertragen.

Hirnnerven (Nervi craniales)

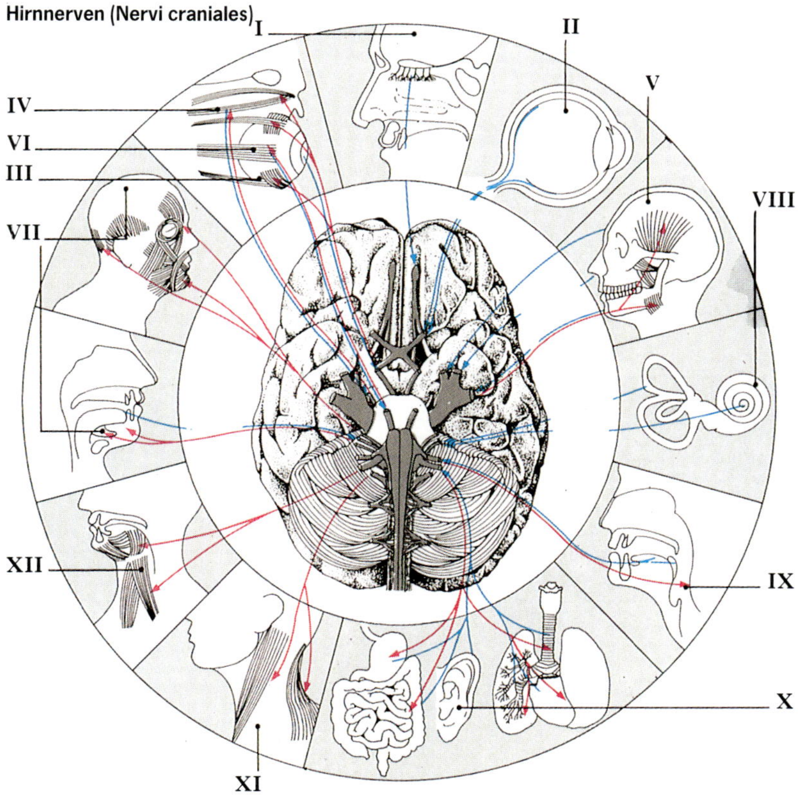

Fortleitung von Nervenimpulsen

Nervenimpulse sind elektrische Signale, die an den Membranen der Nervenzellen mit Hilfe der Ströme elektrisch geladener Teilchen (Ionen) durch spezielle Natrium- und Kalium-Ionenkanäle entstehen. Durch kontinuierliche Spannungsänderungen (Potentialänderungen) wird die Erregung am Axon weitergeleitet und an den Synapsen chemisch – durch Freisetzung von Noradrenalin oder Acetylcholin – übertragen.

Neurone (Nervenzellen)

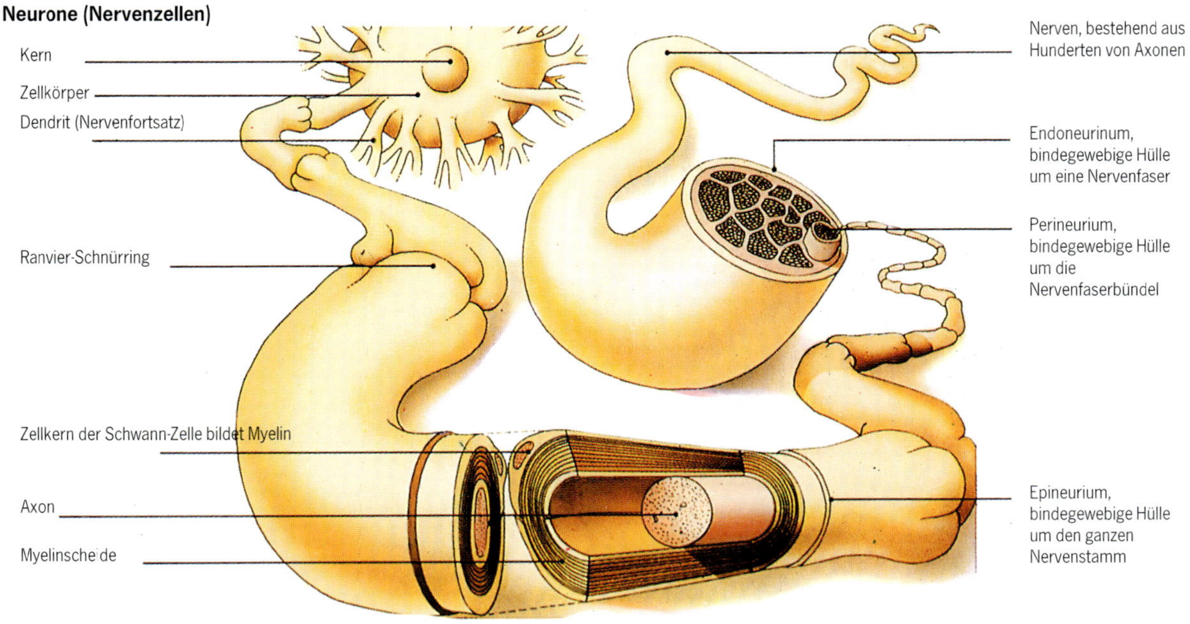

- **Großhirnhemisphären** Die beiden Hälften des Großhirns, verantwortlich für alle höheren geistigen Funktionen.
- **Gyrus** Gehirnwindung.
- **Hippocampus** Teil des Limbischen Systems.
- **Hirnstamm** Unterster und ältester Gehirnabschnitt, bestehend aus Mittelhirn, Brücke und verlängertem Mark.
- **Homunkulus** »Menschlein«; in der Anatomie übliches Schema für die »Abbildung« der Körperregionen in der motorischen oder sensiblen Hirnrinde.
- **Hypothalamus** Teil des Zwischenhirns, oberstes Zentrum des Hormonsystems; kontrolliert zusammen mit der Hirnanhangsdrüse viele Körperfunktionen.
- **Limbisches System** Dem Hypothalamus übergeordnete Hirnstrukturen; steuert Emotionen und Verhaltensweisen.
- **Liquor cerebrospinalis** Gehirn-Rückenmark-Flüssigkeit (Liquor).
- **Lobus cerebri** Hirnlappen.
- **Medulla oblongata** Verlängertes Rückenmark.
- **Meningen** Hirn- und Rückenmarkshüllen.
- **Motorische Endplatte** Speziell ausgebildete Synapse; Kontaktstelle eines motorischen Nerven mit einer Muskelfaser.
- **Myelin** Fett-Eiweiß-Gemisch, das die Nervenfaser umhüllt und die Myelin- oder Markscheide bildet.
- **Neuroglia** Siehe Glia.
- **Neuron** Nervenzelle mit ihren Fortsätzen; kleinste funktionelle Einheit des Nervensystems.
- **Nucleus caudatus** Teil der Basalganglien.
- **Nucleus lentiformis** Teil der Basalganglien.
- **Pia mater** Innerste und dünnste der drei Hirn- und Rückenmarkshäute (Meningen).

Nervensystem – Das Rückenmark

- **Plexus chorioideus** Adergeflecht in den Hirnkammern; Entstehungsort des Liquor cerebrospinalis.
- **Pons** Brücke; Hirnabschnitt an der Hirnbasis; schließt sich an das verlängerte Rückenmark an und verbindet das Großhirn mit dem Kleinhirn.
- **Radix dorsalis** Hintere sensible Wurzel des Spinalnerven; enthält das Spinalganglion, eine Umschaltstation für die afferenten Nervenfasern.
- **Ranvier-Schnürring** Ringförmige Einschnürung der Myelinscheide markhaltiger Nervenfasern; erhöht die Erregungsleitungsgeschwindigkeit.
- **Reflexbogen** Erregungsbahn, die für das Zustandekommen eines unwillkürlich und reflexmäßig ablaufenden Vorgangs erforderlich ist.
- **Rückenmark** Nervenleitungsstrang im Wirbelkanal vom Hinterhauptsloch bis zum 2. Lendenwirbel, von dem 31 Paar Spinalnerven abgehen.
- **Schwann-Zellkern** An der Myelinbildung für die Markscheide beteiligt.
- **Septum pellucidum** Scheidewand zwischen den Vorderhörnern der Seitenkammern des Großhirns.
- **Substantia grisea** Graue Substanz des ZNS, aufgebaut aus Nervenzellen.
- **Sulcus cerebri** Furche zwischen den Hirnwindungen.
- **Thalamus** Sehhügel; Kerngebiete im Zwischenhirn; Umschaltstation für Seh- und Hörbahnen sowie alle sensiblen Erregungen, die der Großhirnrinde zufließen.
- **Ventrikel** Eine der 4 Hirnkammern.
- **Vertebralkanal** Knöcherner Wirbelkanal.
- **Weiße Substanz** Bündel von markscheidenhaltigen Nervenfasern, die die Nervenerregung im Rückenmark und Gehirn leiten.

Das Rückenmark

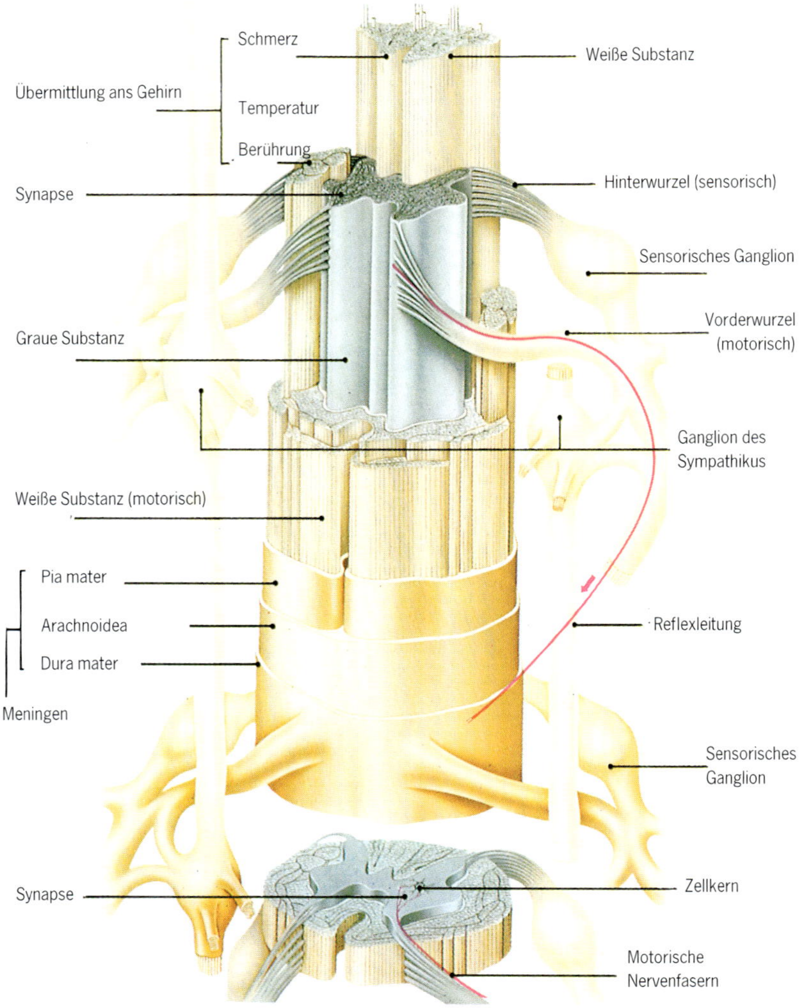

Rückenmarksnerven (Spinalnerven) und Reflexbogen

Man unterscheidet 31 Paar Spinalnerven (*rechts*), die jeweils einen Muskel und einen umschriebenen Hautbereich (Dermatom) versorgen, die sich aufgrund der embryonalen Entwicklung teilweise überlappen (*rechts außen*).

Das Rückenmark ist sowohl Nervenleitungsorgan wie auch Schalt- oder Reflexzentrum. Reflexe sind vom Willen unabhängige Reaktionen auf Reize, die in einer Art Regelkreis (Reflexbogen) vermittelt werden, der aus folgenden Komponenten besteht: ein sensorischer Rezeptor; sensible afferente Nervenfasern; ein Verbindungsneuron (Interneuron); efferente motorische Nervenfasern; und ein Endorgan, z.B. ein Muskel.

Es gibt zwei Arten von Reflexbogen, den direkten und den indirekten. Über den direkten – monosynaptischen – Reflexbogen verlaufen die Eigenreflexe (z.B. Achillessehnenreflex). Der indirekte Reflexbogen vermittelt die komplizierteren Fremdreflexe (Reizort und Erfolgsorgan sind nicht identisch; z.B. Bauchhautreflex).

Segmentale Hautinnervation

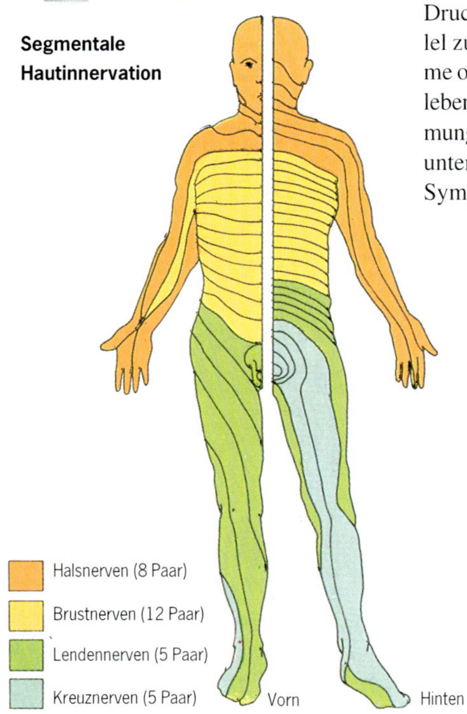

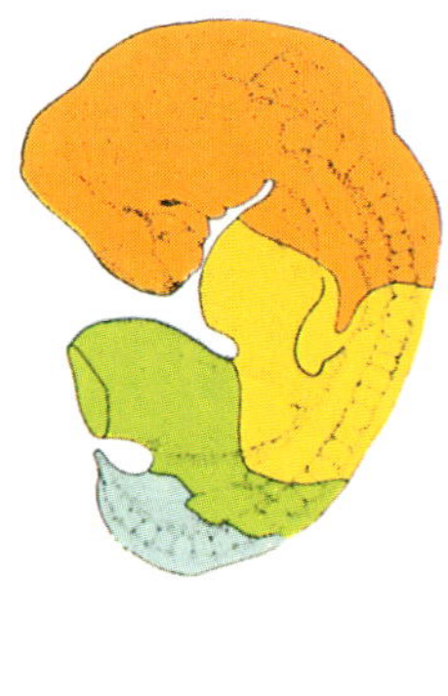

Sechs Wochen alter Embryo mit primitiven Dermatomen (Hautsegmenten).

Das Rückenmark

Das Rückenmark (Medulla spinalis) (*links*) erstreckt sich vom Foramen magnum bis zum 2. Lendenwirbel. Es liegt im Wirbelkanal, umgeben von den Rükkenmarkshüllen und Flüssigkeit (Liquor). Jeweils eine Vorder- und Hinterwurzel schließen sich zu insgesamt 31 Paar Spinalnerven zusammen.

Auf einem Rückenmarksquerschnitt erkennt man die schmetterlingsförmig angeordnete graue Substanz, die von der weißen Substanz umhüllt wird. Die graue Substanz wirkt als Schaltwerk; sie besteht aus Nervenzellen, die sich in einer Vorder-, Seiten- und Hintersäule anordnen. Die weiße Substanz ist aus markscheidenhaltigen Nervenfasern aufgebaut, die das Leitwerk des Rückenmarks darstellen. Durch den Austritt von vorderen und hinteren Nervenwurzeln werden je nach ihrer Lage drei Stränge unterschieden, sog. Vorderstrang, Seitenstrang und Hinterstrang. Die Stränge enthalten auf- und absteigende Bahnen. Gleichsinnig verlaufende Fasern liegen als Bahnen (Tractus) zusammen. In den Bahnen werden Informationen über Empfindungen verschiedenster Art übertragen, z.B. Druck, Schmerz, Temperatur. Das parallel zur Wirbelsäule verlaufende autonome oder vegetative Nervensystem regelt lebenswichtige Organfunktionen wie Atmung, Kreislauf, Stoffwechsel usw. Man unterscheidet zwei Teilsysteme, den Sympathikus und den Parasympathikus.

Sensorischer Homunkulus

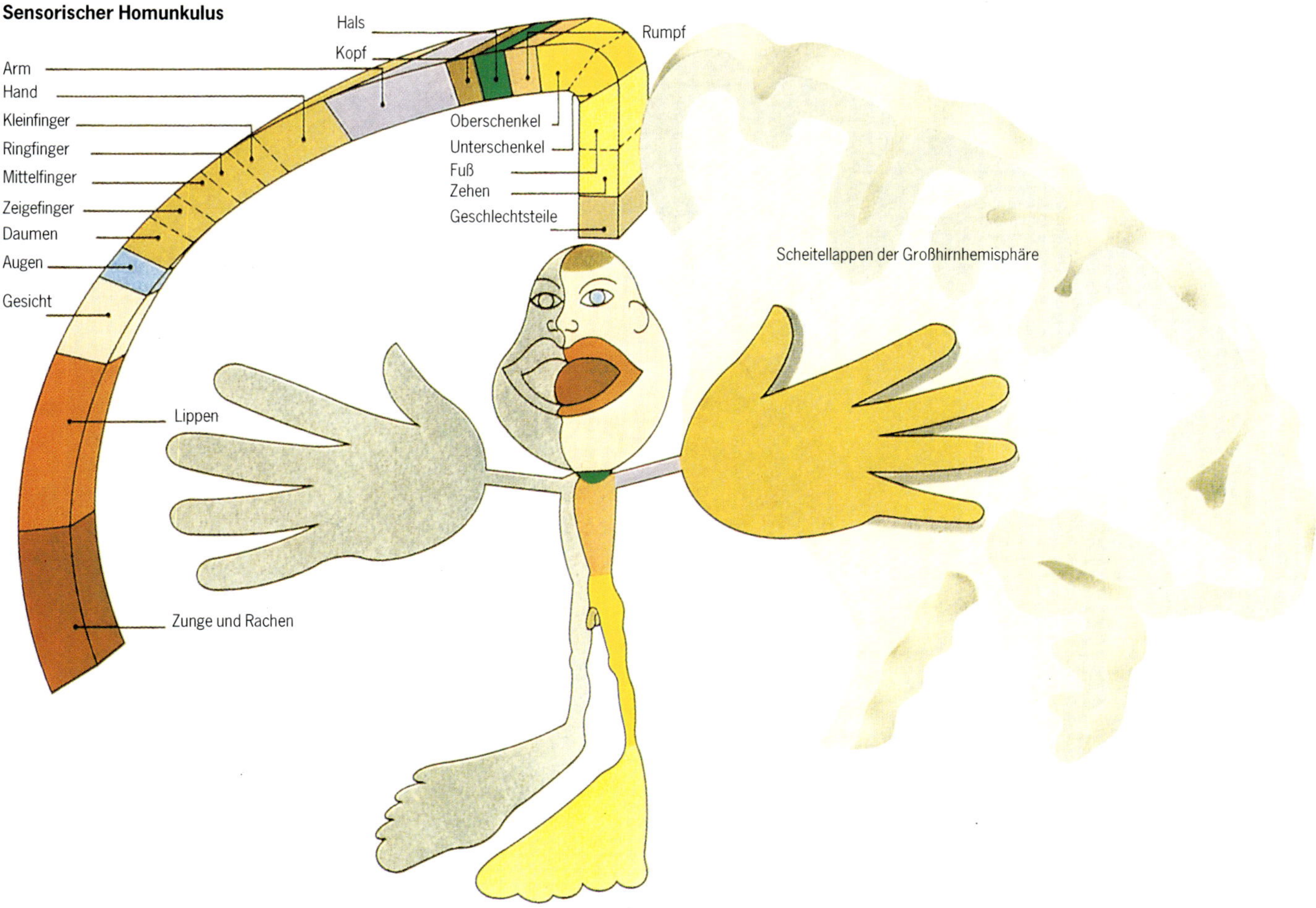

Hirnrinde – Homunkulus

Die verschiedenen Körperteile nehmen auf dem primär sensorischen Rindenfeld in der Hirnwindung hinter der Zentralfurche eine unterschiedlich große Fläche ein. Die Hautareale am Rumpf enthalten z.B. nur wenige sensible Nervenfasern, während die Lippen, Hände und Füße von einem dichten Netz von Nervenfasern versorgt werden, um ihre komplexen Aufgaben zu bewältigen. Das kommt in den verzerrten Proportionen des Männchens (Homunkulus) zum Ausdruck – eine übliche Darstellung in der Anatomie, um die Bedeutung bestimmter Regionen größenmäßig hervorzuheben.

Die Repräsentation der gesamten Skelettmuskulatur auf dem primär motorischen Rindenfeld in der Hirnwindung vor der Zentralfurche ergibt ebenfalls ein Bild mit verzerrten Proportionen; beim motorischen Homunkulus sind die Hände ebenfalls riesig, aber Gesicht, Zunge, Rumpf und Beine sind sehr viel größer, die Füße jedoch kleiner als beim sensorischen Homunkulus.

In der Abbildung ist die rechte Großhirnhemisphäre dargestellt, die die linke Körperhälfte kontrolliert.

Intelligenz

Man nimmt an, daß Intelligenz zu 80 % ererbt und zu 20 % erworben ist. Der Intelligenzquotient (IQ) kann durch verschiedene Tests bestimmt werden. Die Testergebnisse werden durch Geschlecht, Rasse und kulturellen Hintergrund unterschiedlich stark beeinflußt. Der mittlere IQ liegt bei 100; ein IQ von 130 bedeutet überdurchschnittliche Intelligenz; ein IQ von 70 unterdurchschnittliche Begabung.

Intelligenz scheint nur wenig mit Kreativität zu tun zu haben. Intelligenztests prüfen vor allem die linke Hirnhälfte, den Sitz des abstrakten logischen Denkens, während Kreativität und Originalität in der rechten Hemisphäre lokalisiert sind und schwieriger zu beurteilen sind.

Lernen

Neue Fertigkeiten werden durch Lernprozesse erworben. Erwünschtes Verhalten kann z.B. durch einen angenehmen Reiz (Belohnung) verstärkt werden, unerwünschtes Verhalten kann durch negative Reize unterbunden werden.

Gedächtnis

Das Lernvermögen ist eng mit dem Gedächtnis verbunden. Lückenhafte Gedächtnisbildung wird uns als Vergeßlichkeit bewußt. Das Gedächtnis ist auch von Gefühlen abhängig. Es funktioniert nur bei emotionaler Beteiligung gut. Die Gedächtnisleistung kann in ein Kurzzeit- und Langzeitgedächtnis unterteilt werden.

Bewußtsein

Unsere Bewußtseinslage wird durch eine kontinuierliche Erregung der Formatio reticularis gesteuert. Das Unterbewußtsein wird durch Gehirnbereiche beeinflußt, die mit dem Gedächtnis im Zusammenhang stehen.

Erkrankungen

- **Enzephalitis** Gehirnentzündung, meist durch Viren oder Bakterien; oft kombiniert mit Entzündung der Hirnhäute (Meningitis).
- **Epilepsie** Fallsucht; Krampfanfälle durch exzessive lokale Entladungen der Nervenzellen der grauen Substanz; häufigste Form: Grand-mal-Anfall mit Bewußtseinsverlust, Zuckungen, Schaum vor dem Mund; viele weitere Anfallsformen. Ursachen: Gehirnschädigung durch Verletzung, Entzündung, Narbenbildung; erbliche Faktoren.
- **Hirnblutung** Blutungen in den Subarachnoidal-, Subdural- oder Epiduralraum.
- **Hirnthrombose** Blockade einer Hirnarterie durch einen Blutpfropf.

Nervensystem – Das Gehirn

- **Hirntumor** Bös- oder gutartige Geschwülste des Hirngewebes oder von anderen Strukturen des Schädelinnenraums.
- **Hydrozephalus** Wasserkopf; erhöhte Liquormenge in den Hirnkammern oder im Subarachnoidalraum führt bei Kleinkindern mit offenen Schädelnähten zu abnormer Schädelvergrößerung und Hirnschädigung durch den erhöhten Druck.
- **Migräne** Kopfschmerzen, anfallsweise auftretend, halbseitig, oft von Übelkeit und Erbrechen begleitet; als Ursache werden Fehlregulationen von Blutgefäßen in Gehirn und Schädel angenommen.
- **Multiple Sklerose (MS)** Eine der häufigsten Nervenkrankheiten; führt zu herdförmiger Zerstörung der Markscheiden der weißen Substanz in Gehirn und Rückenmark. Es bilden sich Entmarkungsherde (Plaques), die die Nervenleitung stören. Beginnt oft mit Seh- und Sensibilitätsstörungen, später Sprachschwierigkeiten, Gang- und Gleichgewichtsstörungen, Lähmungen, Blasen- und Mastdarmstörungen; schubweiser oder chronischer Verlauf; Ursache noch nicht bekannt; vieles spricht für eine multifaktorielle Autoimmunkrankheit.
- **Myasthenia gravis** Abnorme Ermüdbarkeit der Willkürmuskulatur durch Störung der neuromuskulären Reizübermittlung; besonders betroffen sind Sprach-, Kau-, Schluckmuskulatur und der Lidheber.
- **Myelitis** Rückenmarkentzündung.
- **Neuritis** Nervenentzündung.
- **Parkinson-Krankheit** Ausfälle im Bereich der Basalganglien führen zu Störungen der Bewegungsabläufe. Hauptsymptome: Akinese (Bewegungsarmut), Rigor (Steifheit, Starre durch Muskeltonuserhöhung), Ruhetremor (feines Zittern).

Das Gehirn

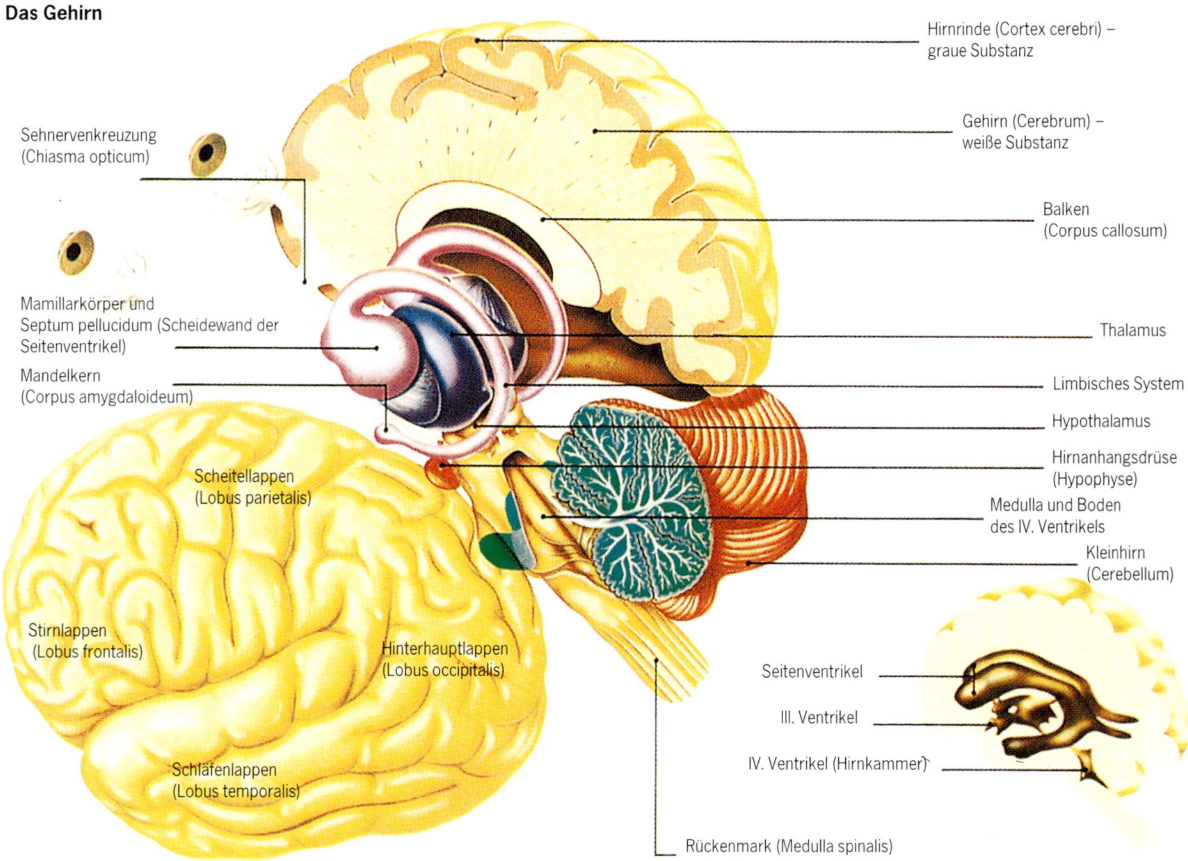

Das Vorderhirn – Cerebrum (Großhirn)

Die beiden Großhirnhemisphären (*oben*) machen 70 % des Gehirns aus. Sie werden durch den Balken (Corpus callosum) verbunden. Die Oberfläche des Großhirns wird durch Furchen (Sulci) und Windungen (Gyri) stark vergrößert. Die graue Großhirnrinde (Cortex) ist dicht gepackt mit Nervenzellen, die weiße Substanz besteht aus Nervenfaserbündeln.

Im Hirnstamm kreuzen die Nervenfasern zur Gegenseite; deshalb wird die linke Körperhälfte durch die rechte Hirnhälfte versorgt und umgekehrt. Die linke Hemisphäre ist Sitz des Sprachzentrums und des abstrakten, logischen Denkens, die rechte Hemisphäre ist zuständig für das räumliche Sehen, künstlerische Begabungen und Personenerkennung. Der Stirnlappen kontrolliert Bewegungen. Die präfrontale Hirnrinde ist für Intelligenz und Persönlichkeit zuständig. Der Scheitellappen regelt den Lagesinn. Das Sehzentrum liegt im Hinterhauptslappen, das Hörzentrum im Schläfenlappen. Dazwischen befinden sich die Assoziationsfelder, die die Informationen verschiedener Hirnrindenfelder integrieren.

Die Hirnkammern (Ventrikel)

Die beiden Seitenventrikel sind bogenförmige Hohlräume, die sich in die Lappen der Großhirnhemisphären erstrecken. Am Zwischenkammerloch (Foramen interventriculare) stehen die beiden Seitenventrikel miteinander und mit dem III. Ventrikel in Verbindung. Die im Zwischenhirn liegende dritte Hirnkammer geht durch den Aquädukt (Kanal) in den IV. Ventrikel über; dieser wiederum setzt sich in den Zentralkanal des Rückenmarks fort. Das Ventrikelsystem ist mit Liquor gefüllt.

Die Gehirn-Rückenmark-Flüssigkeit (Liquor cerebrospinalis)

Die Adergeflechte (Plexus chorioidei) in den Hirnkammern bilden den Liquor, eine klare, farblose Flüssigkeit, die Gehirn und Rückenmark im Subarachnoidalraum – zwischen Arachnoidea und Pia mater – umgibt.

Der Liquor hat drei Hauptfunktionen: Er erhält Nährstoffe aus dem Blut und versorgt damit Gehirn und Rückenmark; Stoffwechselprodukte werden abtransportiert; er schützt das empfindliche Nervengewebe vor Stoßeinwirkungen. Änderungen in der chemischen Zusammensetzung des Liquors geben diagnostische Hinweise auf bestimmte neurologische Erkrankungen.

Die Basalganglien

Die Basalganglien sind Kerne im Innern des Großhirns unter dem Boden des Seitenventrikels. Gemeinsam mit Thalamus und Kleinhirn koordinieren diese Kerngebiete Muskelbewegungen.

Das Limbische System

Das Limbische System umfaßt Strukturen des Groß-, Mittel- und Zwischenhirns. Es steuert vor allem Gefühle und emotionale Reaktionen. Das Septum pellucidum (Scheidewand der Seitenventrikel) reguliert z.B. Lustgefühle und sexuelle Wünsche, die Mamillarkörper kontrollieren Wut und Aggression. Der Hippocampus und der Gyrus cinguli (Windung über dem Balken) sind an Gedächtnisvorgängen beteiligt. Das Limbische System trennt wichtige aktuelle Dinge von belanglosen Ereignissen in der Vergangenheit und schützt das Gehirn vor einer Überflutung mit unwichtigen Informationen.

Thalamus

Der Thalamus ist die zentrale Umschaltstelle für Informationen aus den Sinnesorganen, den Großhirnhemisphären, dem Kleinhirn und der Formatio reticularis. Er integriert und verarbeitet all diese Eindrücke und bringt Emotionen ins Spiel.

Der Hypothalamus

Der Hypothalamus ist der unterste Abschnitt des Zwischenhirns und liegt unterhalb des Thalamus und oberhalb der Hypophse. Er wird teilweise von präfrontalen Hirngebieten kontrolliert und ist mit dem Limbischen System verbunden. Er ist ein wichtiges Bindeglied zwischen dem Nerven- und dem Hormonsystem.

Der Hypothalamus ist über ein venöses Pfortadersystem mit dem Hypophysenvorderlappen verbunden. Durch dieses dichte Netzwerk von Kapillaren erreichen Hypothalamushormone den Hypophysenvorderlappen und steuern so die Freisetzung von hypophysären Hormonen. Der Hypophysenhinterlappen wird durch Nervenfasern kontrolliert.

Der Hypothalamus enthält Kontrollzentren für Appetit, Durst, Körpertemperatur und Libido. Eine Störung des Appetitzentrums kann zu übermäßiger Nahrungsaufnahme und Gewichtzunahme führen.

Durch Ausschüttung des antidiuretischen Hormons (ADH) kontrolliert der Hypothalamus den osmotischen Druck (Salzgehalt) im Blut und das Flüssigkeitsvolumen im Körper. Die Libido (Sexualtrieb) wird durch drei Faktoren beeinflußt: ererbte instinkthafte Reaktionen; Geschlechtshormone; und erworbene sexuelle Verhaltensweisen. Hunger und Durst haben eine hemmende Wirkung auf die Libido durch die entsprechenden Zentren im Hypothalamus.

Die Temperaturregulation erfolgt über die Bestimmung der Temperatur des Blutes. Bei zu hoher Temperatur wird die Hautdurchblutung durch Erweiterung der Blutgefäße (Vasodilatation) gesteigert, um überschüssige Wärme abzugeben. Bei sinkender Körpertemperatur wird die Hautdurchblutung durch Engstellung der Blutgefäße gedrosselt; außerdem kann Wärme durch willkürliches Muskelzittern gebildet werden.

Hinterhirn – Das Kleinhirn

Das Hinterhirn (Metencephalon) steht direkt mit dem Rückenmark in Verbindung. Es besteht aus dem Kleinhirn (Cerebellum) und der Medulla oblongata, die Schlaf, Bewußtsein, Atmung und Kreislauf reguliert.

Das Cerebellum wächst rasch und erreicht schon beim zweijährigen Kind seine endgültige Größe. Es koordiniert Bewegungen, die von den übrigen Hirnregionen in Gang gesetzt werden. Das Kleinhirn erhält dazu über aufsteigende Rückenmarksbahnen ständig Informationen von peripheren Rezeptoren über die Stellung von Muskeln und Gelenken. Mit Hilfe von Informationen aus dem Gleichgewichtsorgan im Ohr, visuellen Eindrücken und anderen sensorischen Impulsen hält das Kleinhirn den Körper im Gleichgewicht und erzeugt glatte Bewegungsabläufe, indem vor allem überschießende Reaktionen gehemmt werden.

- **Poliomyelitis** Kinderlähmung; Akute Virusinfektion zerstört vor allem die Vorderhornzellen des Rückenmarks; führt zu schlaffen Lähmungen; Prophylaxe: Impfung.
- **Polyneuritis** Entzündung mehrerer oder aller peripherer Nerven; verursacht durch Viren, Alkohol, Medikamente, Vitaminmangel.
- **Schlaganfall** Hirninfarkt, Apoplex; Ursache: Akute Mangeldurchblutung des Gehirns durch Verschluß der Hirngefäße (z.B. durch Blutgerinsel); seltener nach Massenblutung ins Gehirn. Folge: häufig Halbseitenlähmung, Gefühlsstörung, Sprachstörung, Bewußtseinsstörung. Risikofaktoren: Bluthochdruck, Herzrhythmusstörungen, Rauchen, Diabetes, Übergewicht.
- **Subarachnoidalblutung** Akute Blutung in den Subarachnoidalraum; meist durch Platzen einer ausgeweiteten Hirnarterie (Aneurysma);

Hirnareale und Hirnfunktionen – Gedächtnis, Bewegungen, Emotionen

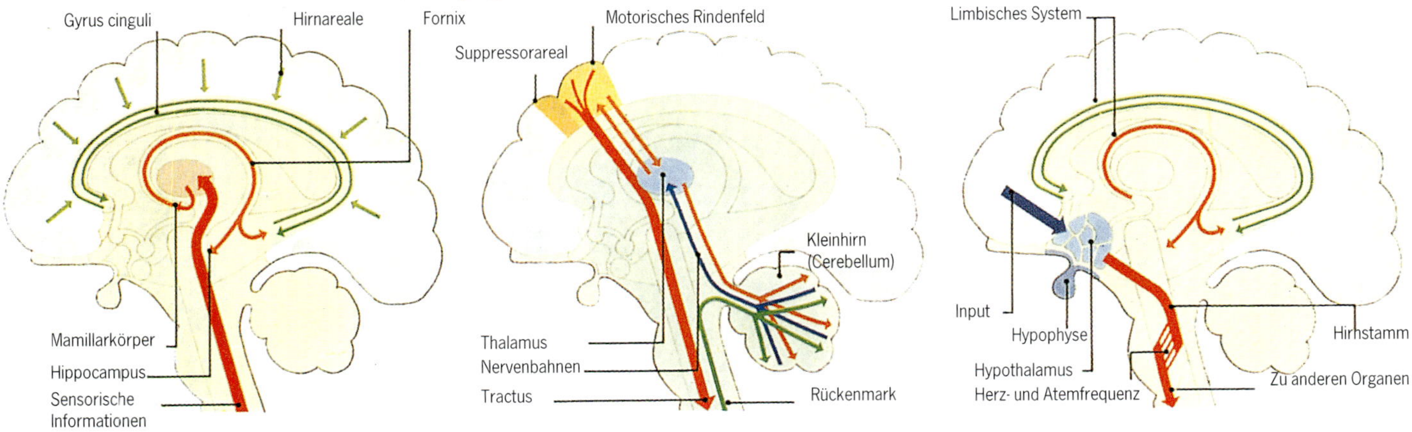

Gedächtnis

Das Gedächtnis (*oben*) ist ein komplizierter mehrstufiger Prozeß. Zunächst werden Seh-, Hör-, Geruchseindrücke und andere sensorische Informationen von verschiedenen Hirnregionen aufgenommen und gelangen über Thalamus und Mamillarkörper ins limbische System, wo sie verarbeitet und sortiert werden. Im Hippocampus werden sensorische Gedächtnisinhalte nur kurzzeitig gespeichert. Die endgültige Langzeitspeicherung erfolgt in der Hirnrinde.

Bewegungen

Bewegungen (*oben*) werden von der motorischen Hirnrinde erzeugt und durch das benachbarte Suppressorareal modifiziert, bevor die Muskeln stimuliert werden. Jede Muskelbewegung wird vom Kleinhirn in Verbindung mit dem Thalamus gesteuert. Mit Hilfe von verschiedenen sensorischen Informationen werden die willkürlichen Muskelbewegungen modifiziert und aufeinander abgestimmt.

Emotionen

Emotionen und Gefühlsregungen (*oben*) sind komplexe Vorgänge, die durch die Stirnlappen der Großhirnhemisphären und das Limbische System erzeugt werden. Dies geschieht durch Erregung des Hypothalamus, d.h. der hypothalamischen Zentren für Wut, Durst, Appetit und sexuelles Verlangen. Durch Interaktion mit dem Hirnstamm kommt es zu Änderungen der Herz- und Atemfrequenz, des Muskeltonus usw.

Nervensystem – Der Hirnstamm

Das Mittelhirn – Hirnstamm

Der Hirnstamm (*rechts*) ist das Kontrollzentrum des Gehirns für lebenswichtige Regelkreise: Atmung, Blutdruck, Herzschlag, Wachzustand und Schlaf.

Im verlängerten Mark (Medulla oblongata), dem unteren Anteil des Hirnstamms, kreuzen die sensorischen und motorischen Bahnen des Rückenmarks auf die Gegenseite.

Im oberen Abschnitt bestehen Verbindungen mit höheren Hirnzentren – dem Limbischen System und dem Thalamus. Hier liegen auch die Kerne, die die Pupillenweite und die Augenbewegungen kontrollieren.

Das Mittelhirn enthält als Ventrikelanteil den Aquädukt, einen dünnen Kanal, der die dritte und vierte Hirnkammer verbindet. Die obere Mittelhirnfläche ist von Liquor umgeben, der in den Kapillargeflechten (Plexus chorioidei) gebildet wird.

Die Brücke (Pons) verbindet den Hirnstamm mit dem Kleinhirn (Cerebellum), dem motorischen Koordinationszentrum. Kurze Nervenfasern der Formatio reticularis verbinden die lebenswichtigen Zentren miteinander und kontrollieren die Informationen, die der Hirnstamm von den sensorischen Rückenmarksbahnen erhält. Ein Wechsel der Körperposition erzeugt eine Änderung von Blutdruck und Pulsfrequenz durch Regulierung des Durchmessers der kleinen Blutgefäße. Die Formatio reticularis steuert die Bewußtseinslage und den Schlaf-Wach-Rhythmus. Je nach der Aktivität des Systems entstehen unterschiedliche Bewußtseinslagen, z.B. erhöhte Aufmerksamkeit bei Angst oder Furcht.

Die Formatio reticularis kontrolliert außerdem die Salzsäureproduktion im Magen, und sie korreliert Informationen von verschiedenen sensorischen Zentren wie Augen, Ohren, Geruchs- und Geschmacksorganen. Der Anblick oder Geruch von Speisen führt zur Bildung von Speichel und Magensaft und erzeugt Peristaltik. Darüber hinaus regelt die Formatio reticularis den Schluckmechanismus.

Das Brechzentrum kann bei manchen Menschen durch ekelerregenden Geschmack oder Anblick aktiviert werden. Bei wiederholten Bewegungen wird das Gleichgewichtsorgan gereizt, und es kommt zu Übelkeit und Erbrechen (z.B. Reisekrankheit).

Anatomie des Hirnstamms

3fach vergrößert

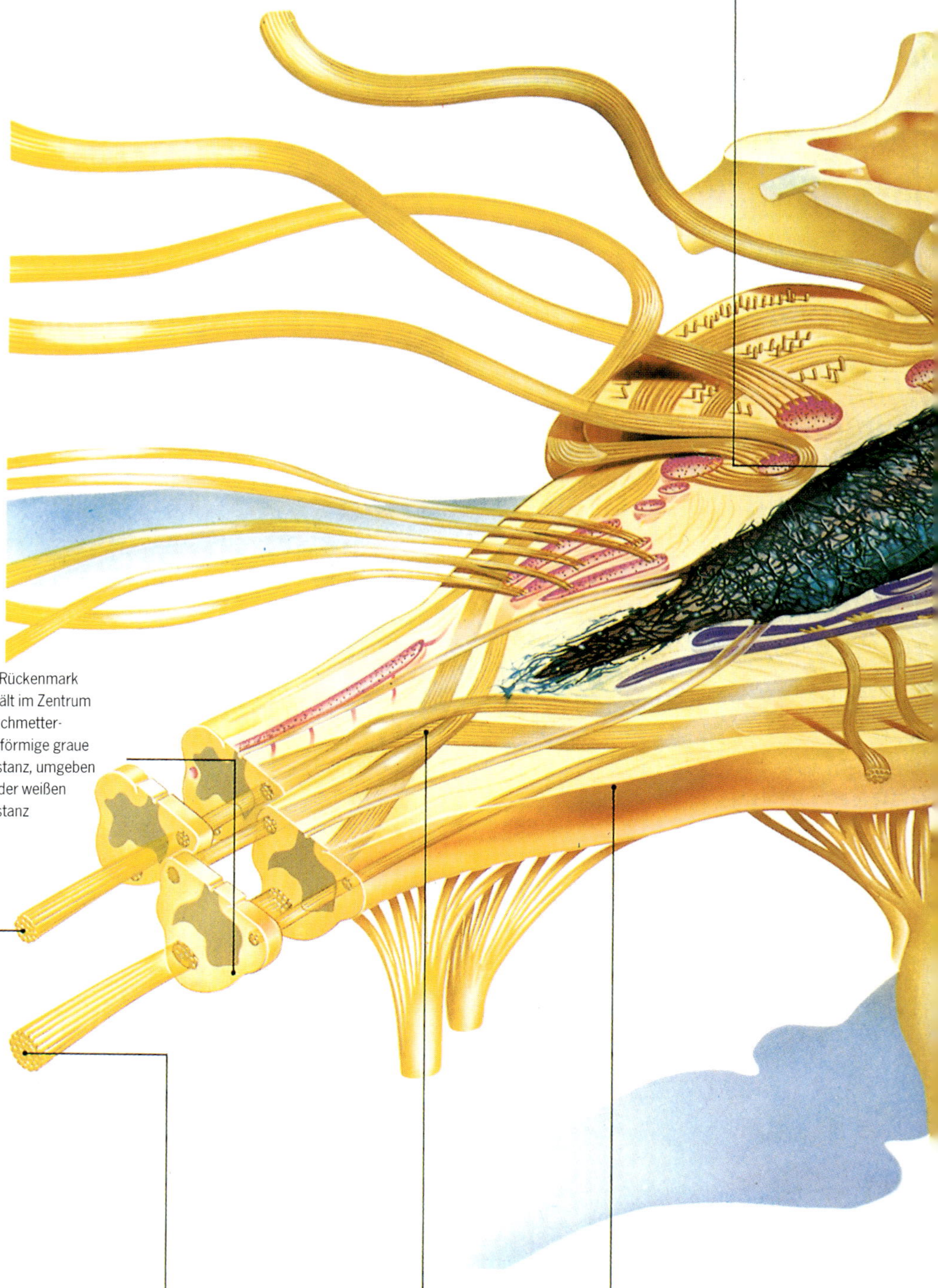

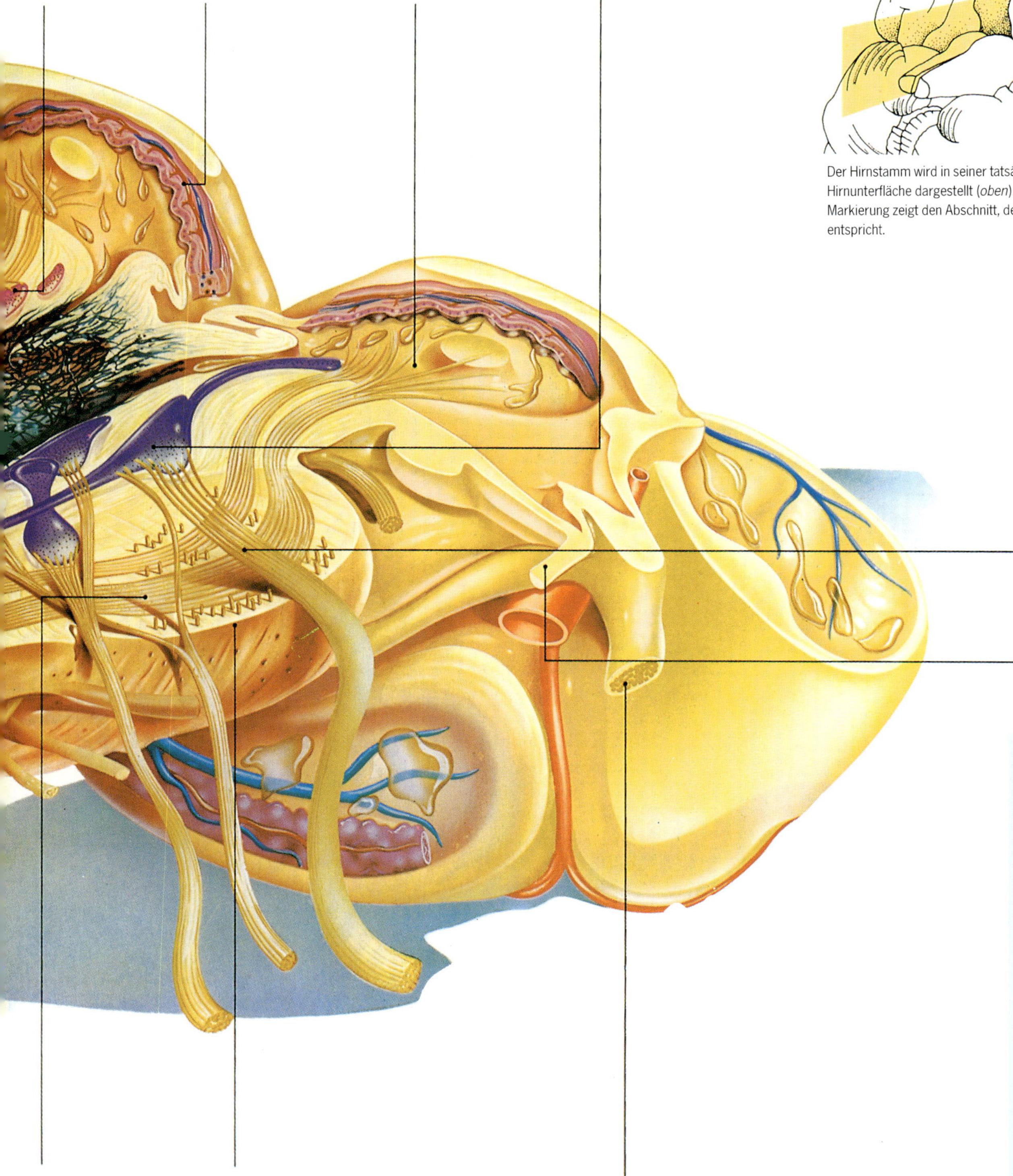

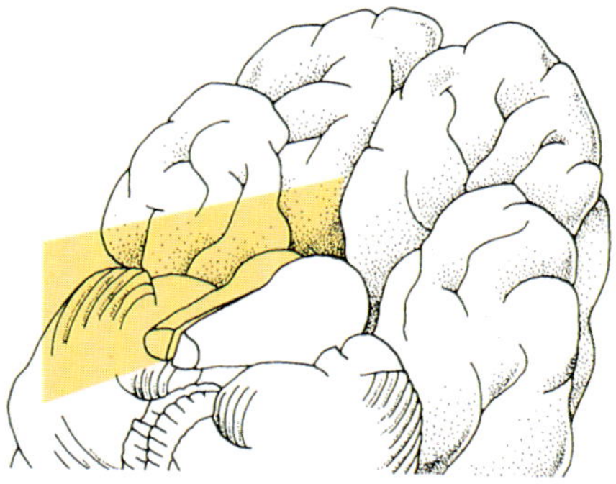

Der Hirnstamm wird in seiner tatsächlichen Lage an der Hirnunterfläche dargestellt (*oben*). Die hellbraune Markierung zeigt den Abschnitt, dem das Schnittbild (*links*) entspricht.

Symptome: plötzliche heftigste Kopfschmerzen, blutiger Liquor; lebensbedrohlich, sofortige Operation nötig.

■ **Subduralblutung**
Subdurales Hämatom (Bluterguß) im Subduralraum; beginnt schleichend, meist durch venöse Sickerblutung nach geringen Verletzungen; langsame Bewußtseinstrübung und Halbseitenlähmung.

Querverweise

Skelett 21, 23
Gelenke 25
Muskeln 28–29
Herz 31
Endokrines System 54
Auge 64–67
Hören 68–69
Sinne 70–73
Schwangerschaft 80–81
Ernährung 92–93

Nervensystem – Das Auge

Definitionen

■ **Arteria hyaloidea** Rest der Glaskörperarterie, die beim Feten die Linse versorgt.

■ **Bipolare Zellen** Nervenzellen mit 2 Nervenfortsätzen (Dendriten).

■ **Blinder Fleck** Durchtrittsstelle des Sehnerven in der Netzhaut.

■ **Canaliculus lacrimalis** Tränenkanälchen; zieht vom inneren Lidwinkel nasenwärts in den Tränensack.

■ **Cerebellum** Kleinhirn; Regulationszentrum für die Erhaltung des Gleichgewichts und die Bewegungskoordination.

■ **Chiasma opticum** Sehnervenkreuzung.

■ **Chorioidea** Aderhaut, Teil der mittleren Augenhaut.

■ **Cornea** Hornhaut; gefäßfreie, durchsichtige vordere Vorwölbung des Augapfels; an der Fokussierung beteiligt.

■ **Corpus geniculatum** Teil des Thalamus; Umschaltstation der Sehbahn.

■ **Fibrae zonulares** Aufhängefasern der Augenlinse, die sich zwischen Linse und Ziliarkörper ausspannen.

■ **Fovea centralis** Zentralgrube der Macula, Ort des schärfsten Sehens.

■ **Glandula lacrimalis** Tränendrüse; liegt beidseits oberhalb des äußeren Augenwinkels in der Augenhöhle.

■ **Glaskörperflüssigkeit** Halbflüssiges klares Gel zwischen Linse und Netzhaut, umgeben von einer dünnen Membran.

■ **Hintere Augenkammer** Raum vor der Linse und hinter der Regenbogenhaut.

■ **Iris** Regenbogenhaut; pigmentierte Fortsätze der Aderhaut (Chorioidea).

■ **Kammerwasser** Flüssigkeit, gebildet von den Ziliarfortsätzen; füllt die vordere und hintere Augenkammer aus.

Anatomie des Auges

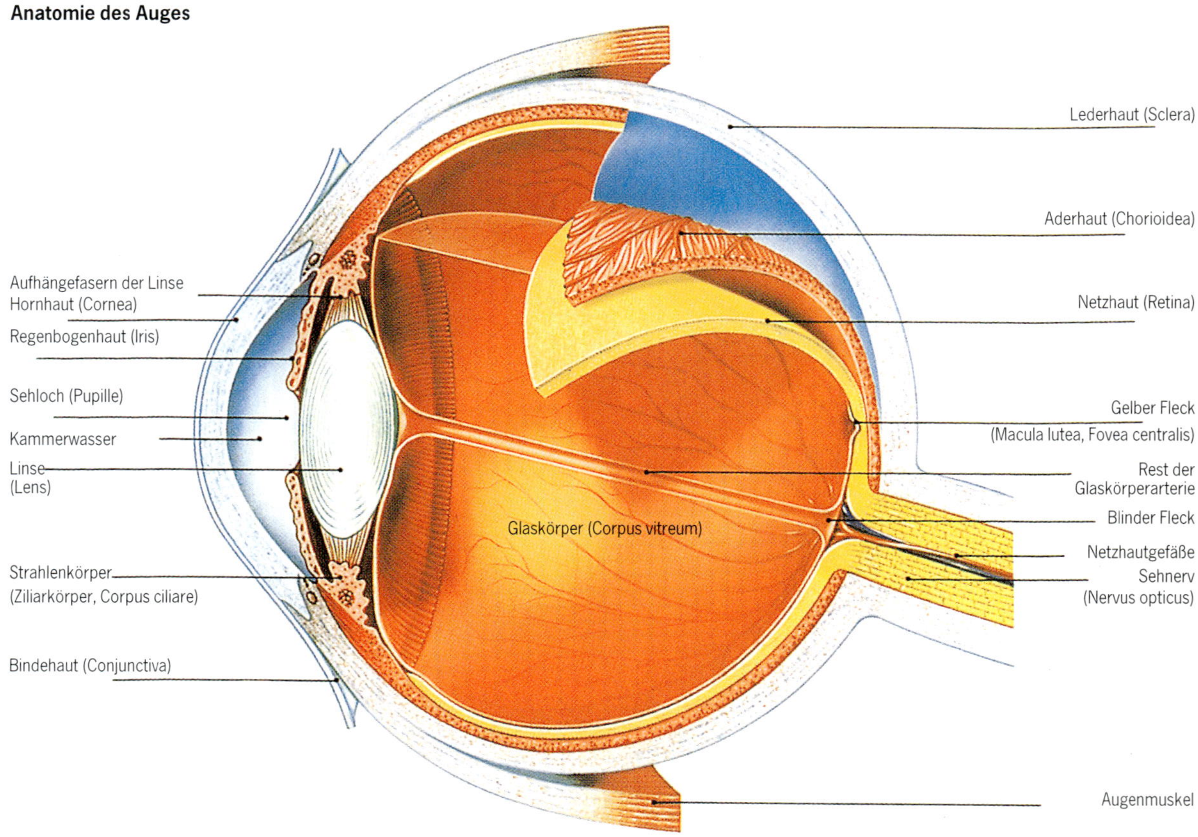

Der Augapfel

Der annähernd kugelförmige Augapfel (*oben*) mißt ca. 2 cm im Durchmesser. Der Innenraum hinter der Linse enthält eine gallertige Masse, den Glaskörper, der die Form des Augapfels erhält. Die äußere Augenhaut besteht vorn aus der durchsichtigen Hornhaut (Cornea) und der weißen Lederhaut (Sclera).

Die Bindehaut (Conjunctiva) bedeckt die Hornhaut und den vorderen sichtbaren Lederhautabschnitt. Das Kammerwasser wird vom Ziliarkörper gebildet und zirkuliert durch die hintere Augenkammer hinter der Regenbogenhaut und die vordere Augenkammer; es ernährt Hornhaut und Linse.

Die weiche bikonvexe Linse ist von einer dünnen, festen Kapsel umgeben. Der Aufhängeapparat des Ziliarkörpers fixiert die Linse hinter der Pupille.

Der Ziliarkörper enthält die Ziliarmuskeln, die die Form der Linse verändern. Die Fokussierung des Auges, d.h. das Erzeugen eines scharfen Bildes von Gegenständen in verschiedener Entfernung, hängt von der konvexen Wölbung der Hornhaut ab; die Feineinstellung erfolgt durch die Formänderung der Linse mit Hilfe der Ziliarmuskeln. Die zwischen Hornhaut und Linse liegende Regenbogenhaut (Iris) ist der sichtbare farbige Anteil des Augapfels. Ihre Farbe ist genetisch bestimmt und hängt von der Verteilung der Farbpigmente ab. In ihrer Mitte befindet sich eine kreisrunde Öffnung, die Pupille. Die Iris enthält zwei Muskeln, die die Pupille durch Verengung bzw. Erweiterung unterschiedlichen Lichtverhältnissen anpassen – vergleichbar der Blende eines Fotoapparates. Diese ringförmig und radiär verlaufenden Muskelfasern werden durch das autonome Nervensystem kontrolliert. Dadurch wird eine zu starke Reizung der Netzhaut bei grellem Licht vermieden. Die Pupillenweite variiert zwischen 1 und 8 mm. Im Innern des Glaskörpers findet sich der Rest der zurückgebildeten Glaskörperarterie (A. hyaloidea), die die Linse des Feten ernährt hat.

Die Aderhaut (Chorioidea) ist schwarzbraun pigmentiert und liegt der Lederhaut innen an. Die Farbpigmente absorbieren Licht und verhindern, daß Lichtstrahlen außerhalb der Pupille in den Augapfel eindringen können.

Der Sehnerv (Nervus opticus) enthält ca. 1 Million Nervenfasern. Er dringt durch die Leder- und Aderhaut in die Netzhaut (Retina) ein. Die Eintrittsstelle des Sehnerven (sog. Discus nervi optici oder Papille) erscheint als heller Fleck am Augenhintergrund und wird auch als blinder Fleck bezeichnet, da hier die Sinnesrezeptoren fehlen. Der Sehnerv wird von einer Arterie und einer Vene begleitet, die sich in der Netzhaut verteilen.

Die Netzhaut enthält lichtempfindliche Zellen – die Zapfen für das Farbensehen und die Stäbchen für das Dämmerungssehen. Im Zentrum der Netzhaut – auf einer Geraden zur Pupille – liegt der gelbe Fleck (Macula lutea). Er enthält in einer zentralen Vertiefung (Fovea centralis), die – gefäßfreie und dicht mit Zapfenzellen versehene – Stelle des schärfsten Sehens, wo das Licht direkt auf die Sinneszellen fallen kann.

Ein Gegenstand muß eine bestimmte Größe haben, um ein Stäbchen oder einen Zapfen zu stimulieren. Die beiden Augen arbeiten zusammen (binokulares Sehen) und senden Informationen an die Sehrinde des Gehirns, wo der visuelle Impuls dreidimensional interpretiert wird.

Augenmuskeln – linkes Auge

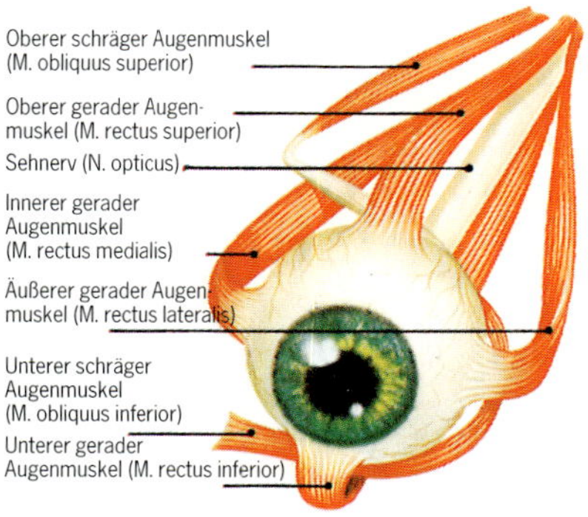

Augenbewegungen

Die Augäpfel werden durch je sechs Muskeln bewegt (*oben*); die Bewegungen werden in den Augenmuskelkernen im Gehirn koordiniert. Kontraktion des äußeren geraden Augenmuskels in einem Auge bewirkt eine Kontraktion des inneren geraden Augenmuskels des anderen Auges. Die oberen geraden Augenmuskeln heben das Auge, die unteren geraden Augenmuskeln bewirken eine Blicksenkung. Der obere schräge Augenmuskel führt zur Einwärtsrollung des Augapfels und Blicksenkung, der

Pupillenreflex

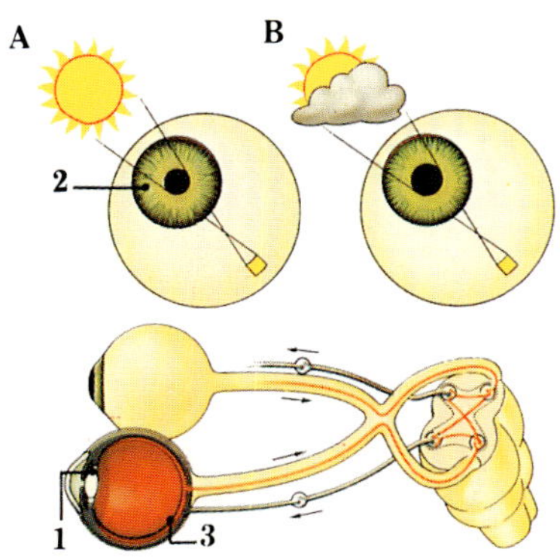

untere schräge Augenmuskel zur Blickhebung und Außenrollung.

Pupillenweite und Lichtintensität

Die Netzhaut (Retina) ist äußerst lichtempfindlich (*oben*). Zu viel Licht (**A**) beeinträchtigt die Farben und blendet. Durch Pupillenverengung oder -erweiterung wird der Lichteinfall ins Auge reguliert. Grelles Licht löst einen Reflex aus, der von Zentren im Mittelhirn kontrolliert wird. Die Pupille verengt sich durch Kontraktion des ringförmigen Pupillarmuskels (**1**) in der Regenbogenhaut sowie Extension der radiären Fasern (**2**). Schlechte Lichtverhältnisse führen zu einer Pupillenerweiterung, damit genügend Licht die Zellen in der Netzhaut stimuliert (**3**).

Die Schutzeinrichtungen des Auges

Der Augapfel liegt geschützt in der knöchernen Augenhöhle (Orbita), eingebettet in Fettgewebe.

Die Augenbrauen leiten Schweiß und Schmutz von den Augen weg. Die langen Wimpern des Oberlides verhindern das Eindringen von Staub durch automatischen Lidschlag.

Das Oberlid enthält eine derbe Bindegewebsplatte, die das geschlossene Auge schützt. Das Oberlid wird durch den Musculus levator palpebrae geöffnet, und durch den Augenringmuskel (M. orbicularis oculi) wird die Lidspalte geschlossen. An den Augenlidrändern münden Talgdrüsen (Meibom-Drüsen).

Die Bindehaut (Conjunctiva) ist eine dünne, durchsichtige schleimhautähnliche Epithelschicht, die die Innenseite des Augenlides und die Vorderfläche des Augapfels überzieht. Sie schützt das Auge und ermöglicht einen glatten Lidschlag.

Der Tränenapparat

Die Tränendrüse liegt oberhalb des äußeren Augenwinkels in der Augenhöhle. Sie sondert die salzige Tränenflüssigkeit ab, die die Bindehaut feucht hält. Sie wird im inneren Augenwinkel in die Tränenkanälchen geleitet, die in den Tränensack münden. Von dort fließt die Tränenflüssigkeit über den Tränen-Nasen-Gang in die Nasenhöhle.

Die Tränenflüssigkeit hat drei Hauptfunktionen: Befeuchtung der Bindehaut; desinfizierende Wirkung; Entfernung von Schmutzpartikeln.

Die Tränensekretion kann durch Fremdkörper, Infektion und Emotionen stark erhöht werden, so daß der normale Abflußweg nicht ausreicht und es zum Tränenfluß über den Lidrand kommt. Der Lidschlag ist ein normaler Reflex, der mehrmals pro Minute erfolgt und zur Feuchthaltung des Auges beiträgt. Außerdem erfolgt der Lidschlag als Schutzreflex gegen eine plötzliche Bewegung nah am Gesicht.

Die Netzhaut

Licht, das die Netzhaut (Retina) (*unten*) erreicht, muß durch die Sehnervenganglienzellen (**1**) und die bipolaren Ganglienzellen (**2**) hindurch, die als Interneuron für die lichtempfindlichen Zellen des Pigmentepithels der Netzhaut (**3**) dienen. Die farbempfindlichen Zapfen (**4**, orange) haben ihre größte Dichte in der Fovea (**5**). Die für das Dämmerungssehen zuständigen Stäbchen (**6**, grün) sind in der übrigen Netzhaut verteilt.

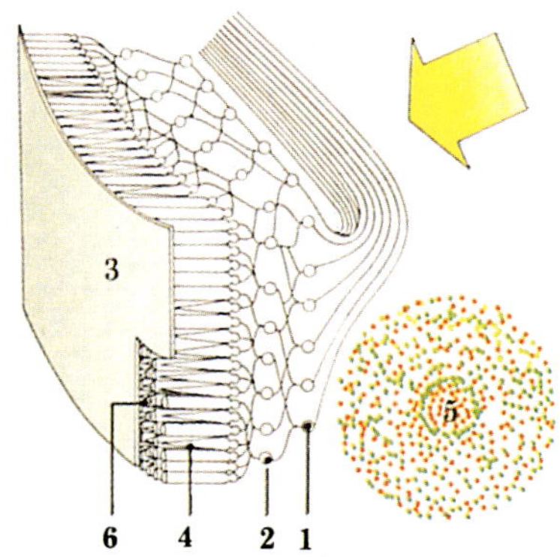

Die Stäbchen und Zapfen

Es gibt ca. 130 Millionen Stäbchen und Zapfen (Detailansicht siehe unten) im Verhältnis von 18 Stäbchen zu 1 Zapfen. Die Stäbchen sind lichtempfindlicher als die Zapfen. Die Zapfen vermitteln das Farbensehen und genaue Abbildungen. Dazu ist eine gewisse Helligkeit erforderlich. In der Dämmerung werden keine Farben wahrgenommen, sondern verschiedene Grautöne und schemenhafte Abbildungen durch die Aktivität der Stäbchen.

Stäbchen und Zapfen

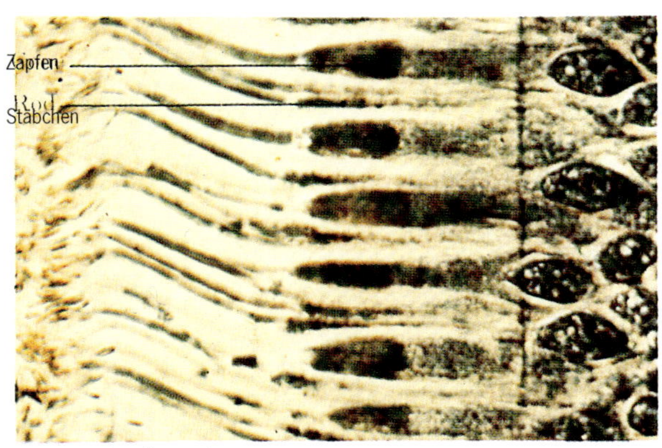

Foto: Gene Cox

- **Kanthus** Augenlidwinkel.
- **Linse** Bikonvexer, elastischer, durchsichtiger Körper; kann die Brechkraft durch Formänderung erhöhen (ermöglicht das Sehen in der Nähe; Naheinstellung).
- **Macula lutea** Gelber Fleck; Stelle, an der die Augenachse die Netzhaut trifft – mit der größten Dichte an Zapfen; in der Mitte befindet sich die Zentralgrube, Ort des schärfsten Sehens.
- **Meibom-Drüse** Talgdrüsen der Augenlider, die am Lidrand münden.
- **Musculus levator palpebrae** Hebt das Oberlid.
- **Musculus obliquus superior und inferior** Oberer bzw. unterer schräger Augenmuskel: Blicksenkung und Einwärtsrollung bzw. Blickhebung und Außenrollung des Augapfels.
- **Musculus orbicularis oculi** Ringmuskel des Auges.
- **Musculus rectus superior, inferior, lateralis und medialis** Vier gerade – obere, untere, äußere und innere – Augenmuskeln in jedem Auge.
- **Nasen-Tränen-Gang** Leitet das Tränensekret aus dem Tränensack in die Nasenhöhle.
- **Nervus opticus** Sehnerv, III. Hirnnerv.

Sehsinn

- **Neuron** Nervenzelle mit all ihren Fortsätzen.
- **Pupille** Sehloch vor der Linse, umgeben von der farbigen Regenbogenhaut.
- **Retina** Netzhaut; innerste lichtempfindliche mehrschichtige Augenhaut.
- **Rhodopsin** Lichtempfindliches Pigment der Stäbchen.
- **Saccus lacrimalis** Tränensack; liegt beidseits im inneren Lidwinkel; sammelt die Flüssigkeit aus den Tränenkanälchen und leitet sie in den Tränen-Nasen-Gang.
- **Sclera** Lederhaut; derbe weiße äußere Hülle des Augapfels.
- **Sehbahn** Fasern des rechten und linken Sehnerven kreuzen im Chiasma opticum und ziehen zum Corpus geniculatum.
- **Sehpurpur** Siehe Rhodopsin.
- **Sehschärfe** Visus; die Fähigkeit der Netzhaut, zwei Punkte noch getrennt wahrzunehmen (Auflösungsvermögen).
- **Sehstrahlung** Sehnervenfasern zwischen Corpus geniculatum und der Sehrinde im Hinterhauptslappen.
- **Vordere Augenkammer** Grenzt vorn an die Hinterfläche der Hornhaut, hinten an die Irisvorderfläche und im Bereich der Pupille an die Linsenvorderfläche.
- **Uvealtrakt** Besteht aus Ziliarkörper, Regenbogenhaut und Aderhaut.
- **Vitamin A** Bildet zusammen mit dem Protein Opsin das Sehpigment Rhodopsin. Vitamin-A-Mangel ist die häufigste Ursache für Nachtblindheit.
- **Zapfen** Photorezeptoren; durch Lichteinfall erregbare Zellen, die das Farbensehen vermitteln.
- **Ziliarmuskel** Ändert den Krümmungsgrad der Augenlinse durch Kontraktion bzw. Erschlaffung.

Der Sehmechanismus

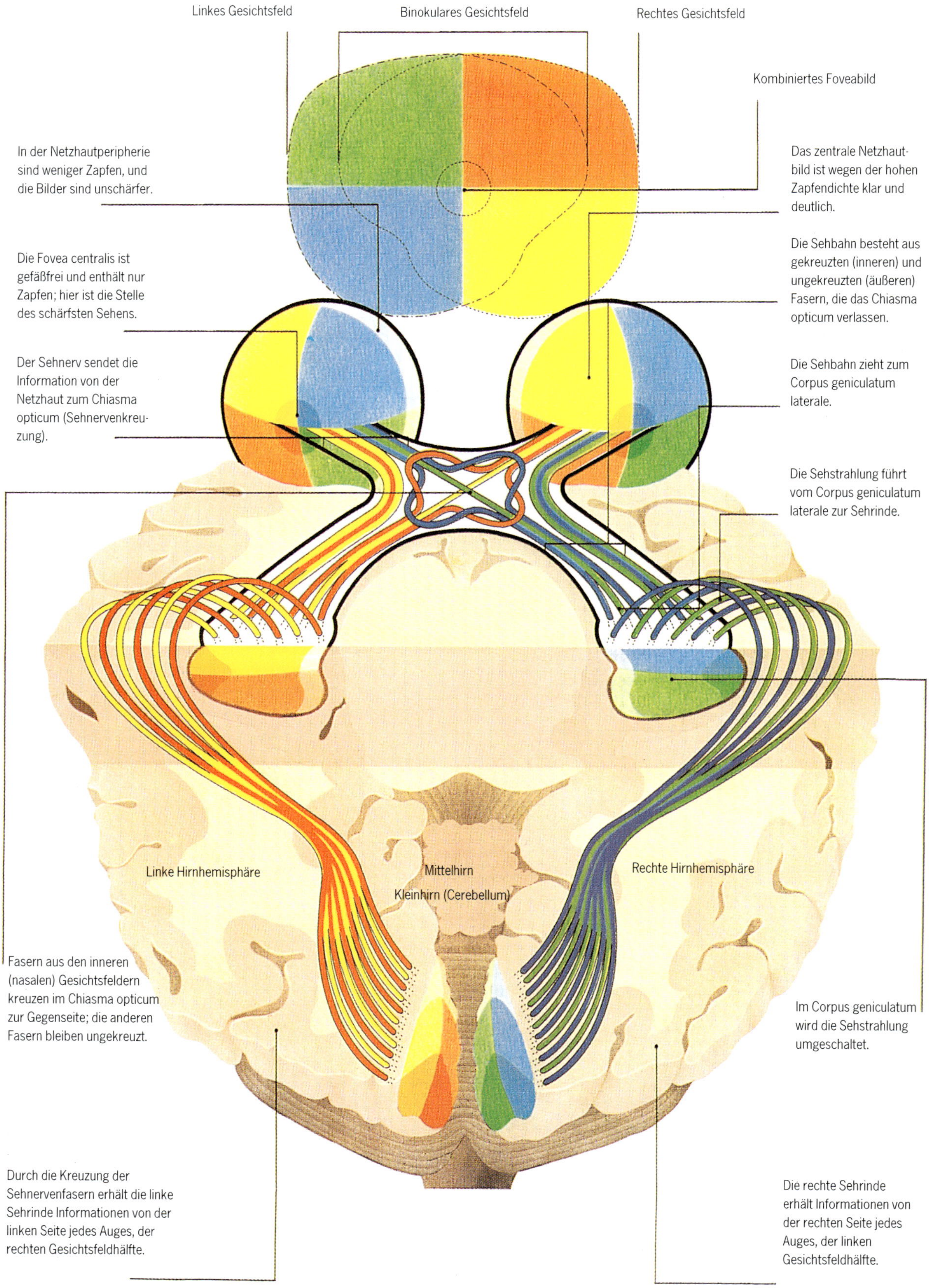

Bildübermittlung an das Gehirn

Der Querschnitt durch das Gehirn (links) zeigt, wie das Bild, das die Netzhaut erreicht, kodiert und an die Sehrinde übertragen wird. Stimulation der Netzhaut erzeugt ein Bild von unterschiedlichen Farben, Schattierungen und Formen, das im Sehnerven zur Sehnervenkreuzung (Chiasma opticum) weitergeleitet wird. Im Chiasma opticum kreuzt die Hälfte der Sehnervenfasern aus den beiden inneren (nasalen) Netzhauthälften zur Gegenseite. Auf diese Weise gelangen Fasern aus den Netzhäuten beider Augen in der rechten und linken Sehbahn zu den beiden Sehzentren im Hinterhauptslappen. Im Corpus geniculatum laterale des Thalamus werden die Sehbahnfasern auf weitere Neurone umgeschaltet und erreichten über die Sehstrahlung die Sehrinde. Dort werden die Informationen aus beiden Augen zu einem einheitlichen Bild verschmolzen und dreidimensional interpretiert. Die Sehrinde steht über die Assoziationsbahnen mit anderen Hirnregionen in Verbindung.

Feineinstellungsmechanismus

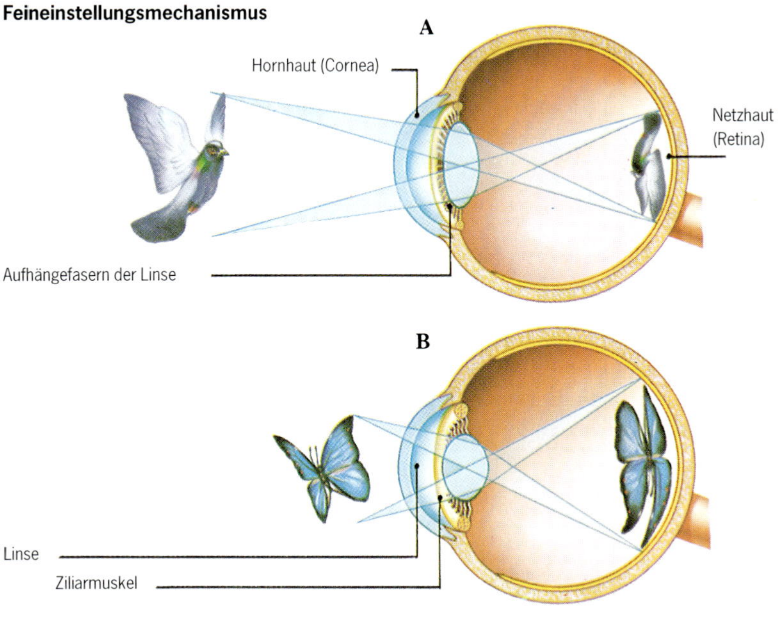

Feineinstellung

Die Einstellung des Auges auf die jeweilige Sehentfernung (Akkommodation) (*oben*) hängt von der Hornhaut und vor allem von der Linse ab. Beim Blick in die Ferne (**A**) entspannt sich der Ziliarmuskel. Dadurch straffen sich die Aufhängefasern der Linse, und sie wird flacher. Beim Blick in die Nähe (**B**) kontrahiert sich der Ziliarmuskel, die Aufhängefasern entspannen sich und durch ihre Eigenelastizität krümmt sich die Linse .

Farbenblindheit

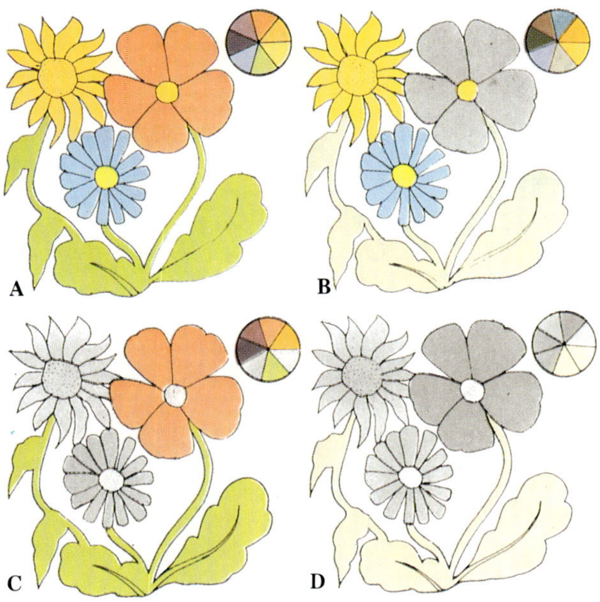

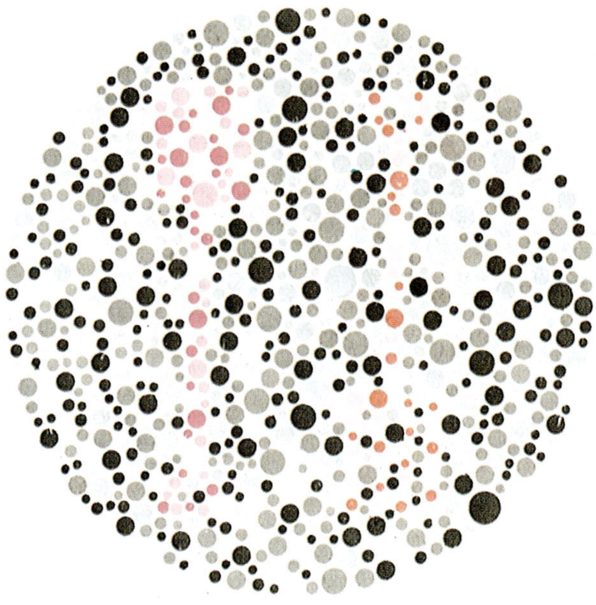

Farbenblindheit

Das normale (**A**) Farbensehen (*oben links*) beruht auf drei Arten von Zapfen, die auf Licht des roten, grünen und blauen Wellenbereichs ansprechen.

Etwa 10 % der Männer und weniger als 1 % der Frauen leiden an einer ererbten Störung des Farbensehens. Am häufigsten ist die Rot-Grün-Blindheit (**B**), seltener ist die Blau-Blindheit (**C**). Völlige Farbenblindheit (**D**) kann vorkommen.

Das Farbensehen kann mit Hilfe von Ishihara-Testtafeln überprüft werden (siehe oben rechts). Der purpurrote Spaten stimuliert die Blau- und Grünrezeptoren; er kann bei Grünblindheit nicht gesehen werden. Die rote Gabel wird bei Rotblindheit nicht erkannt.

Erkrankungen

- **Ablatio retinae** Ablösung der Netzhaut vom Augenhintergrund nach Tumor, Entzündung, Verletzung, degenerativen Veränderungen.
- **Astigmatismus** Stabsichtigkeit; Sehstörung durch krankhafte Veränderung der Hornhautkrümmung.
- **Chalazion** Hagelkorn; Entzündung der Talgdrüsen (Meibom-Drüsen) des Augenlides.
- **Chorioiditis** Entzündung der Aderhaut.
- **Diplopie** Doppelsehen.
- **Glaukom** Grüner Star; verschiedene Krankheiten mit erhöhtem Augeninnendruck; häufigste Ursache: Abflußbehinderung des Kammerwassers; Folge: Druckschädigung des Sehnerven und der Netzhaut; führt unbehandelt zur Erblindung. Therapie: drucksenkende Augentropfen oder Operation.
- **Hypermetropie** Weitsichtigkeit.
- **Hordeolum** Gerstenkorn; Entzündung der Hautdrüsen des Lidrandes.
- **Iritis** Regenbogenhautentzündung.
- **Katarakt** Grauer Star; Trübung der Augenlinse; häufigste Form: Altersstar; bei starker Sehbehinderung operative Linsenentfernung.
- **Konjuktivitis** Bindehautentzündung.
- **Myopie** Kurzsichtigkeit.
- **Retinitis** Netzhautentzündung.
- **Strabismus** Schielen; Abweichen eines oder beider Augen aus der Parallelstellung; angeboren oder erworben; Einwärts- oder Auswärtsschielen; Übungsbehandlung oder Schieloperation (Verkürzung von Augenmuskeln).

Querverweise

Zelle 19
Spezielle Knochen 23
Nervensystem 57
Gehirn 60–61

Hören

Definitionen

- **Ampulle** Kolbenartige Erweiterung am Ende jedes Bogengangs.
- **Cochlea** Schnecke; eines der Hörorgane.
- **Corti-Organ** Sinnesepithel der Gehörschnecke.
- **Endolymphe** Flüssigkeit im häutigen Ohrlabyrinth (Vorhof, Schnecke und Bogengänge).
- **Eustachische Röhre** Ohrtrompete; Verbindung zwischen Mittelohr und oberem Rachenraum.
- **Fenestra ovalis (vestibuli)** Ovales Fenster; Membran in der Wand der Paukenhöhle (Hauptteil des Mittelohrs) am Eingang zum Innenohr, an der der Steigbügel ansetzt.
- **Fenestra rotunda (cochleae)** Rundes oder Schneckenfenster; zweite Öffnung in der Paukenhöhlenwand, die ins Innenohr führt.
- **Glandula ceruminosa** Ohrenschmalzdrüse.
- **Incus** Amboß; mittleres Gehörknöchelchen.
- **Malleus** Hammer, Gehörknöchelchen, das mit dem Trommelfell verwachsen ist.
- **Meatus acusticus** Gehörgang.
- **Membrana tympani** Trommelfell
- **Nervus vestibularis** Gleichgewichtsnerv, vestibulärer Teil des VIII. Hirnnerven.
- **Perilymphe** Flüssigkeit zwischen dem knöchernen und häutigen Ohrlabyrinth.
- **Sacculus** Säckchenförmige Auftreibung im Vorhof des Gleichgewichtsorgans.
- **Scala media, tympani und vestibuli** Gänge in der knöchernen Schnecke (Cochlea).
- **Stapes** Steigbügel; Gehörknöchelchen, das am ovalen Fenster befestigt ist.
- **Statolith** »Gleichgewichtssteinchen«; Kalk-

Das äußere Ohr

Das äußere Ohr (*rechts*) besteht aus der Ohrmuschel (Auricula) und dem äußeren Gehörgang (Meatus acusticus externus). Die Ohrmuschel wird durch Knorpel gestützt und leitet als schallaufnehmender Trichter Schallwellen in den äußeren Gehörgang. Der etwa 2,5 cm lange äußere Gehörgang endet am Trommelfell (Membrana tympani). Sein äußeres Drittel ist knorpelig, mit Haut ausgekleidet und mit Schutzhärchen besetzt. Der innere knöcherne Teil des Gehörgangs liegt im Schläfenbein und enthält Drüsen, die das Ohrenschmalz bilden.

Das Mittelohr

Der Hauptteil des Mittelohrs ist die mit Schleimhaut ausgekleidete, luftgefüllte Paukenhöhle (Cavum tympani). Sie erstreckt sich vom Trommelfell bis zur knöchernen Wand des Innenohres. Das Trommelfell (Membrana tympani) ist eine dünne, ovale Membran, die ankommende Schallwellen auf die miteinander verbundenen Gehörknöchelchen – Hammer (Malleus), Amboß (Incus) und Steigbügel (Stapes) – überträgt. Der Hammergriff ist mit dem Trommelfell verwachsen. Der kürzere Hammerfortsatz ist gelenkig mit dem Amboß verbunden und dieser wiederum mit dem Steigbügel. Der Steigbügel setzt am ovalen Fenster des Innenohrs an. Auf das Trommelfell treffende Schallwellen bringen die bewegliche Gehörknöchelchenkette zum Vibrieren, und der Schall wird 20fach verstärkt. Die Bewegungen der Gehörknöchelchen werden von zwei Muskeln reguliert: dem Trommelfellspanner, M. tensor tympani, und dem winzigen Steigbügelmuskel, M. stapedius.

Die Ohrtrompete (Tuba auditiva eustachii, Eustachische Röhre) verbindet das Mittelohr mit dem oberen Rachenraum und bewirkt einen Druckausgleich beidseits des Trommelfells.

Das Innenohr

Das Innenohr enthält die Schnecke (Cochlea), die Bogengänge (Canales semicirculares) und den Hörnerven (N. vestibulocochlearis).

Da ein Ohr der Schallquelle meist näher zugewandt ist, erreichen die Schallwellen die beiden Ohren nicht in der gleichen Zeit und Intensität. Durch diese geringfügigen Unterschiede kann das Gehirn die Schallquelle lokalisieren.

Das Ohr

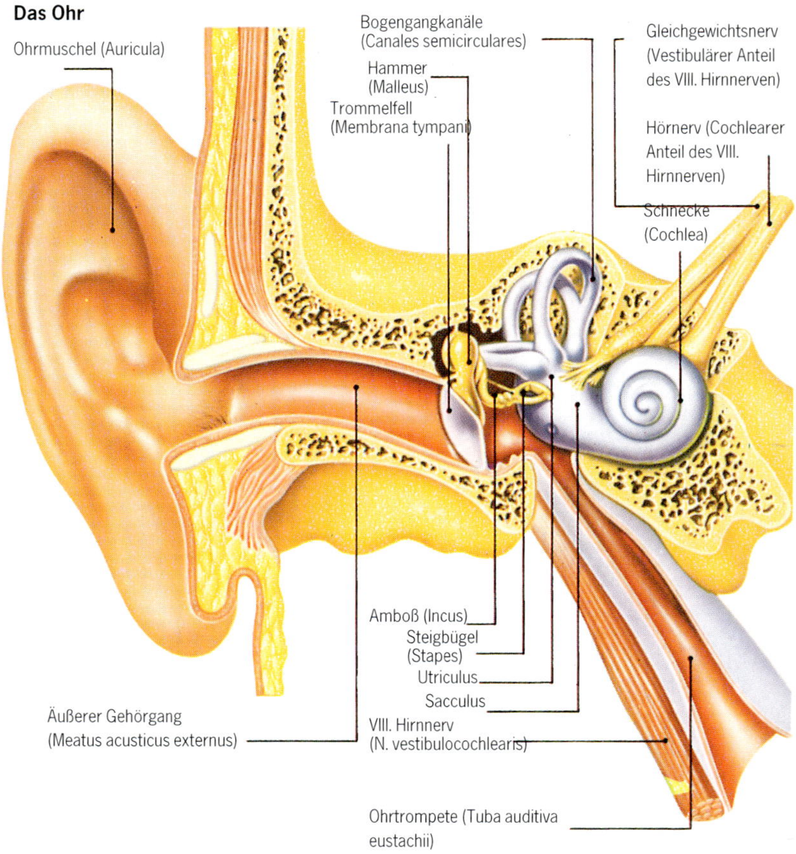

Das Gleichgewichtsorgan

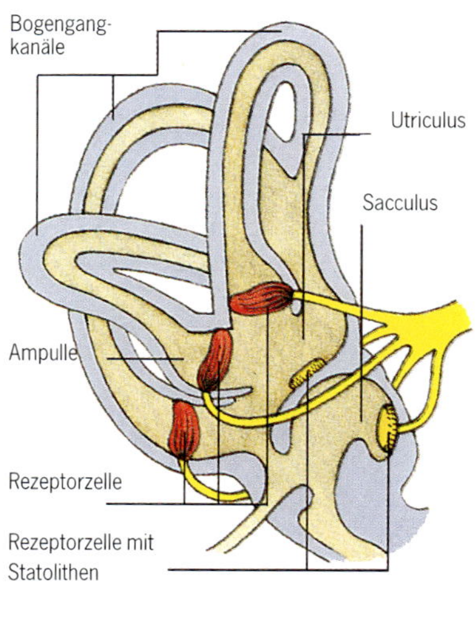

Das Gleichgewichtsorgan

Das Gleichgewichtsorgan liegt zusammen mit dem Hörorgan tief im Felsenbein (*oben*). Es ist in zwei sackartige Erweiterungen, Utriculus und Sacculus, und in drei vom Utriculus abgehende Bogengänge gegliedert. Die drei Bogengänge stehen im rechten Winkel zueinander und sind mit Endolymphe gefüllt. Jeder der Bogengänge beginnt mit einem zur Ampulle erweiterten Schenkel. Die Ampullen sind mit Sinneszellen besetzt, deren Härchen durch Bewegungen stimuliert werden. Die Nervenimpulse aus den Haarzellen werden an das Gehirn übermittelt, und es kommt zur bewußten Bewegungsempfindung.

Der Utriculus und der Sacculus sind durch kleine Gänge miteinander verbunden. Sie enthalten ebenfalls Haarzellen mit kleinen Kalkkristallen (Statolithen), die in eine gallertige Masse eingebettet sind. Durch das Gewicht dieser Kristalle werden bestimmte Nervenendigungen bei ruhiger, aufrechter Kopfhaltung stimuliert und vermitteln das Gefühl für eine normale Kopfposition. Bei Änderung der Position im Stehen oder Liegen wird Druck auf unterschiedliche Rezeptoren ausgeübt, und es entsteht das Gefühl von »oben« und »unten« oder »Steigen« und »Fallen«.

Das Gleichgewichtsorgan wird durch den Gleichgewichtsnerv (N. vestibularis) versorgt. Die Nervenimpulse werden zum Kleinhirn gemeldet, welches über die sensorischen und motorischen Bahnen im Hirnstamm Körperbewegungen und Gleichgewicht koordiniert.

Das Hörorgan

Die Gehörgangsschnecke (Cochlea) liegt im knöchernen Labyrinth des Felsenbeins. Schallwellen erreichen die Cochlea durch das ovale Fenster über den Steigbügel. Die Schnecke ist ein ca. 2,5 cm langer, spiralförmiger Knochenkanal mit 2 1/2 Windungen (*rechts*). Man unterscheidet drei Abschnitte: Scala vestibuli, tympani und media.

Steigbügelschwingungen am ovalen Fenster führen zu Volumenverschiebungen der Perilymphe in der Scala vestibuli. Die Schwingungen durchlaufen die ganze Scala vestibuli bis zur Spitze der Schneckenspirale, von dort in der Scala tympani hinab zum runden Fenster in der mittleren Wand des Mittelohrs.

Das menschliche Ohr kann Schallfrequenzen zwischen 20 und 20000 Hertz aufnehmen. Die Lautstärke wird in Dezibel (dB) gemessen. Eine Flüsterstimme hat etwa 10 dB, ein startendes Düsenflugzeug 110 dB. Dezibel ist eine logarithmische Einheit; eine Erhöhung des Schallpegels um 10 dB entspricht dem 10fachen der Schallintensität. Schallreize über 100 dB können das Ohr schädigen.

Die Schnecke (Cochlea)

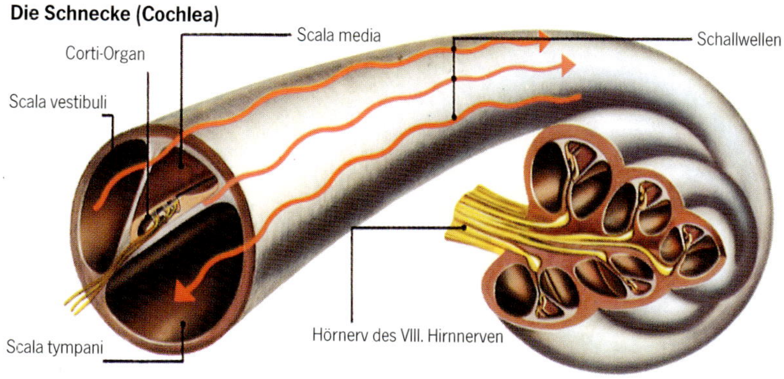

Das Corti-Organ

Das Corti-Organ (*unten*) ist der Aufnahmeapparat des Gehörorgans. Es liegt in der mit Endolymphe gefüllten Scala media der Gehörschnecke. Über einer Basilarmembran sind Haarzellen (Sinneszellen) und Stützzellen in 5 Reihen angeordnet. Die Spitzen der Haarzellen tauchen in eine gallertige Deckmembran (Membrana tectoria) ein. Schallwellen in der Perilymphe der Scala vestibuli und tympani versetzen die Basilarmembran in Schwingungen, und die Härchen der Sinneszellen werden geringfügig verbogen. Durch diesen Biegungsreiz wird der Hörnerv stimuliert.

Töne mit mehr als einer Frequenz erregen verschiedene Areale des Corti-Organs. Das Schwingungsmaximum für hohe Frequenzen (hohe Töne) liegt im ersten Abschnitt der Basilarmembran in der Nähe des ovalen Fensters. Der Hörnerv zieht zum Nucleus cochlearis in der Medulla oblongata. Die Fasern kreuzen großteils zur Gegenseite und verbinden sich mit anderen Kerngebieten. Die restlichen Fasern ziehen zum Hörzentrum im Schläfenlappen.

kristalle in einer gallertigen Membran, in die die Sinneszellhärchen in Utriculus und Sacculus hineinragen.

- **Utriculus** Sackartige Auftreibung, von der die Bogengänge des Gleichgewichtsorgans abgehen.

Erkrankungen

- **Menière-Krankheit** Anfallsweiser Drehschwindel mit Übelkeit, Erbrechen, Innenohrschwerhörigkeit und Ohrgeräuschen; Ursache: wahrscheinlich Mißverhältnis zwischen Produktion und Resorption der Endolymphe.
- **Otitis media** Mittelohrentzündung.
- **Taubheit** Verlust des Hörvermögens, angeboren oder erworben; Störung der Schalleitung (Mittelohr oder Gehörknöchelchen) oder Störung der Schallempfindung (Schädigung des Hörnerven oder des Zentralnervensystems).

Die Schnecke (Cochlea)

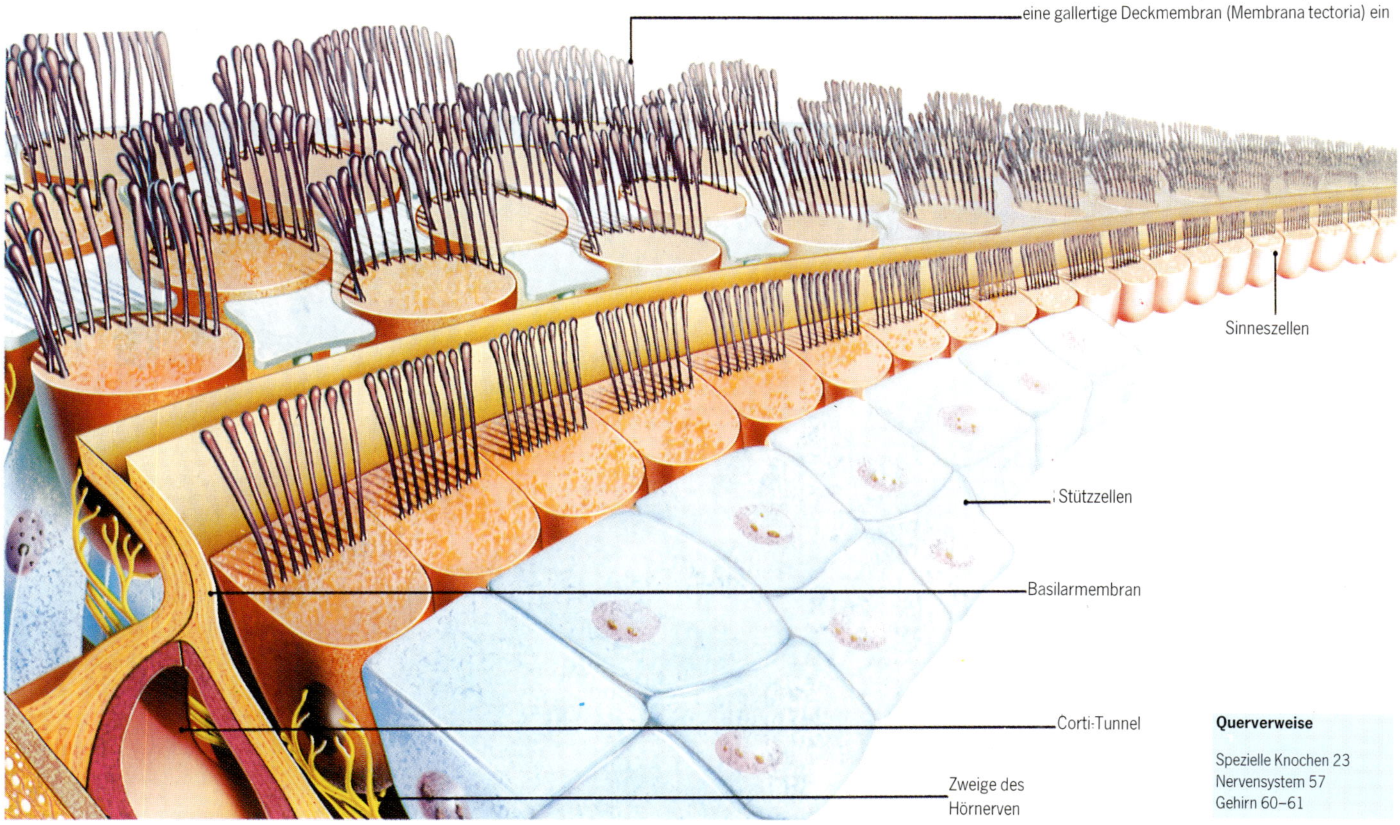

Querverweise

Spezielle Knochen 23
Nervensystem 57
Gehirn 60–61

Haut, Haare und Nägel

Definitionen

- **Albino** Mensch mit weißblonder Kopf- und Körperbehaarung, hellblauer oder rötlicher Iris und hellrosafarbiger Haut infolge erblicher Störung der Melaninbildung.
- **Apokrine Schweißdrüsen** Spezielle große Duftdrüsen in der Achselhöhle, Schamregion und im Bereich der Brustwarzen, die in der Pubertät aktiv werden und ein fettiges, alkalisches Sekret produzieren.
- **Dermis** Hautschicht unter der Oberhaut (Epidermis).
- **Ekkrine Schweißdrüsen** Kleine Drüsen, die ein wässriges saures Sekret mit Salzen und Harnstoff (Schweiß) abgeben.
- **Epidermis** Oberhaut.
- **Glandula sebacea** Talgdrüse.
- **Glandula sudorifera** Schweißdrüse.
- **Haare** Pili, Keratinfäden.
- **Keratin** Hornstoff; schwefelreiches Strukturprotein in Haaren, Nägeln, Epidermis.
- **Melanin** Dunkles Pigment.
- **Melanozyt** Zelle, die Melanin bildet.
- **Musculus arrector pili** Haarbalgmuskel (Haaraufrichtermuskel).
- **Ohrenschmalzdrüse** Modifizierte Talgdrüse im Gehörgang, die Ohrenschmalz (Cerumen) bildet.
- **Sinus lactiferi** Milchsäckchen; spindelförmige Erweiterung der Milchgänge vor der Einmündung in die Brustwarze.

Erkrankungen

- **Acne vulgaris** Gesteigerte Sekretabsonderung an talgdrüsenreichen Hautbezirken (Gesicht, Nacken, Brust, Rücken) führt zur Verstopfung der Talgdrüsenausführungsgänge durch Mitesser, die sich entzünden, und es kommt zur Entstehung von Pickeln.

Die Haut – Schutzschicht

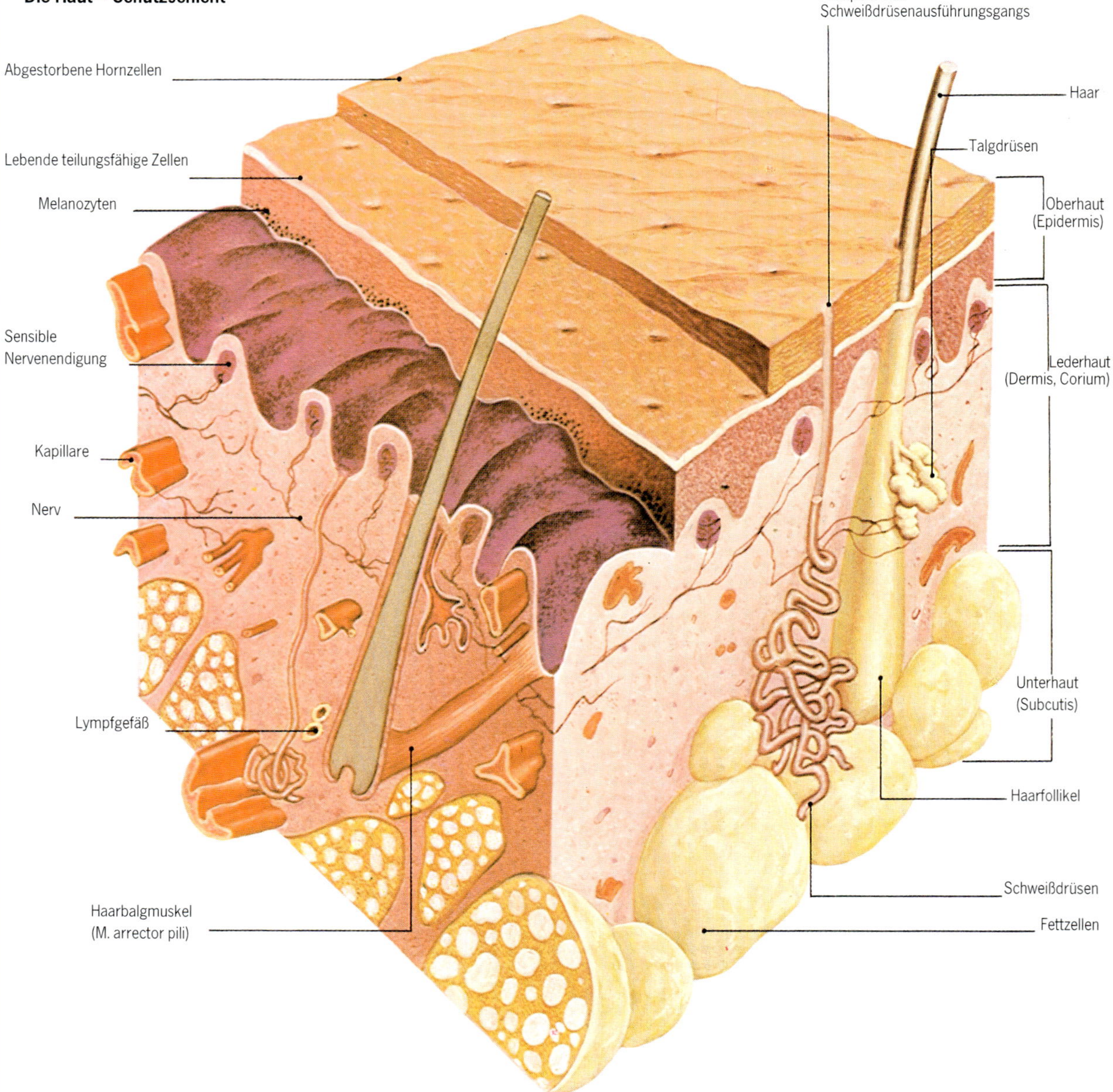

Die Haut

Die Haut (*oben*) bedeckt eine Fläche von etwa 1,7 m^2 und wiegt ca. 3 kg. Sie ist wasserabweisend, schützt den Körper vor chemischen und mechanischen Schäden und verhindert das Eindringen von Krankheitserregern; außerdem ist sie ein wichtiges Sinnesorgan und reguliert die Körpertemperatur sowie den Wasserhaushalt. Die Oberhaut (Epidermis) besteht aus einem mehrschichtigen Plattenepithel, das vor allem aus Hornzellen (Keratinozyten) aufgebaut ist, die regelmäßig abgeschilfert werden.

Darunter befindet sich die bindegewebige Lederhaut (Dermis). Sie besteht aus einem dichten Geflecht von Kollagenfasern, durchsetzt von elastischen Netzen, Blut- und Lymphgefäßen, Schweiß- und Talgdrüsen, Haarfollikeln und Nervenendigungen mit Rezeptoren für Schmerz, Druck, Wärme, Kälte und Vibration. Unter der Dermis liegt eine unterschiedlich stark ausgeprägte Fettschicht, das Unterhautfettgewebe.

Die Hautfarbe wird bestimmt durch das Melanin, das von den Melanozyten gebildete Pigment der Oberhaut. Die Menschen aller Rassen haben etwa die gleiche Zahl an Melanozyten. Die Unterschiede in der Hautfarbe beruhen auf der genetisch vorbestimmten Pigmentmenge, die diese Melanozyten produzieren. Sonnenlicht stimuliert die Melaninproduktion. Beim Albinismus – verursacht durch einen erblich bedingten Mangel des Melanin produzierenden Enzyms – fehlt das Pigment nicht nur in der Haut, sondern auch in den Haaren und in der Regenbogenhaut. In der Haut finden sich etwa 3 Millionen ekkrine Schweißdrüsen, die Wasser, Salze und Harnstoff produzieren. Modifizierte Talgdrüsen im Gehörgang bilden das Ohrenschmalz (Cerumen). Spezielle apokrine Schweißdrüsen finden sich in den Achselhöhle, der Schamregion und im Bereich der Brustwarzen.

Die Brust

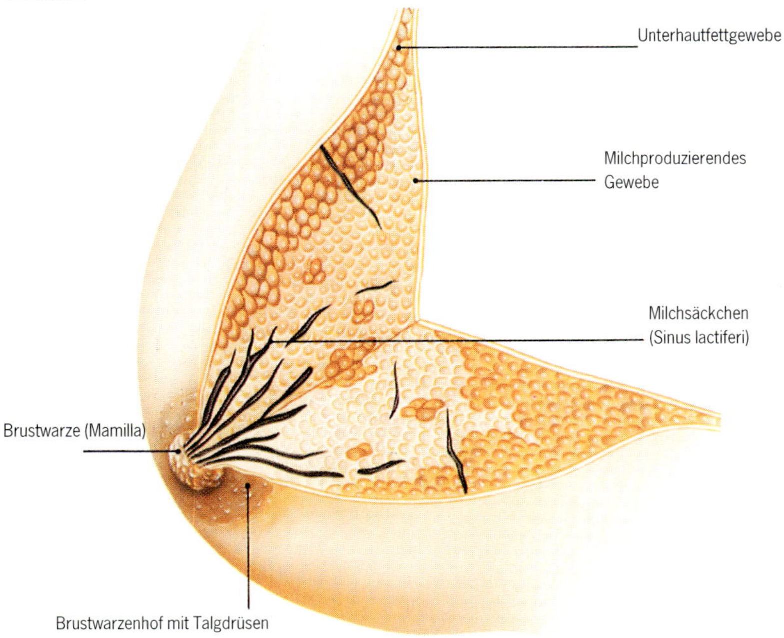

Der Nagel

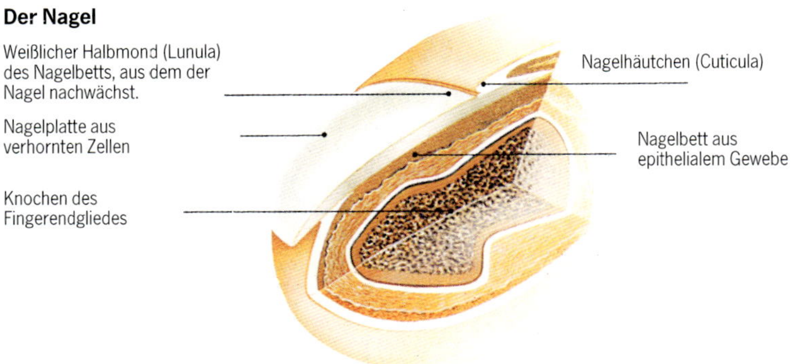

Die Brust

Die Brust besteht aus 15 bis 20 kegelförmigen Drüsenlappen, die beim Mann kaum entwickelt sind. Die weibliche Brustdrüse (Mamma) (*oben links*) entwickelt sich in der Pubertät unter dem Einfluß von Östrogen und Progesteron. Die Lappen der Brustdrüse setzen sich aus Milchbläschen (Sinus lactiferi) zusammen, die sich erst während der Schwangerschaft voll entwickeln. Jeder Lappen mündet mit einem Milchausführungsgang auf der Brustwarze (Mamille).

Die Nägel

Die Nägel (*Mitte links*) entwickeln sich im dritten Fetalmonat. Es handelt sich um Platten aus harten verhornten Zellen der Oberhaut, die im Nagelbett verankert sind. Sie schützen die Zehen- und Fingerendglieder.

Temperaturregulation

Das Temperaturzentrum im Hypothalamus steuert den Wärmehaushalt. Überwärmung (**A**) führt zu einer gesteigerten Hautdurchblutung (**1**), und es wird Wärme durch erhöhte Schweißsekretion abgegeben (**2**). Bei Kälte (**B**) kommt es zur Verengung der Blutgefäße, reduzierter Schweißsekretion, und durch Kontraktion der Haarbalgmuskeln (**3**) stellen sich die Körperhaare senkrecht (**4**) (Gänsehaut). Zusätzliche Wärme kann durch willkürliches Muskelzittern gebildet werden.

Haare

Haare sind Fäden von verhornten Zellen. Sie bestehen aus einem Haarschaft und einer Haarwurzel, die durch den Haarfollikel (Haarbalg) umschlossen wird. Der Haarfollikel besteht aus einer zweischichtigen Wurzelscheide, in die eine Talgdrüse mündet. Unterhalb der Talgdrüsenmündung entspringt der Haaraufrichtermuskel, M. arrector pili. Haare sind an fast allen Körperstellen vorhanden, nur an den Sohlen und Handflächen fehlen sie.

Auf der Kopfhaut finden sich ca. 100 000 bis 200 000 Haare, die etwa 2 mm pro Woche wachsen. Die Haarfarbe hängt vom Melaningehalt der verhornten Zellen ab. Der grauweiße Haarton beim älteren Menschen wird durch eine verminderte Melaninproduktion und Lufteinschlüsse im Haarschaft verursacht.

Temperaturregulation

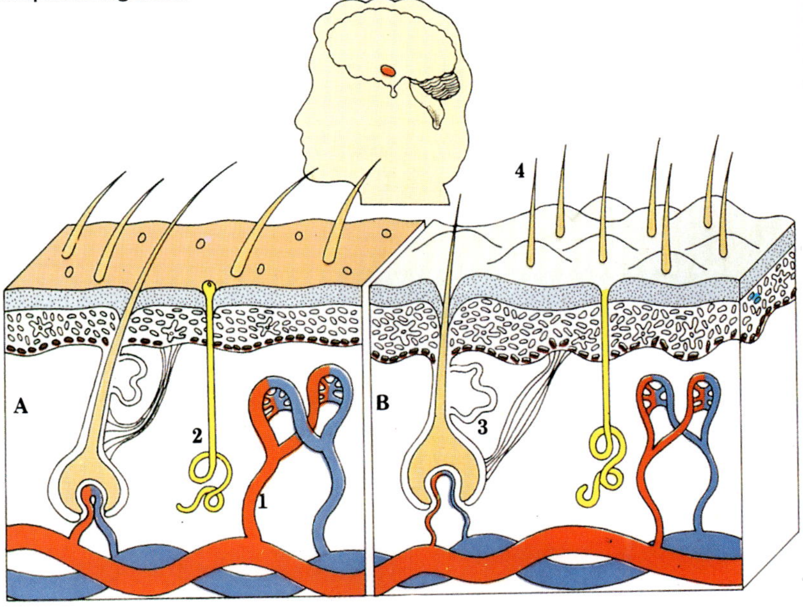

- **Dermatitis** Entzündliche Hautreaktion, hervorgerufen durch Infektion, Kontaktallergie oder innere Erkrankungen.
- **Ekzem** Juckende Entzündung der Haut; infektiös, toxisch, nichtallergisch oder allergisch bedingt.
- **Furunkel** Eitrige Entzündung eines Haarbalgs und seiner Talgdrüse durch Staphylokokken.
- **Karbunkel** Gruppe von ineinander übergehenden Furunkeln, bis handtellergroß; vor allem an Nacken und Rücken.
- **Keloidnarbe** Wulstige Narbenbildung mit derben, bindegewebigen, geröteten Hautsträngen; entwickeln sich bei entsprechender Veranlagung nach Verbrennungen, Verätzungen usw.
- **Miliaria** Schweißdrüsen-Frieselausschlag; kleine wasserhelle Bläschenbildung durch Blokkierung der Schweißdrüsen nach starkem Schwitzen.
- **Nävus** Muttermal; fleckförmige, umschriebene, pigmentierte Fehlbildung der Haut.
- **Paronychie** Eitrige Entzündung des Nagelbetts.
- **Pediculose** Befallensein mit Läusen.
- **Seborrhoische Dermatitis** Seborrhoisches Ekzematoid; mit fettigen Schuppen bedeckte Herde an talgdrüsenreichen Körperregionen.
- **Tinea** Pilzerkrankung der Haut; Hautflechte.
- **Verruca** Warze; durch Virus hervorgerufene gutartige, infektiöse Neubildung der Haut.

Querverweise

Muskeln 27
Gehirn 60-61
Schwangerschaft 80-85

Berührung, Geschmack und Geruch

Hautsensibilität
In bestimmten Hautregionen finden sich viele Nervenendigungen, wie z.B. an den Fingerspitzen. Andere Stellen, z.B. der Rücken, enthalten nur relativ wenige.

Die Nervenfaserendigungen sind in Nervenendkörperchen eingebaut und bilden kleine Sinnesorgane, die für Berührung, Druck, Temperatur usw. zuständig sind. Man unterscheidet z.B. Merkel-Tastscheiben, Meissner-Tastkörperchen, Vater-Pacini-Lamellenkörperchen (*rechts*).

Viele Nervenendigungen haben kein Endorgan. Es handelt sich dabei um Rezeptoren für Licht, Berührung und Schmerz. Ein ausreichend starker Reiz kann an jeder Nervenendigung Schmerz erzeugen. Im Gehirn werden die verschiedenen Hautreize mit den Informationen aus Augen, Ohren und Nase korreliert.

Hautsensibilität

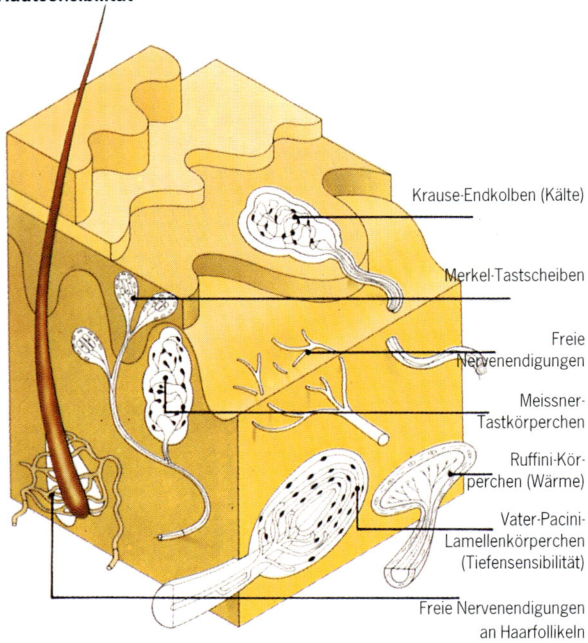

Schmerzempfindungen
Schmerzrezeptoren finden sich überall in der Haut und in inneren Organen, aber Schmerzen sind diffus und schwieriger zu lokalisieren als die anderen Hautempfindungen. Die meisten Schmerzen entstehen durch Dehnung und Kontraktion, z.B. Koliken. Beim Tiefenschmerz werden die Nerven in einem Rückenmarksegment stimuliert, die ein bestimmtes Hautareal versorgen. Dadurch entsteht der Eindruck, als ob der Schmerz von der Haut kommt. Herzschmerzen (**1**) und Speiseröhrenschmerzen (**2**) werden in den Schulter-, Arm- und Halsbereich weitergeleitet; Schmerzen in Gebärmutter (**3**) und Bauchspeicheldrüse (**4**) strahlen in die Lendenregion aus: Nierenschmerzen (**5**) in die Leistenbeuge. Zwerchfellschmerzen können zu den Schultern weitergeleitet werden.

Geruch - Nase

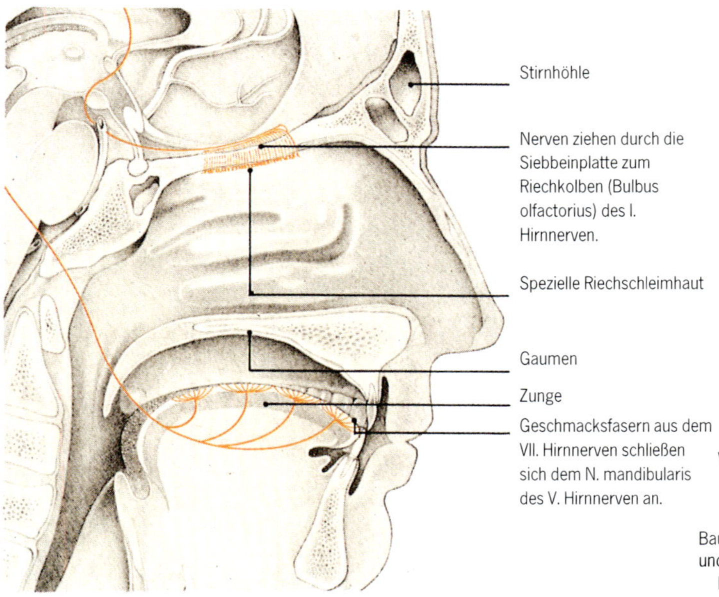

Schmerzausstrahlung

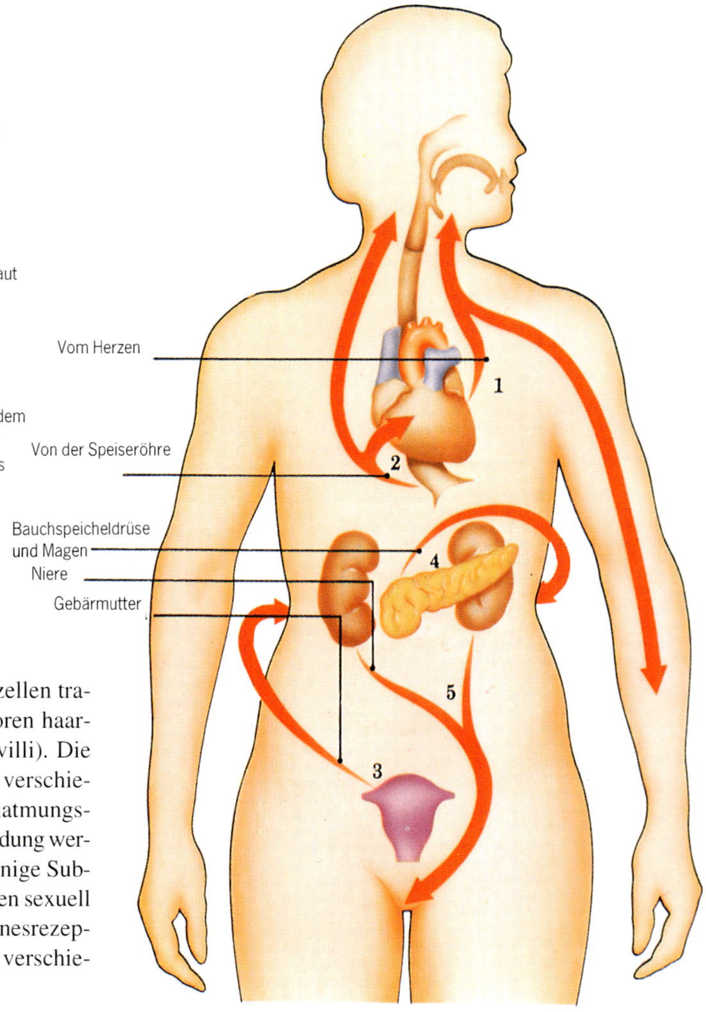

Geruch
Die Riechnerven beginnen in der Riechschleimhaut in den oberen Nasengängen (*oben*). Sie ziehen durch die feinen Löcher der Siebbeinplatte, durchbohren die harte Hirnhaut und treten in den Riechkolben (Bulbus olfactorius) des I. Hirnnerven ein, bevor sie zum Limbischen System ziehen.

Die Chemorezeptoren des Geschmackssinns werden durch verschiedene gelöste Substanzen in der Mundhöhle erregt. Ähnlich wie die Geschmackszellen tragen auch diese Chemorezeptoren haarähnliche Mikrozotten (Mikrovilli). Die Riechhärchen reagieren auf verschiedene Geruchsstoffe in der Einatmungsluft, und durch elektrische Entladung werden die Riechnerven erregt. Einige Substanzen, sog. Pheromone, wirken sexuell stimulierend. Gut trainierte Sinnesrezeptoren können mehr als 10 000 verschiedene Gerüche erkennen.

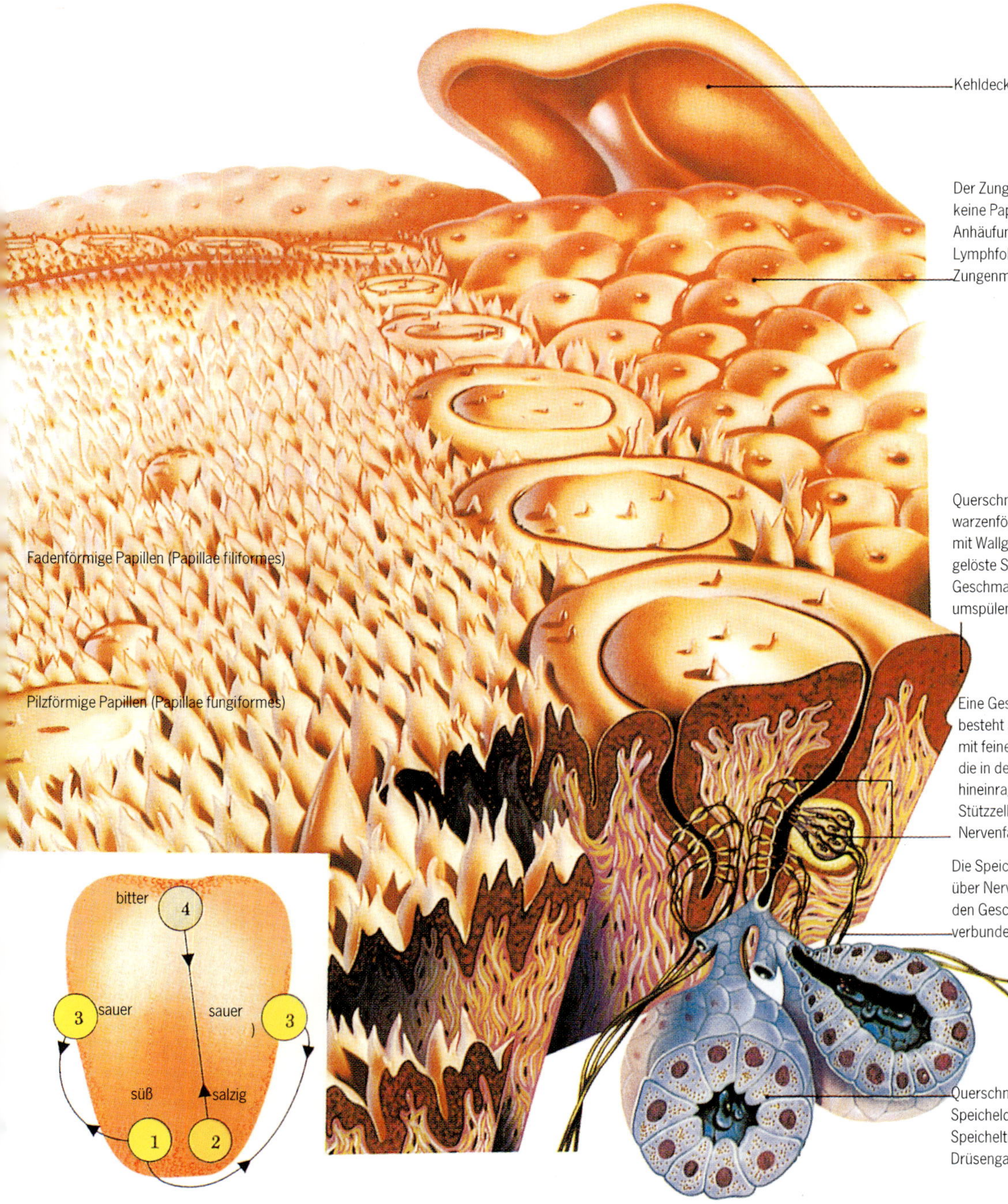

Geschmack

Die Zunge ist ein beweglicher Muskelkörper (*oben*). Sie ist am Zungenbein befestigt und wird durch den XII. Hirnnerven versorgt. Sie hilft beim Kauen und bei der Sprachbildung. Die Oberfläche der Zunge ist von einer Schleimhaut aus mehrschichtigem Plattenepithel bedeckt und enthält etwa 9000 Papillen, Geschmacksknospen, die innerhalb von 48 Stunden ersetzt werden.

Nach ihrer äußeren Form unterscheidet man fadenförmige, blattförmige, wallförmige und pilzförmige Papillen. Jede Papille enthält 100 bis 200 Mikrozotten, die mit Chemorezeptoren besetzt sind.

Alle Geschmacksempfindungen können auf vier Grundtypen zurückgeführt werden (*siehe* eingefügtes kleines Diagramm oben links): süß (**1**) und salzig (**2**), vor allem an der Zungenspitze; sauer (**3**) am hinteren seitlichen Zungenrand; bitter (**4**) am Zungengrund.

Der IX. Hirnnerv (N. glossopharyngeus) leitet Empfindungen vom hinteren Drittel der Zunge. Geschmacksfasern aus dem N. mandibularis des V. Hirnnerven, die den Rest der Zunge versorgen, schließen sich dem VII. Hirnnerven an.

Ob eine Speise schmackhaft ist, hängt von mehreren Faktoren wie Geschmack, Temperatur, Konsistenz und Geruch ab. All das wird vom Scheitellappen des Gehirns in Zusammenarbeit mit dem Geschmackszentrum im Thalamus überprüft.

Definitionen

- **Bulbus olfactorius** Riechkolben; Anschwellung am Beginn der Riechbahn.
- **Chemorezeptoren** Sensorische Nervenendigungen, die chemische Reize in elektrische Erregungen umwandeln.
- **Geschmackszentrum** Kerngebiete im Thalamus und höhere Zentren in den sensorischen Hirnrindenfeldern.
- **Lamina cribrosa** Siebbeinplatte.
- **Limbisches System** Hirnstrukturen über dem Thalamus; beteiligt an Gedächtnis, Emotionen, Instinkten.
- **Os ethmoidale** Siebbein.
- **Os hyoideum** Zungenbein.
- **Papille** Erhebung in der Zungenschleimhaut: fadenförmige, pilzförmige, wallförmige und blattförmige Papillen.
- **Thalamus** Kerngebiete im Zwischenhirn; Koordinationszentrum für Empfindungen wie Berührung, Schmerz, Temperatur, Geschmack, Gleichgewicht.

Erkrankungen

- **Anosmie** Vollständiger Verlust des Geruchsvermögens, z.B. bei Tumor im Stirnhirn, Schädelbasisbruch, Gehirnentzündung.
- **Glossitis** Zungenentzündung; entzündliche Veränderung der Zungenschleimhaut, z.B. bei Infektionskrankheiten.
- **Zungenkrebs** Häufig nach chronischer Reizung, z.B. bei Rauchern.

Querverweise

Verdauung 44
Nervensystem 57-61
Haut 70

Die weiblichen Geschlechtsorgane

Definitionen

- **Akrosom** Kopfkappe des Spermienkerns, dessen Enzyme das Eindringen des Samenfadens in die Eizelle ermöglichen.
- **Bartholin-Drüsen** Schleimdrüsen am Scheideneingang.
- **Cervix uteri** Gebärmutterhals, Zervix; unterer, in die Scheide hineinragender Uterusabschnitt, der den Zervixkanal umgibt.
- **Corpora cavernosa penis** Schwellkörper des männlichen Glieds.
- **Corpus albicans** Narbiger Rest des rückgebildeten Gelbkörpers (Corpus luteum).
- **Corpus spongiosum** Schwellkörper der männlichen Harnröhre.
- **Cowper-Drüse** Glandula bulbourethralis; Schleimdrüse hinter dem Schwellkörper der männlichen Harnröhre; ihr Sekret wird vor der Ejakulation in die Harnröhre entleert und dient der Ernährung der Samenfäden.
- **Ductuli efferentes testis** Ableitende Samenwege; Gänge, die den Samen vom Hoden zum Nebenhoden leiten.
- **Ductus deferens** Samenleiter; setzt den Nebenhodengang fort, geht durch die Prostata und mündet in die Harnröhre.
- **Ejakulat** Samenflüssigkeit und Samenzellen (Spermien), die beim Orgasmus aus der männlichen Harnröhre ausgestoßen werden.
- **Ektoderm** Äußeres Keimblatt, aus dem Haut und Nervensystem hervorgehen.
- **Endometrium** Gebärmutterschleimhaut, die auf die zyklischen Veränderungen des Östrogen- und Progesteronspiegels anspricht.
- **Endoderm** Inneres Keimblatt, aus dem Verdauungstrakt, Leber, Luftröhre und Lungen hervorgehen.

Die weiblichen Geschlechtsorgane

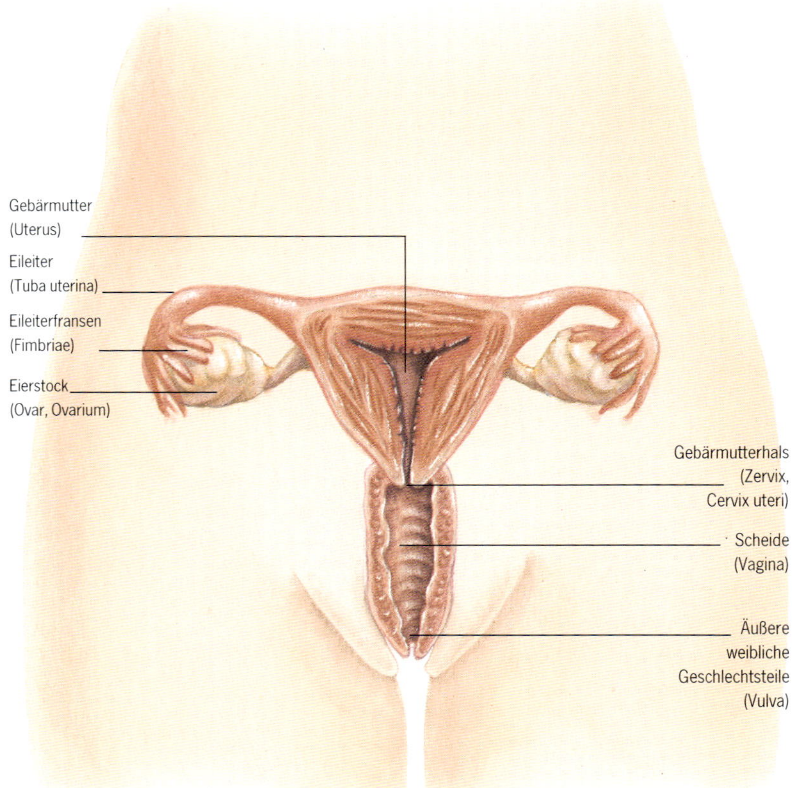

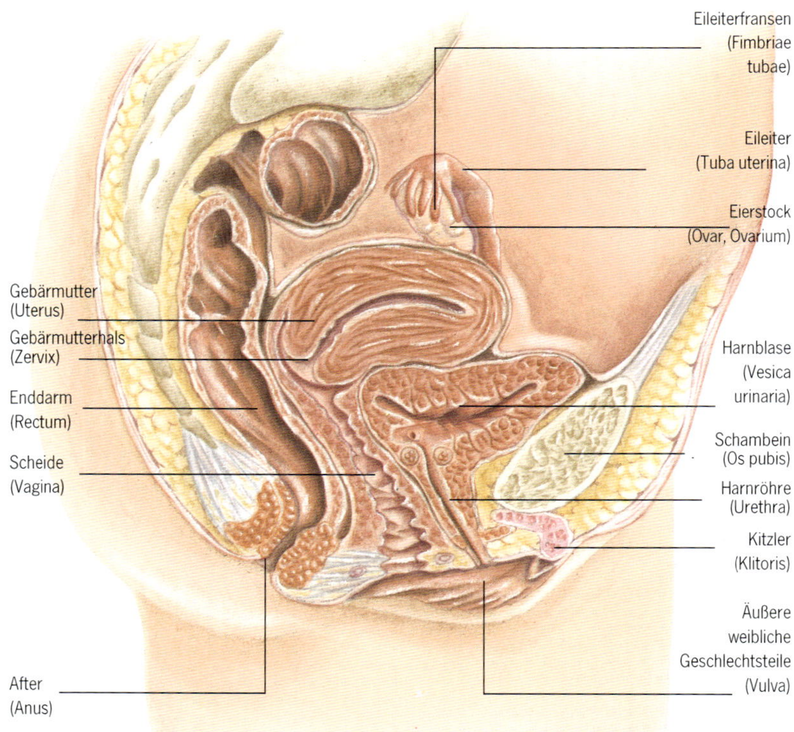

Der Scheideneingang wird von Hautfalten, den sogenannten großen und kleinen Schamlippen (Labia majora und minora pudendi), begrenzt. Die beiden äußeren großen Schamlippen vereinigen sich zum vorderen behaarten Scham- oder Venushügel (Mons pubis). Die kleinen inneren Schamlippen sind unbehaart und bilden vorn ein kleines Dach, unter dem der Kitzler (Klitoris), das erektile Lustorgan der Frau, liegt. Unmittelbar unterhalb der Klitoris befindet sich die Mündung der Harnröhre und der Scheidenvorhof.

Venushügel, Schamlippen, Klitoris und Scheideneingang bilden die äußeren weiblichen Geschlechtsorgane (Vulva). Die Scheide (Vagina) ist ein 10 bis 15 cm langer elastischer, stark dehnungsfähiger Muskelschlauch, der sich vom Scheideneingang nach hinten bis zum Ansatz des Gebärmutterhalses (Cervix uteri, unterer Teil des Uterus) erstreckt. Die mit ihrem unteren Teil in die Scheide hineinragende Gebärmutter (Uterus) wird durch feste Bänder und Muskelzüge im Becken fixiert. Auf der Innenfläche der kleinen Schamlippen münden die erbsengroßen Bartholin-Drüsen, die – zusammen mit anderen kleineren Drüsen – den Scheideneingang befeuchten.

Die Gebärmutter (Uterus)

Der Uterus ist ein ca. 7 bis 9 cm langes, birnenförmiges Organ. Seine Wand besteht aus drei Schichten: einer inneren Schleimhautauskleidung (Endometrium), einer mittleren Schicht aus glatten Muskelfaserzügen (Myometrium) und einem äußeren Bauchfellüberzug (Perimetrium). Er liegt hinter der Blase und vor dem Enddarm. Der in das Dach der Scheide ragende Gebärmutterhals (kurz Zervix genannt) besteht aus Bindegewebe und glatter Muskulatur, die den Zervixkanal umgibt. Seine vordere Öffnung, der sog. Muttermund (Portio) wird von einem zähen Schleimpfropfen verschlossen. Während der fruchtbaren Tage und bei der Menstruation verdünnt sich der Schleim.

Seitlich der Gebärmutter ziehen die beiden ca. 10 cm langen Eileiter (Tuben, Tubae uterinae) zu den Eierstöcken (Ovarien), die sie mit fransenförmigen Fortsätzen (Fimbriae tubae) umfassen. Die Eileiter nehmen das im Eierstock bereitgestellte Ei auf, in ihnen findet die Befruchtung statt, und sie transportieren das befruchtete Ei durch peristaltische Bewegungen in die Gebärmutter.

Der Eierstock

Im Eierstock werden die Geschlechtshormone Östrogen und Progesteron produziert und die Eizellen gebildet (*rechts*).

Die Entwicklung der sekundären Geschlechtsmerkmale und der Beginn der Regelblutung (Menstruation) erfolgen in der Pubertät durch die vermehrte Ausschüttung des Follikel-stimulierenden Hormons (FSH) und des luteinisierenden Hormons (LH) aus dem Hypophysenvorderlappen.

Der Eierstock enthält bei der Geburt 50 000 bis 250 000 Eianlagen (Oogonien), aus denen im Laufe des Lebens nur ca. 500 Eizellen heranreifen.

Aus den ursprünglich angelegten Primärfollikeln (Eizellen mit einschichtiger Hülle) entwickeln sich Sekundärfollikel und schließlich Tertiärfollikel. Ein Tertiärfollikel wandelt sich in den »sprungreifen« Graafschen Follikel um, aus dem es jeweils in der Mitte eines Monatszyklus zum Eisprung (Ovulation) kommt. Vor dem Eisprung vollendet das Ei die 1. Reifeteilung und teilt sich in eine sekundäre Oozyte (unreife Eizelle) und in ein kleineres Polkörperchen, das abgestoßen wird. Es beginnt die 2. Reifeteilung, die erst nach erfolgter Befruchtung abgeschlossen wird.

Der Menstruationszyklus

Unter der Einwirkung von FSH und LH entwickelt sich der Menstruationszyklus (*rechts*), der mit charakteristischen Veränderungen der Gebärmutterschleimhaut einhergeht. Die erste Monatsblutung wird als Menarche bezeichnet, die letzte als Menopause. FSH stimuliert die Reifung eines Follikels zum Graafschen Follikel. Die Follikelzellen produzieren Östrogen, das die Gebärmutterschleimhaut (Endometrium) aufbaut. In der Zyklusmitte wird der Schleimpfropfen am Gebärmuttermund (Portio) durch einen Anstieg von LH verflüssigt und der Eisprung ausgelöst. Der Gelbkörper (Corpus luteum) wird gebildet.

Kommt es zur Befruchtung, so übernimmt der Embryo die Stimulierung des Gelbkörpers, indem er Human-Choriongonadotropin (HCG) bildet. Unterbleibt die Befruchtung, so bildet sich der Gelbkörper zurück und stellt seine Progesteronproduktion ein. Es kommt zu einer etwa 5 Tage dauernden Menstruationsblutung, wobei die Gebärmutterschleimhaut ausgestoßen wird.

Der Eierstock (Ovarium)

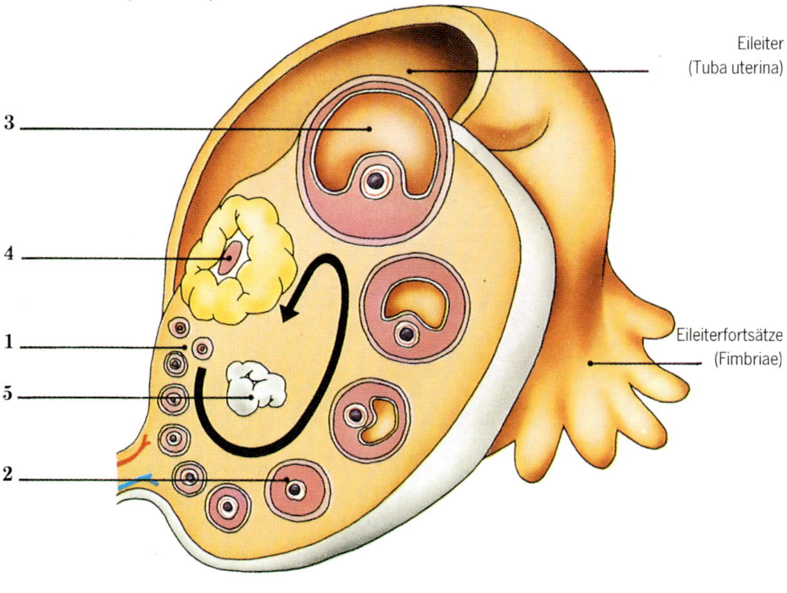

Der Eierstock

Der Querschnitt durch den Eierstock (*oben*) zeigt ein unreifes Ei (1), das Flüssigkeit aufnimmt und zum bläschenartigen Graafschen Follikel anschwillt (2). In der Zyklusmitte erreicht er die Oberfläche (3), das Ei wird ausgestoßen und von den Fimbrien aufgefangen.

Die leere Follikelhülle verwandelt sich in den Gelbkörper (**4**), der bis zur Menstruation wächst und sich dann zum Corpus albicans zurückbildet (**5**).

Menstruationszyklus

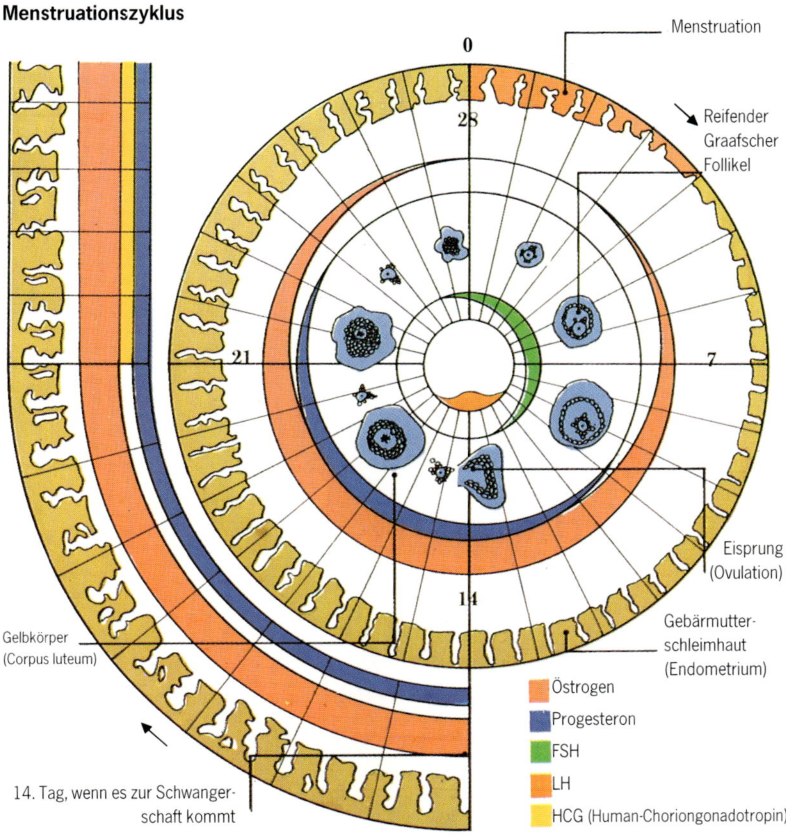

- **Epididymis** Nebenhoden; Gangsystem, das der Speicherung des Samens dient.
- **Fimbriae** Fransenartige Eileiterfortsätze.
- **Follikelzyste** Vermehrte Flüssigkeitsproduktion im Eifollikel des Eierstocks mit zystischer Erweiterung, aus dem das reife Ei herausgestoßen wird (Eisprung).
- **Funiculus spermaticus** Samenstrang; enthält Samenleiter, Gefäße und Nerven für Hoden und Nebenhoden und wird von Abkömmlingen der Bauchwand umhüllt.
- **Glans penis** Eichel; vorderes, verdicktes Ende des männlichen Gliedes.
- **Graafscher Follikel** Siehe Follikelzyste.
- **Implantation** Einnistung der befruchteten Eizelle in die Gebärmutterschleimhaut.
- **Klitoris** Kitzler; weibliches erektiles (schwellfähiges) Organ am vorderen Ende der kleinen Schamlippen; entspricht dem Schwellkörper des Penis.
- **Labia majora pudendi** Die beiden äußeren großen Schamlippen, die den Scheideneingang begrenzen.
- **Labia minora pudendi** Die beiden inneren kleinen Schamlippen.
- **Littré-Drüsen** Glandulae urethrales; Schleimdrüsen der Harnröhre.
- **Mitochondrien** Kleine Zellorganellen, die eine wichtige Rolle bei der Atmung und beim Energiestoffwechsel der Zelle spielen.
- **Morula** Maulbeerartiger Zellhaufen, der aus der befruchteten Eizelle durch Zellteilungen entsteht.
- **Oogonien** Ureier im Keimepithel des weiblichen Eierstocks (50 000 bis 250 000), die potentiellen Vorläufer der Eizellen.
- **Oozyten** Unreife Eizellen, die als weibliche

Die männlichen Geschlechtsorgane

Keimzellen in den Eierstöcken liegen und aus den Oogonien enstanden sind.

- **Ovarium** Eierstock; paarig angelegte weibliche Keimdrüsen unterhalb der Eileiter.
- **Ovulation** Eisprung; Ausstoßung eines reifen Eis aus dem Graafschen Follikel des Eierstocks nach dem Platzen des Follikels.
- **Ovum** Befruchtungsfähige weibliche Eizelle mit 23 Chromosomen.
- **Peritoneum** Bauchfell; kleidet die Bauch- und Beckenhöhle aus und überzieht viele Bauch- und Beckenorgane.
- **Pheromone** Duftstoffe, Sexuallockstoffe.
- **Präputium** Vorhaut, die die Eichel des Penis umgibt.
- **Rete testis** Hodennetz; Kanälchensystem, das zwischen Hodenkanälchen und Ductuli efferentes (ableitende Samenwege zum Nebenhoden) eingeschaltet ist.
- **Scrotum** Hodensack; schlaffe, faltige Haut, die durch eine bindegewebige Scheidewand in zwei Kammern geteilt wird und die beiden Hoden enthält.
- **Sperma** Samenflüssigkeit, besteht aus den Samenfäden (Spermien) und den Sekreten der Nebenhoden, Samenbläschen und Prostata).
- **Spermatide** Unreife männliche Samenzelle.
- **Spermatogenese** Entwicklung der Samenzellen (Spermien).
- **Spermatogonie** Männliche Ursamenzelle im Keimepithel der Hodenkanälchen.
- **Spermatozyte** Entsteht aus einer Spermatogonie durch Mitose; enthält noch 46 Chromosomen.
- **Spermium** Reife männliche Samenzelle mit 23 Chromosomen.
- **Testes** Hoden; die beiden im Hodensack liegenden Keimdrüsen des Mannes, die Spermien produzieren.

Die männlichen Geschlechtsorgane

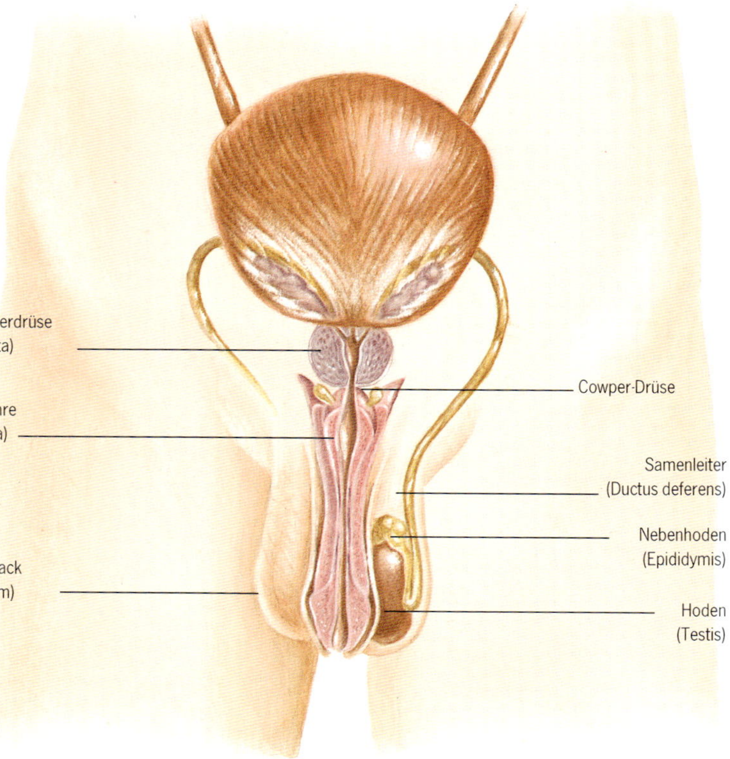

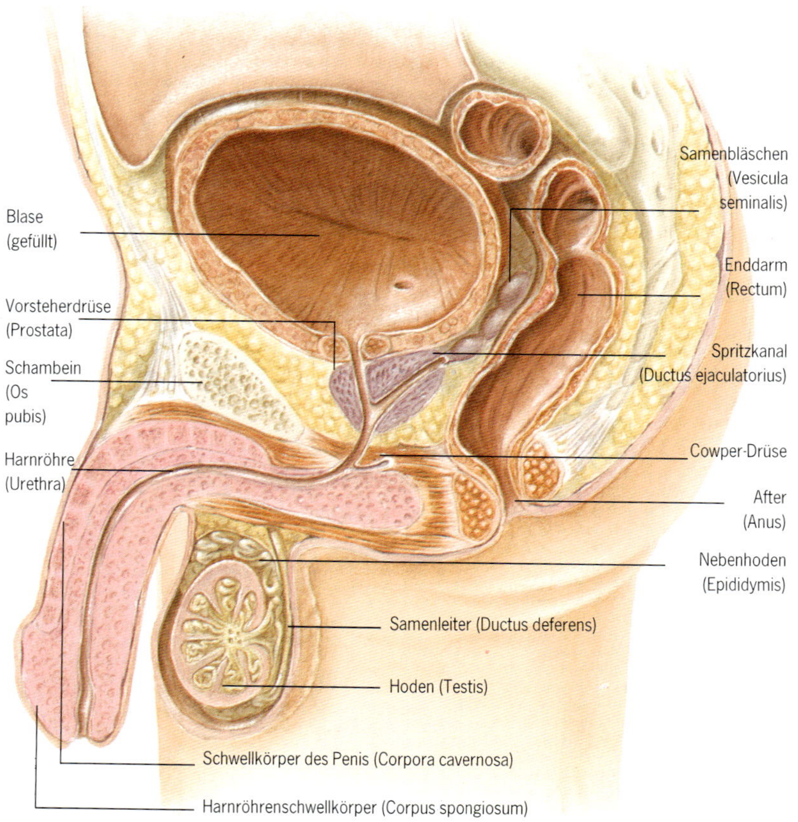

Zu den äußerlich sichtbaren Geschlechtsorganen des Mannes gehören das Glied (Penis) und der Hodensack (Skrotum), der die beiden eiförmigen Hoden (Testes) enthält. Im Innern des Körpers befinden sich die Vorsteherdrüse (Prostata) und die Samenbläschen (Vesiculae seminales) sowie Samenleiter und verschiedene ableitende und zuführende Samenkanälchen.

Das runzlige Aussehen des Hodensacks beruht auf Kontraktionen der glatten Muskelfasern der Fleischhaut (Tunica dartos), die unter der Außenhaut des Skrotums liegt. Am Samenstrang verläuft der Hodenhebermuskel (M. cremaster). Der vom Nebenhoden zur Harnröhre verlaufende Samenstrang (Funiculus spermaticus) enthält den Samenleiter (Ductus deferens), Gefäße und Nerven für Hoden und Nebenhoden und wird von Ausstülpungen der Bauchwand und des Bauchfells umhüllt.

Die Vorsteherdrüse

Die kastaniengroße Vorsteherdrüse (Prostata) liegt zwischen der Harnblasenunterfläche und der Beckenbodenmuskulatur und umschließt den Anfangsteil der Harnröhre. Sie besteht aus etwa 40 Einzeldrüsen und produziert ein alkalisches Sekret, das die Beweglichkeit der Samenzellen fördert. Die Cowper- und Littré-Drüsen geben ebenfalls Sekrete in die Harnröhre ab. Zusammen bilden diese Drüsenabsonderungen die Hauptmenge der bei der Ejakulation ausgestoßenen Samenflüssigkeit (ca. 3 bis 5 ml).

Die Samenflüssigkeit (Sperma) enthält verschiedene Eiweiße, Fruktose und andere Stoffe, die für die Lebensfähigkeit der Samenfäden (Spermien) wichtig sind. Es sind etwa 100 Millionen Spermien pro ml Sperma vorhanden, von denen ca. 20 % abgestorben sind.

Das männliche Glied (Penis) umfaßt die Harnröhre, die im Harnröhrenschwellkörper (Corpus spongiosum) verläuft und an der Eichel (Glans penis) endet. Harnröhre und Harnröhrenschwellkörper werden vom Schwellkörper des Penis (Corpus cavernosum penis) umgeben. Die Erektion des Penis wird vor allem durch die Corpora cavernosa verursacht: gesteuert über parasympathische Nervenimpulse füllen sich die schwammartigen Hohlräume mit Blut, die Penishülle spannt sich an, der venöse Rückstrom wird gedrosselt und der Penis wird steif.

Der Hoden (Testis)

Der Hoden (*rechts*) produziert das männliche Geschlechtshormon Testosteron und die Samenzellen (Spermien). Die ca. 5 cm langen pflaumenförmigen Hoden sind paarig angelegt und werden von einer derben Hülle, der Tunica albuginea, umgeben. Von der Tunica albuginea gehen Bindegewebswände ab, die das Hodengewebe in etwa 200 keilförmige Hodenläppchen unterteilen. Jedes Hodenläppchen (Lobulus testis) enthält vielfach gewundene Hodenkanälchen (Tubuli seminiferi), die im gestreckten Zustand ca. 75 cm lang sind. In den Hodenkanälchen werden pro Tag etwa 200 Millionen Samenzellen (Spermien) gebildet, die in ein verzweigtes Netz von Ausführungsgängen gelangen. Von diesem sogenannten Rete testis führen 12 bis 20 Ausführungsgänge (Ductuli efferentes) in den Nebenhoden, wo die Spermien bis zu 10 Tagen heranreifen, bevor sie in den Samenleiter (Ductus deferens) eintreten.

Unter dem Einfluß von Testosteron werden die sekundären Geschlechtsmerkmale gebildet, wie z.B. stärkere Körperbehaarung, Bartwuchs, verstärktes Knochen- und Muskelwachstum so wie Stimmbruch.

Der Hoden (Testis)

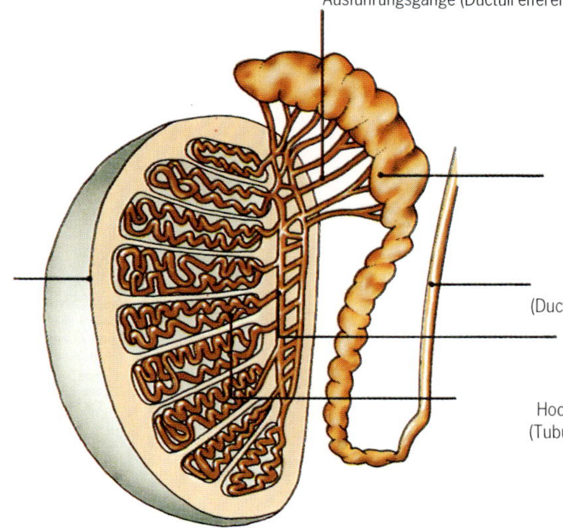

Die Entwicklung der Samenzellen

Die Samenzellen entstehen aus den Spermatogonien (Urkeimzellen) im Keimepithel der Hodenkanälchen. Die Spermatogonien teilen sich (*unten*) mitotisch zu Spermatozyten I. Ordnung, die 46 Chromosomen enthalten. Durch die folgenden beiden Reifeteilungen wird der Chromosomensatz halbiert: es entstehen Spermatozyten II. Ordnung, dann Spermatiden, die zu Spermien heranreifen.

Die Spermien

Ein reifes Spermium (*unten*) ist etwa 0,05 mm lang. Es besteht aus Kopf, Hals, Mittelstück und Schwanz. Der Spermienkopf wird vom Akrosom bedeckt, einem kappenartigen Gebilde, welches das genetische Material aus den 23 Chromosomen enthält. Im Mittelstück befinden sich Mitochondrien, die die Energie für die Beweglichkeit der Samenfäden liefern. Der Schwanz besteht aus Eiweißfäden, die sich kontrahieren und die typische schlängelnde Bewegung des Spermiums ermöglichen. Einige Samenfäden haben zwei Köpfe oder zwei Schwänze. Sind die Hoden zu hohen Temperaturen ausgesetzt, so können die Spermien absterben, oder die Samenbildung bleibt aus.

Spermatogenese

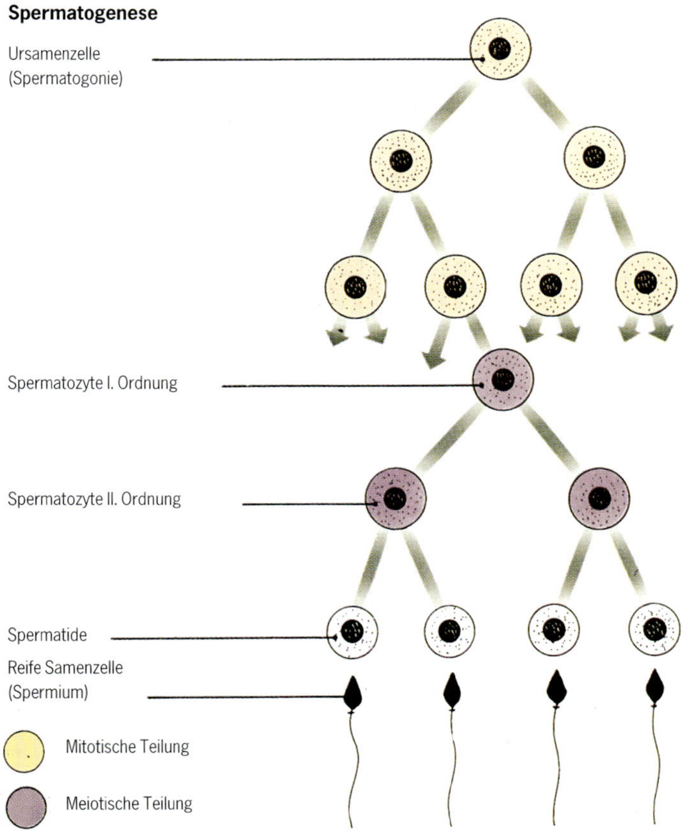

Spermium

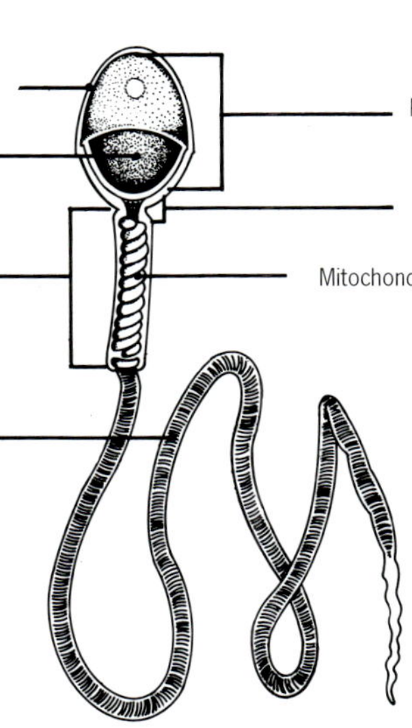

- **Testosteron** Männliches Sexualhormon, das in den Leydigschen Zwischenzellen des Hodens gebildet wird.
- **Trophoblast** Hülle der Keimblase, die den Embryo ernährt und das Schwangerschaftshormon Human-Choriongonadotropin (HCG) bildet.
- **Tuba uterina** Eileiter; Röhren beidseits der Gebärmutter, die zu den Eierstöcken führen und dem Eitransport dienen.
- **Tubuli seminiferi** Hodenkanälchen.
- **Tunica albuginea** Derbe Bindegewebshülle des Hodens.
- **Tunica vaginalis testis** Seröse Haut, die Hoden und Nebenhoden bedeckt.
- **Urethra masculina** Harnröhre des Mannes; durchzieht Prostata und Penis und mündet an der Eichel als Ausführungsgang für Harn und Samen.
- **Uterus** Gebärmutter; muskulöses birnenförmiges Hohlorgan; dient zur Aufnahme des befruchteten Eis und zur Entwicklung der Frucht.
- **Vagina** Weibliche Scheide; 10 bis 15 cm langer elastischer Muskelschlauch, der sich vom Scheidenvorhof zum Gebärmutterhals erstreckt; sie nimmt die Samenzellen auf und wird unter der Geburt Teil des Geburtskanals.
- **Vesiculae seminales** Samenbläschen; blindsackförmige Ausstülpungen der Ampulle des Samenleiters, die in die Harnröhre münden; sie produzieren ein fructosereiches Sekret, das die Beweglichkeit der Spermien fördert.
- **Vulva** Äußere weibliche Geschlechtsteile.

Erkrankungen (Mann)

- **Epididymitis** Entzündung des Nebenhodens; meist fortgeleitet von einer Entzündung der Prostata und Harnröhre.

Fortpflanzung

- **Hodentorsion** Drehung des Hodens und Samenstrangs um die Längsachse, wodurch die Blutzufuhr abgeschnitten wird; führt zu heftigen Schmerzen und Anschwellung; meist bei Kindern; rasche Operation nötig.
- **Orchitis** Entzündung des Hodens.
- **Prostatakarzinom** Prostatakrebs; häufiger Krebs bei älteren Männern; Vergrößerung und Verhärtung der Vorsteherdrüse; verstärkter Harndrang durch Heranwachsen auf die Harnröhre; Operation oder Behandlung mit weiblichen Geschlechtshormonen.
- **Prostatitis** Entzündung der Prostata (Vorsteherdrüse).
- **Seminom** Form des Hodenkrebses.

Erkrankungen
(Frau)

- **Amenorrhoe** Ausbleiben der moantlichen Regelblutung; Primäre A.: Regelblutung ist bis zum 18. Lebensjahr noch nicht eingetreten. Sekundäre A.: Regelblutungen fanden statt und blieben dann aus; verschiedene Ursachen, abgesehen von Schwangerschaft und Menopause.
- **Bartholin-Abszeß** Entzündung der Bartholin-Drüsen im unteren Drittel der großen Schamlippen.
- **Dysmenorrhoe** Schmerzhafte Regelblutung.
- **Endometritis** Entzündung der Gebärmutterschleimhaut.
- **Menorrhagie** Verlängerte und verstärkte Regelblutung.
- **Ovarialtumoren** Verschiedene Formen von Eierstockgeschwülsten.
- **Ovarialzyste** Flüssigkeitsansammlung in präformierten Hohlräumen, z.B. Follikel, Gelbkörper, oder unabhängig entstehend.
- **Salpingitis** Eileiterentzündung.

Geschlechtsverkehr

Beim Geschlechtsverkehr (Koitus) wird der Penis des Mannes in die Scheide der Frau eingeführt. Durch rhythmische Bewegungen kommt es zum Höhepunkt sexueller Erregung (Orgasmus), der beim Mann zur Ausschüttung der Samenflüssigkeit (Ejakulation) führt. Sexuell stimulierend wirken visuelle Reize, Berührungsempfindungen und akustische Reize sowie bestimmte Duftstoffe, sog. Pheromone. Der sexuelle Reaktionszyklus umfaßt die Erregungsphase, die Plateauphase, die Orgasmusphase und die Rückbildungsphase, die jeweils durch körperliche Veränderungen charakterisiert sind. Beim Mann versteift sich das Glied durch die Blutfüllung der Schwellkörper von Penis und Harnröhre, bei der Frau werden Brüste, Klitoris und Schamlippen stärker durchblutet, und die Scheide wird feucht.

Während des Orgasmus führen schnelle Muskelkontraktionen im Bereich der männlichen Harnröhre zur Ejakulation des Samens. Durch gleichzeitige Kontraktionen im Bereich der oberen Scheide und rhythmische Einsaugbewegungen der Gebärmutter wird das Eindringen des Samens erleichtert. Während des Geschlechtsverkehrs steigen Blutdruck, Pulsschlag und Atemfrequenz. Nach dem Orgasmus folgt eine Entspannungsphase.

Die Befruchtung

Der Augenblick der Empfängnis ist das wichtigste Stadium der Fortpflanzung. Aus der Vereinigung von zwei Kernen mit je 23 Chromosomen wird eine Zelle mit 46 Chromosomen gebildet, aus der ein Embryo entsteht.

Das Geschlecht des Kindes wird durch das väterliche XY-Geschlechtschromosom bestimmt (die Frau besitzt ein XX-Geschlechtschromosom). Durch die Reduktionsteilungen im Verlauf der Keimzellenbildung besitzen sowohl die weibliche Eizelle als auch die männliche Samenzelle nur die Hälfte der in den Körperzellen vorhandenden Chromosomen, d.h. 23 Chromosomen. Das 23. Chromosom, das sogenannte Geschlechtschromosom der männlichen Samenzelle ist entweder ein X- oder ein Y-Chromosom. Wird die weibliche Eizelle von einer X-Samenzelle befruchtet, so wird das Kind weiblich. Trifft sie jedoch auf eine Y-Samenzelle, so ensteht ein Junge. Die Eizelle kann wahrscheinlich nur innerhalb von ca. 24 Stunden befruchtet werden.

Transport der Samenzellen

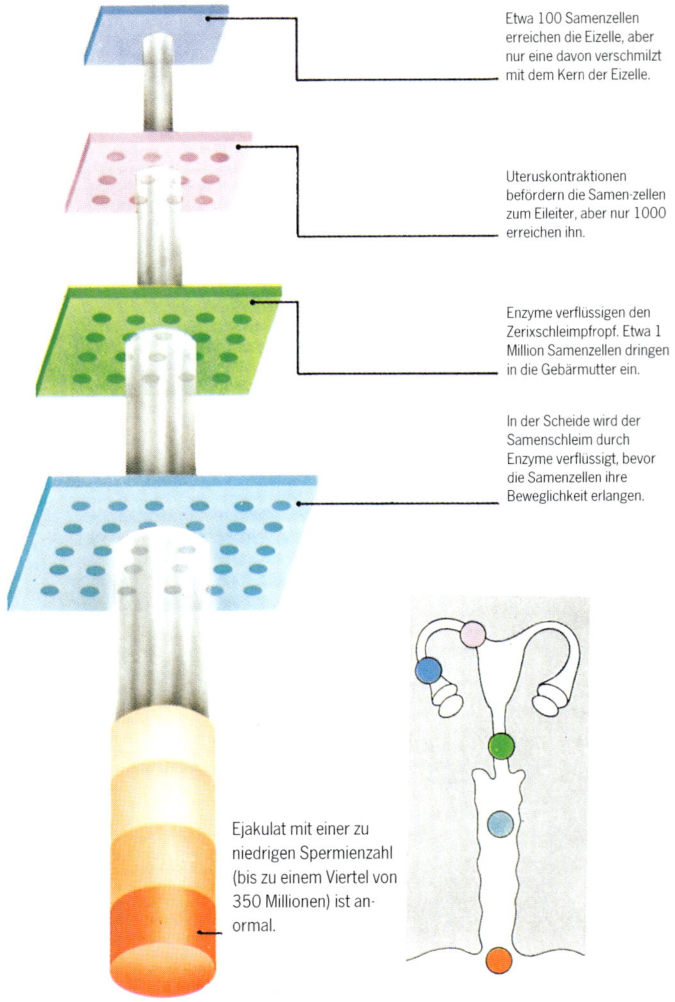

Die Wanderung der Samenzelle zur Eizelle

Das Ejakulat (Sperma) enthält mehr als 350 Millionen Samenzellen (Spermien). Nach der Ejakulation befindet sich das Sperma dicht vor dem äußeren Muttermund, wo die Scheidenenzyme den Samenschleim verflüssigen und die Spermien freisetzen. Der zum Zeitpunkt der Ovulation flüssige Zervixschleim sowie Uteruskontraktionen erleichtern die Fortbewegung der Spermien durch die Gebärmutter in die Eileiter. Die Samenzellen bewegen sich entgegen dem Flüssigkeitsstrom, angetrieben durch Geißelbewegungen. Im oberen Drittel des Eileiters treffen sie auf eine Eizelle, wenn in den letzten 48 Stunden ein Eisprung stattgefunden hat. Nur etwa 100 Samenzellen überleben die ca. 24 Stunden dauernde Wanderung, und nur eine davon befruchtet die Eizelle.

Der Augenblick der Befruchtung

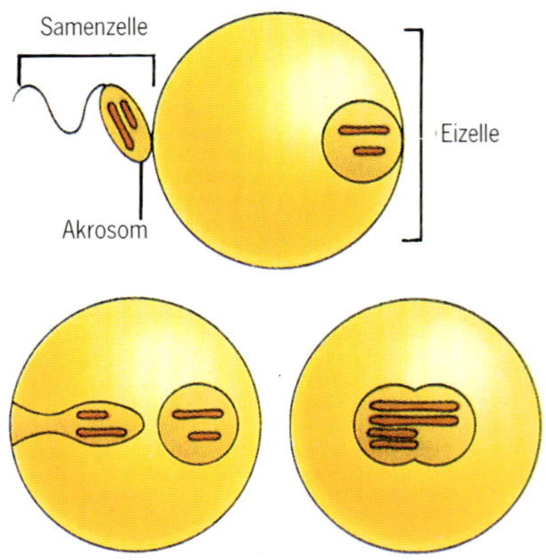

Die Akrosomkappe der Samenzellen dringt in die Eizelle ein. Der Spermienkopf bleibt in der Nähe des Eizellkerns liegen, und seine 23 Chromosomen verbinden sich mit denen des weiblichen Kerns.

Einnistung der befruchteten Eizelle

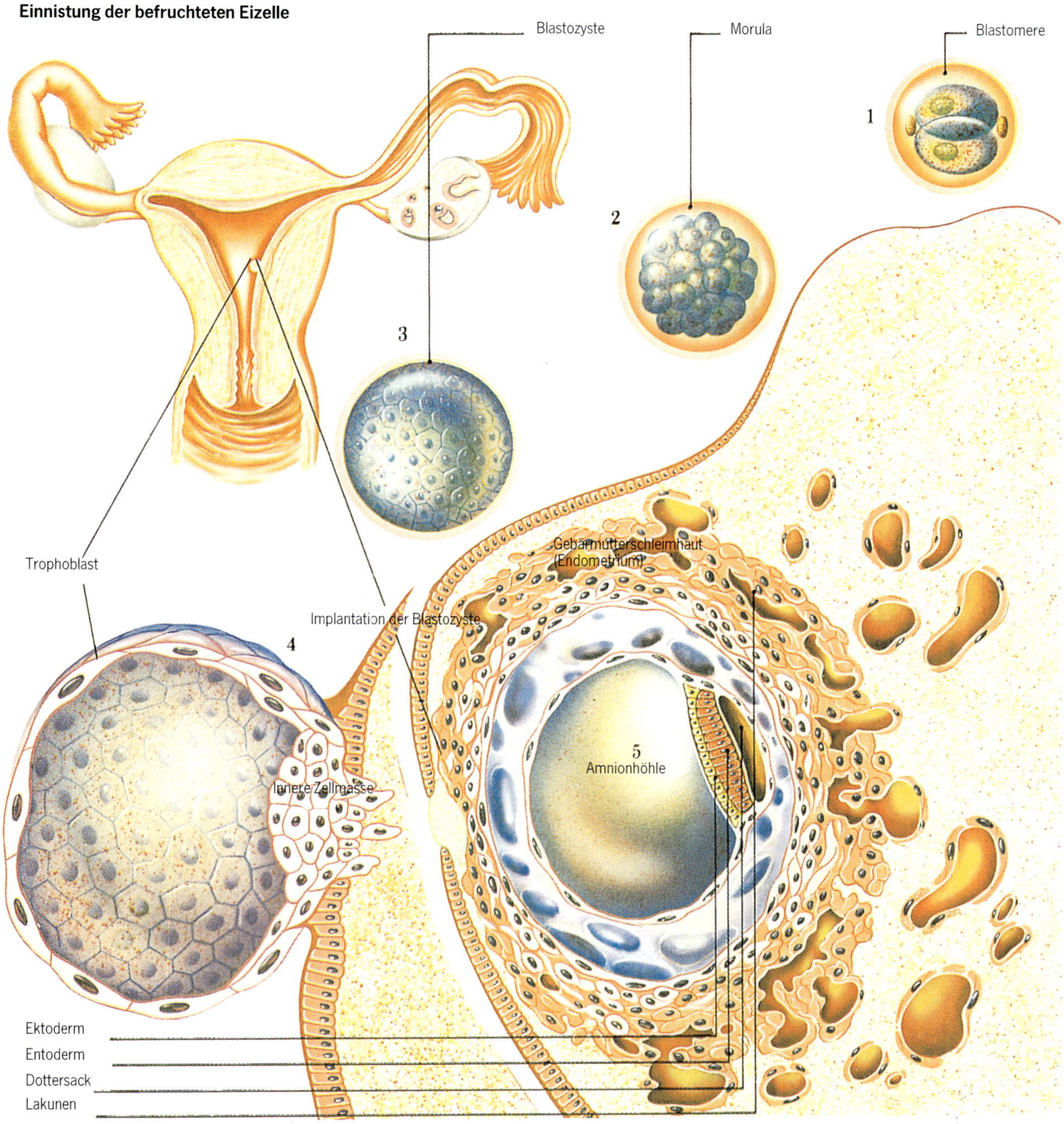

■ **Vaginitis** Entzündung der Scheidenschleimhaut.

■ **Zervixkarzinom** Gebärmutterhalskrebs; wahrscheinlich durch Papilloma-Viren beim Geschlechtsverkehr übertragen; Diagnose durch Zervixabstrich bei der gynäkologischen Krebsfrüherkennungsuntersuchung.

Erkrankungen
(Mann oder Frau)

■ **Geschlechtskrankheiten** Meldepflichtige venerische Krankheiten, die durch Geschlechtsverkehr übertragen werden, z.B. Syphilis, Tripper.

■ **Infertilität** Unfruchtbarkeit; Unfähigkeit, eigene Nachkommen zu zeugen bzw. eine Schwangerschaft bis zu einem lebensfähigen Kind auszutragen.

Einnistung der befruchteten Eizelle

Die befruchtete Eizelle benötigt etwa eine Woche für den Weg durch den Eileiter und die Einnistung in der Gebärmutterschleimhaut. Wenige Stunden nach der Befruchtung beginnen die ersten Zellteilungen. Es entwickelt sich eine Zellkugel mit zunehmender Anzahl von Zellen. Die Zellkugel beginnt als Blastomere (**1**) und wird zur Morula (**2**) mit etwa 64 Zellen. Die Morula verwandelt sich in einen hohlen, flüssigkeitsgefüllten Zellball, die sogenannte Blastozyste (Keimblase) (**3**) – wobei sich die innere Zellmasse, der Embryoblast, an einem Ende befindet. Jetzt beginnt die Einnistung (**4**) in die Gebärmutterschleimhaut. Der äußere Zellring bildet den Trophoblasten, die ernährende Hülle des Embryos, aus der sich später die Plazenta (Mutterkuchen) entwickelt. Die Trophoblastenzellen produzieren gewebsandauende Enzyme, die das Eindringen in die Gebärmutter erleichtern. Sie bilden Lakunen, flüssigkeitshaltige Säckchen, die Verbindung mit dem mütterlichen Kreislauf aufnehmen.

Die innere Zellmasse teilt sich in zwei Schichten: 1. Das Entoderm bildet den Dottersack. Aus ihm geht der Verdauungstrakt hervor. 2. Aus dem Ektoderm bilden sich Haut, Gehirn und Rückenmark und die Amnionhöhle, die sich mit Fruchtwasser füllt und den Embryo schützt.

Am 9. Tag nach der Befruchtung ist die Blastozyste tief in die Gebärmutter eingedrungen (**5**) und wird schon vom mütterlichen Blut ernährt. Der Trophoblast produziert bis zum Ende des 3. Monats das Schwangerschaftshormon Human-Choriongonadotropin, das die Progesteronproduktion des Gelbkörpers aufrechterhält. Danach bildet die Plazenta genügend Hormon bis zum Ende der Schwangerschaft.

Querverweise

Zelle 17–19
Harnsystem 50–52
Endokrines System 53–55

Schwangerschaft (1.–4. Monat)

Definitionen

- **Abort** Fehlgeburt.
- **Amnionflüssigkeit** Fruchtwasser.
- **Beckenendlage** Steißlage; Kindslage, bei der das Beckenende (z.B. Steiß) bei der Geburt ins mütterliche Becken vorangeht, und nicht der Kopf wie bei der »normalen« Geburt.
- **Bilirubin** Rötlichbrauner Gallenfarbstoff; Abbauprodukt des Hämoglobins (Farbstoff der roten Blutkörperchen).
- **Blastozyste** Keimblase, die durch Zellteilungen aus der befruchteten Eizelle entsteht; enthält eine innere Zellmasse (Embryonalanlage) und eine der Ernährung dienende Hülle (Trophoblast).
- **Chorion** Zottenhaut; entsteht aus Mesoderm und Trophoblast; entwikkelt sich schließlich zur Plazenta (Mutterkuchen).
- **Cotyledon** Zottenbüschel des Chorions; Lappen der Plazenta.
- **Dottersack** Entsteht in der Keimblasenhöhle; trägt zur Ernährung des Embryos bei.
- **Ductus arteriosus** Verbindung zwischen Lungenarterie und großer Körperschlagader beim Fetus, die sich nach der Geburt verschließt.
- **Ductus venosus** Bis zur Geburt bestehende Verbindung zwischen Pfortader und unterer Hohlvene unter Umgehung des Leberkreislaufs.
- **»Einstellung«** Eintreten des vorangehenden kindlichen Teils ins mütterliche Becken.
- **Embryo** Ungeborene Leibesfrucht in der Gebärmutter während der ersten 3 Schwangerschaftsmonate (Zeit der Organentwicklung).
- **Embryonalanlage** Innere Zellmasse in der Blastozyste, die sich zum Embryo entwickelt.
- **Ergometrin** Mutterkorn-Alkaloid; Medikament, das die Gebärmutter kontrahiert und ihre

Die Entwicklung der Keimblätter

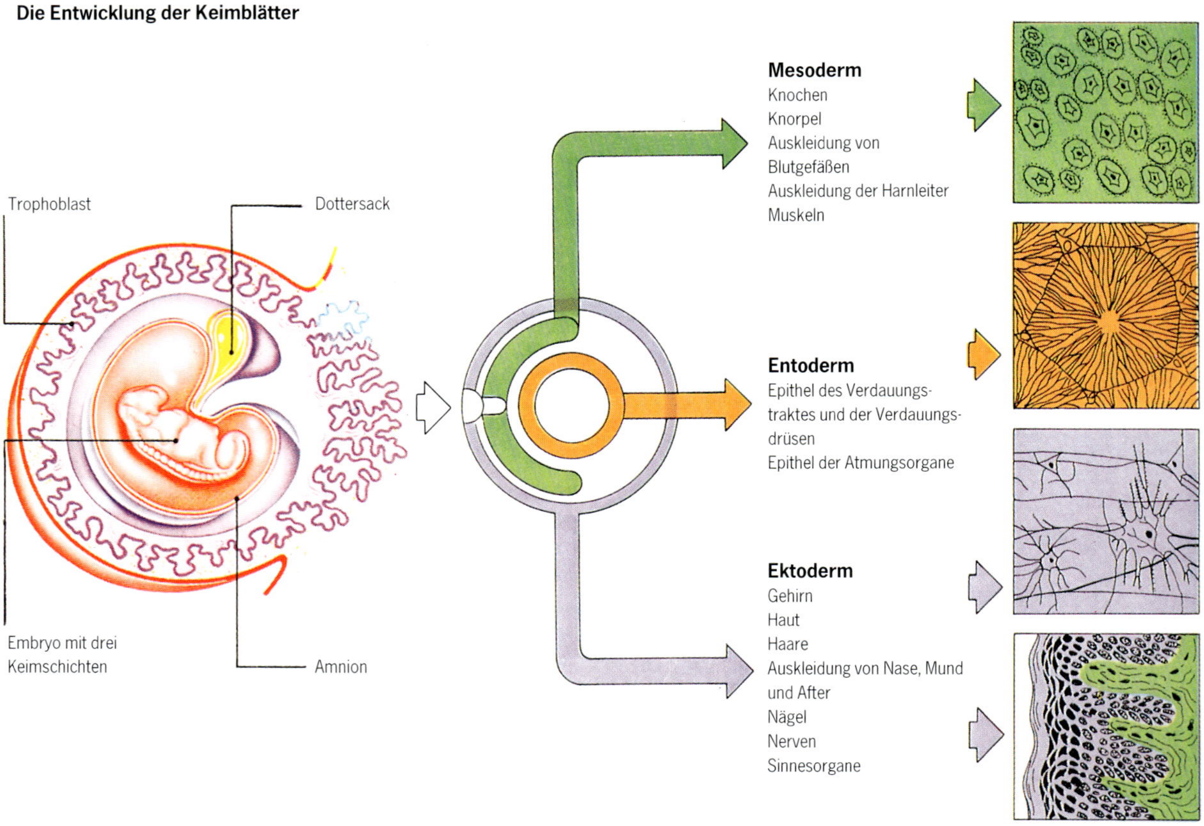

Die ersten vier Wochen

Am 7. Tag nach der Befruchtung nistet sich die Blastozyste (Keimblase) in die Gebärmutterschleimhaut ein. Sie enthält eine Zellmasse, die Embryonalanlage (Embryoblast), und wird von einer ernährenden Hülle (Trophoblast) umgeben.

Der Trophoblast dringt in das mütterliche Gewebe ein und löst die Gefäßwände in der Gebärmutter auf, so daß der Keim von sauerstoffreichem Blut umspült wird. Die Trophoblastenzellen produzieren außerdem Human-Choriongonadotropin (HCG), das die Progesteronbildung stimuliert und die Schwangerschaft aufrechterhält.

Zwischen Embryoblast und Trophoblast bildet sich ein Hohlraum, die Amnionhöhle, die sich später mit Fruchtwasser füllt. Die Amnionhöhle wird zur Fruchtblase, welche die Leibesfrucht bis zur Geburt schützend umgibt.

Die drei Keimblätter

Am 16. Tag besteht der Embryoblast aus zwei Zellschichten (siehe S. 79), dem äußeren Keimblatt (Ektoderm) und dem inneren Keimblatt (Entoderm). Das Ektoderm liegt unter der Amnionhöhle und grenzt an die Uterusmuskulatur; das der Gebärmutterhöhle zugewandte Entoderm bildet einen weiteren flüssigkeitsgefüllten Hohlraum, den Dottersack. Die beiden Schichten bilden einen Haftstiel, aus dem sich später die Nabelschnur entwickelt.

Der Embryo wird anfänglich vom Trophoblasten und vom Dottersack ernährt. Aus dem Trophoblasten ensteht die Zottenhaut (Chorion), die sich schließlich zum Mutterkuchen (Plazenta) entwickelt. Die Plazenta, die als Atmungs-, Ernährungs- und Ausscheidungsorgan dient, besteht aus einem kindlichen Anteil, der Chorionplatte, und einem mütterlichen Anteil, der sog. Basalplatte, die Gebärmutterzellen enthält. Aus den Haftstielgefäßen entstehen die Nabelschnurgefäße, die den Fetus mit der Plazenta verbinden.

In der dritten Woche bildet sich zwischen Ekto- und Entoderm ein drittes mittleres Keimblatt, das Mesoderm (*oben*).

Aus dem Entoderm entstehen die Atmungs- und Verdauungsorgane, die ableitenden Harnwege sowie Schilddrüse, Leber und Bauchspeicheldrüse.

Aus dem Mesoderm entwickeln sich Muskeln, Knochen, Herz und Blutgefäße. Aus dem Ektoderm entstehen Haut, Haare und Nägel, die Auskleidung von Nase, Mund und After sowie das Nervensystem und die Sinnesorgane.

Ab der dritten Woche verändert sich der Embryo eindrucksvoll. Aus einer flachen Keimscheibe entwickeln sich erkennbare Formen. Die einzelnen Zellverbände spezialisieren sich, und es entstehen primitive Vorläufer von Organsystemen (Herz, Blutgefäße, Augenanlage, Wirbelsäule, Rückenmark und Gehirn).

Das Nervensystem ist zunächst als Neuralrinne angelegt, die sich zum Neuralrohr schließt. Aus dem vorderen Ende entwickelt sich schließlich das Gehirn.

Die nächsten beiden Monate

Am Ende der dritten Woche (*rechts*) bildet das Mesoderm Ursegmente (Somiten) beiderseits der Neuralrinne. Von den Somiten leiten sich später die Anlagen der Wirbelsäule und der segmentalen Rumpfmuskulatur ab. Jedes Muskelursegment hat seine eigene Blut- und Nervenversorgung.

Im Alter von vier Wochen ist der Embryo 3 mm lang. Er besteht aus 25 Somiten, besitzt eine Herzanlage, die die betreffende Körperpartie als Herzwulst hervorhebt, sowie Ohrmuschelgrübchen am Kopf. Ab der 5. Woche beginnt die Entwicklung der Augenanlagen mit einer Pigmentablagerung im äußeren Blatt des Augenbechers. Eine primitive Nasenanlage entsteht in Form von Riechgruben. Ab der 6. Woche nehmen die stummelförmigen Anlagen der Gliedmaßen an Länge zu. In diesem Stadium nimmt der Embryo allmählich »menschliche« Züge an. Er ist etwa 1,5 cm lang, Hände, Finger und Füße werden erkennbar; er hat ein pulsierendes Herz, und es bilden sich winzige Ohrfalten.

Die Ursegmente verstreichen, und Rumpf, Bauch und Hals bilden sich heraus. Ab der 7. Woche sind im vorderen Kopfabschnitt Nase, Ohren, Augen und Mund deutlich zu erkennen. Das Becken entwickelt sich, und die unteren Ursegmente verlieren durch die Entwicklung des Kreuzbeins ihr schwanzähnliches Aussehen.

Während dieser raschen Wachstumsphase zwischen der 4. und 7. Woche ist der Embryo sehr störanfällig. Durch fehlerhafte oder ausbleibende Teilungen kann es zu schweren angeborenen Fehlbildungen kommen. Äußere schädliche Einflüsse, wie z.B. bestimmte Erkrankungen der Mutter (Röteln), Medikamente oder Alkoholmißbrauch, können zu Mißbildungen führen.

Ab der 8. Woche ist der Embryo ca. 2,5 cm lang und hat erkennbar menschliche Züge.

In der 12. Woche sind alle Organsysteme angelegt. Danach stehen Wachstum und Veränderungen der Körperproportionen im Vordergrund. Gewicht und Körperlänge nehmen stark zu. Am Ende der 12. Woche ist der Embryo 5 cm lang, und der mütterliche Uterus hat etwa die Größe einer Orange. Von diesem Entwicklungsstadium an wird der Embryo als Fetus bezeichnet.

Entwicklung des Embryos

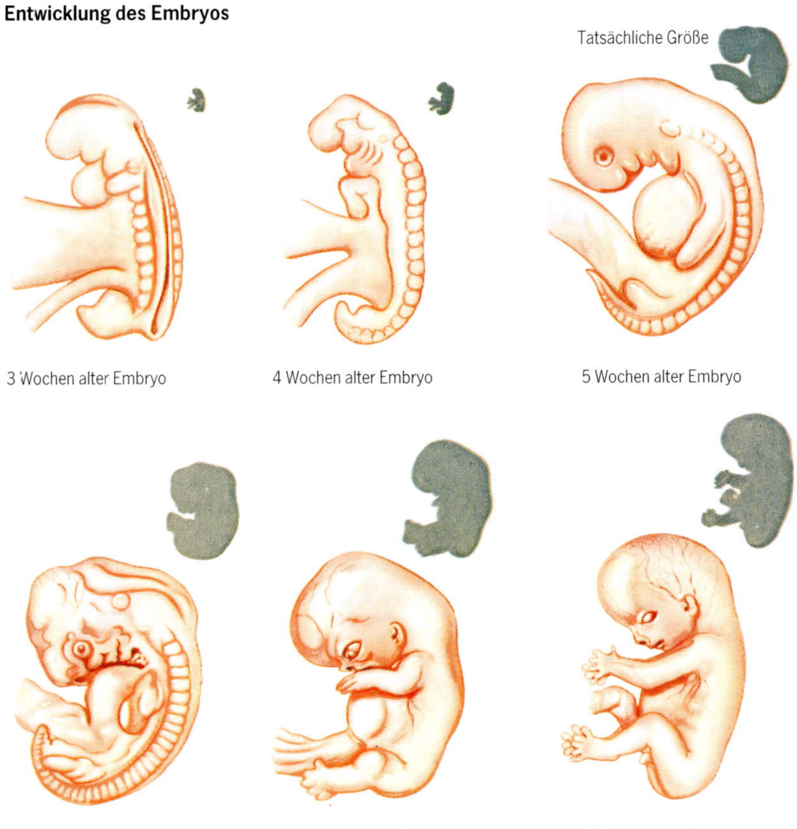

Aufrechterhaltung der Schwangerschaft

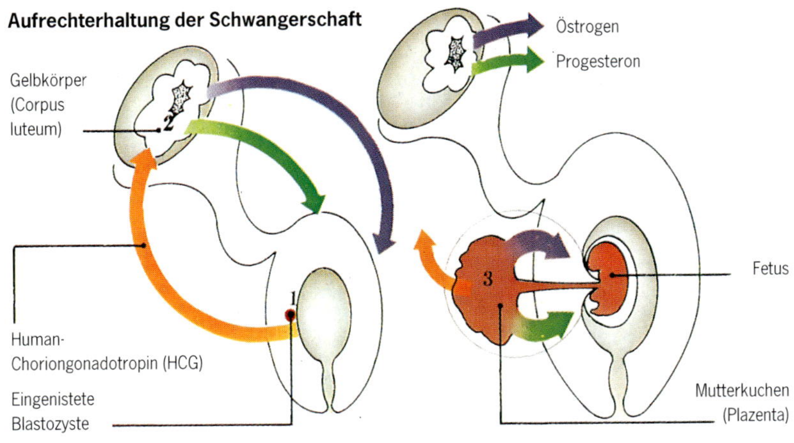

Hormonelle Kontrolle

Im Augenblick der Befruchtung produziert der Gelbkörper Progesteron und Östrogen, um die Gebärmutterschleimhaut auf die Einnistung der Eizelle vorzubereiten (*oben*). Bevor der Gelbkörper degeneriert, produziert die Trophoblastenhülle der Blastozyste Human-Choriongonadotropin (HCG). Die HCG-Produktion beginnt etwa am 5. Tag und nimmt nach der Einnistung (**1**) rasch zu, um die Gelbkörpersekretion aufrechtzuerhalten (**2**). Dadurch wird der Funktionszustand der Gebärmutterschleimhaut gewährleistet und ein weiterer Eisprung verhindert. In der 12. Schwangerschaftswoche produziert die Plazenta mehr HCG und außerdem ihre eigenen Schwangerschaftshormone (**3**). Bis zu diesem Stadium hat der Gelbkörper an Größe zugenommen, aber jetzt beginnt seine Rückbildung. Wird der Rückgang der Gelbkörperhormone nicht durch eine gesteigerte Hormonproduktion der Plazenta ausgeglichen, dann kann sich die Plazenta ablösen, und es kommt zur Fehlgeburt.

Rückbildung begünstigt; wird in der Nachgeburtsphase eingesetzt.

▪ **Fetus** Bezeichnung für die Leibesfrucht in der Gebärmutter nach Abschluß der Organentwicklung (nach dem 3. Schwangerschaftsmonat bis zum Ende der Schwangerschaft).

▪ **Foramen ovale** Öffnung in der Vorhofscheidewand des Herzens, die sich nach der Geburt schließt.

▪ **Funiculus umbilicalis** Nabelschnur; führt vom Nabel des Kindes zur fetalen Seite der Plazenta; enthält 2 Nabelarterien, eine Vene, umgeben von gallertigem Bindegewebe (Wharton-Sulze).

▪ **Hämolyse** Auflösung der roten Blutkörperchen unter Austritt des roten Blutfarbstoffs (z.B. durch Blutgifte).

▪ **Hintere Hinterhauptslage** Der Nacken des Kindes weist im Geburtskanal nach hinten; weniger günstige, geburtsverlängernde Lage.

▪ **Human-Choriongonadotropin (HCG)** Schwangerschaftshormon, das vom Trophoblasten produziert wird, um die Progesteronbildung im Gelbkörper zu stimulieren; die HCG-Produktion wird im Laufe der Schwangerschaft von der Plazenta übernommen.

▪ **Implantation** Einnistung der befruchteten Eizelle in die Gebärmutterschleimhaut.

▪ **Kindsbewegungen** Bewegungen des Feten in der Gebärmutter, die die Mutter zwischen der 16. und 18 Woche zum erstenmal wahrnimmt.

▪ **Kolostrum** Vormilch; Sekret, das schon während der Schwangerschaft und besonders in den ersten Tagen nach der Entbindung in der weiblichen Brustdrüse gebildet wird; eiweiß- und mineralstoffreich, aber relativ zucker- und fettarm.

▪ **Laktation** Produktion von Milch in den weiblichen Brustdrüsen nach beendeter Geburt.

Schwangerschaft (5.–9. Monat)

- **Lanugo** Wollhaar; Behaarung des Fetus während der 2. Hälfte der Schwangerschaft.
- **Lochien** Wochenfluß; Absonderung von Blut und Flüssigkeit durch die Rückbildung der Gebärmutter nach der Geburt.
- **Mesoderm** Mittleres Keimblatt, aus dem Muskeln, Knochen, Herz und Blutgefäße hervorgehen.
- **Mitose** Indirekte Zellkernteilung, bei der – durch Längsspaltung der Chromosomen – jede Tochterzelle den vollständigen Chromosomensatz erhält.
- **Neuralrohr** Vorläufer des Nervensystems; entwickelt sich aus dem äußeren Keimblatt (Ektoderm).
- **Ossifikationszentrum** Zellgruppen, aus denen Knochen hervorgehen.
- **Östrogen** Weibliches Sexualhormon; wird vor allem in den Follikeln der Eierstöcke gebildet; bereitet die Gebärmutterschleimhaut auf die Einnistung des befruchteten Eis vor.
- **Ovulation** Eisprung; Ausstoßung eines reifen Eis aus dem Graafschen Follikel des Eierstocks; erfolgt etwa in der Mitte des Monatszyklus.
- **Oxytocin** Hormon des Hypophysenhinterlappens; stimuliert bei der Geburt die Gebärmuttermuskulatur zu rhythmischen Kontraktionen (Wehen).
- **Partus** Geburt, Entbindung; Vorgang der Ausstoßung der Leibesfrucht aus dem Mutterleib unter Wehentätigkeit.
- **Plazenta** Mutterkuchen; scheibenförmiges Organ (ca. 25 cm Durchmesser, 3 cm Dicke, 600 g Gewicht), das durch die Nabelschnur mit dem Fetus verbunden ist und den Stoffaustausch zwischen Mutter und Fetus vermittelt: Kohlendioxid und Abbaustoffe werden vom fetalen Blut abgegeben und gegen Sauerstoff und Nährstoffe ausgetauscht. Die Plazenta bildet Östrogen, Progesteron und

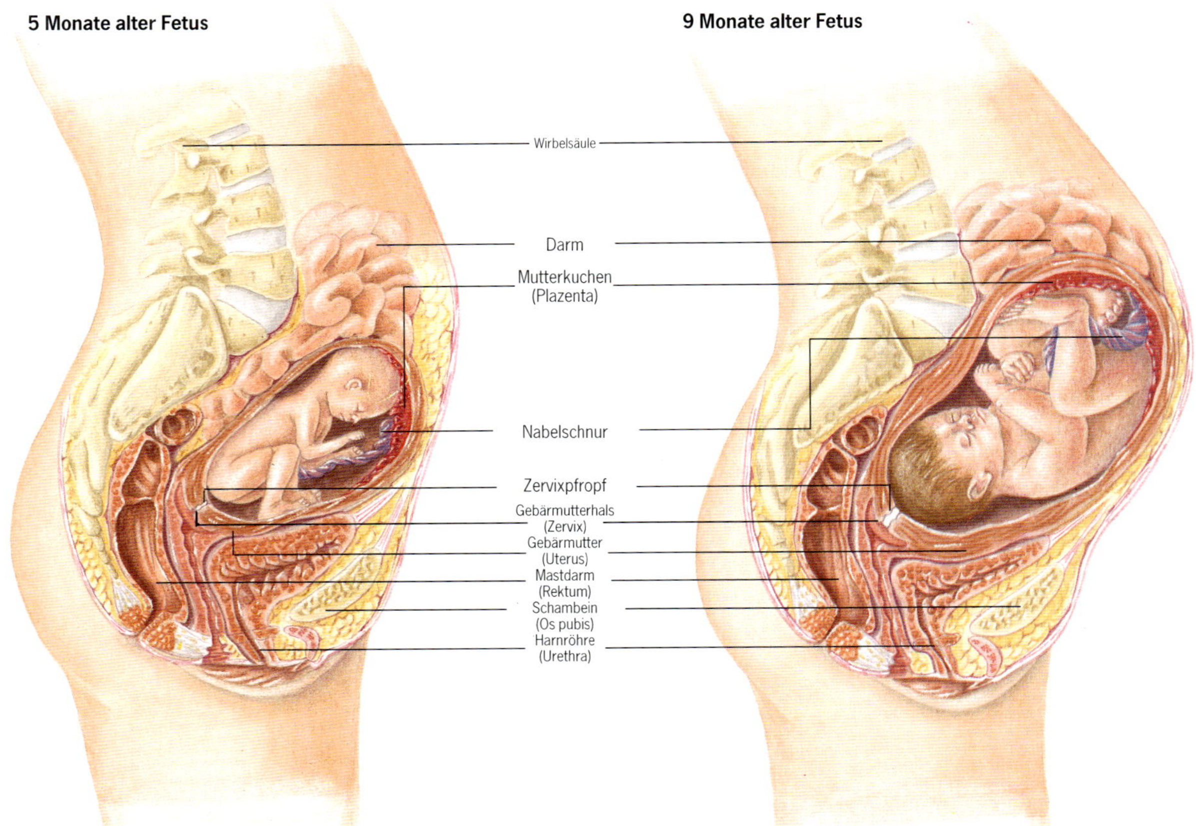

Fortsetzung der Schwangerschaft
Am Ende des 4. Monats wiegt der Fetus etwa 125 g und ist 12,5 cm lang. Die Geschlechtsorgane entwickeln sich, und es erscheinen Verknöcherungskerne. Der Fetus bewegt sich im Fruchtwasser, und im 5. Monat kann die Mutter diese Kindsbewegungen zum erstenmal spüren.

Im 6. Monat bildet sich eine Fettschicht unter der Haut des Fetus und feine Lanugohaare entwickeln sich auf Kopf und Körper. Die Haut des Feten wird durch eine fettige Substanz, die sog. Frucht- oder Käseschmiere (Vernix) geschützt. In der 28. Woche wiegt der Fetus etwa 500 g, und die kindlichen Herztöne sind gut hörbar – die Herzfrequenz beträgt etwa 140 pro Minute. Von diesem Zeitpunkt an ist der Fetus lebensfähig. 4 bis 6 Wochen später tritt der Kopf in das mütterliche Becken ein und bleibt dort bis zur Geburt. Während der letzten beiden Schwangerschaftsmonate (*rechts oben*) reift der Fetus weiter und nimmt ca. 25 g pro Tag zu. Bei der Geburt beträgt sein Gewicht etwa 3 kg.

Das Geschlecht des Feten
Das fetale Geschlecht hängt vom männlichen Y-Chromosom ab sowie kleinen Mengen von Testosteron, die der Fetus in der 14. Schwangerschaftswoche produziert. Auf 100 Mädchen werden etwa 106 Jungen geboren.

Zwillinge
Auf etwa 85 Schwangerschaften kommt eine Zwillingsschwangerschaft. Bei eineiigen Zwillingen (**A**) hat sich eine befruchtete Eizelle (Zygote) in zwei entwicklungsfähige Embryonalanlagen geteilt, die sich zu genetisch identischen und stets gleichgeschlechtlichen Individuen entwickeln. Zweieiige Zwillinge (**B**) entstehen, wenn zwei Eizellen zur gleichen Zeit durch verschiedene Spermien befruchtet wurden; jeder Fetus hat seine eigene Plazenta. Zweieiige Zwillinge sind erbverschieden und gleich- oder verschiedengeschlechtlich. Sie sind sich nicht ähnlicher als Geschwister.

Zwillingsgeburten

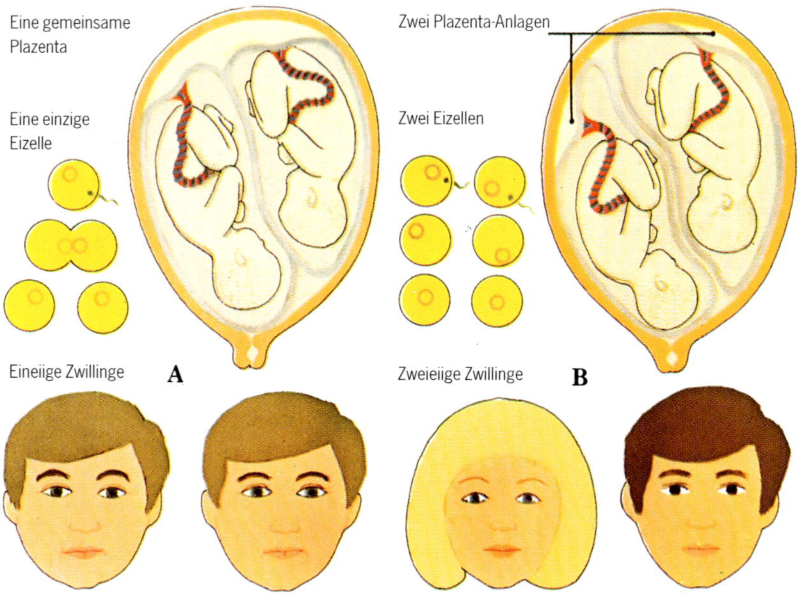

Der Blutkreislauf des Feten und des Neugeborenen

Während der Schwangerschaft wird der Fetus (*rechts*) durch die Plazenta über die Nabelvene mit Sauerstoff versorgt. Ein Teil des Blutes gelangt in die Leber und wird mit dem venösen Blut aus der Pfortader vermischt. Der größere Teil des Blutes fließt über den Ductus venosus (**3**) unmittelbar in die untere Hohlvene, wird dort mit dem venösen Blut aus der unteren Körperhälfte vermischt und kommt zum rechten Vorhof des Herzens.

Im Herzen fließt der Großteil des Blutes aus der unteren Hohlvene durch das offene Foramen ovale (**1**) – unter Umgehung des Lungenkreislaufs – in den linken Vorhof und über die linke Kammer in den großen Körperkreislauf. Das Blut der oberen Hohlvene fließt von der rechten Herzkammer in das Anfangsstück der Lungenarterie, von dort zu einem kleinen Teil in die Lungen, zum größten Teil aber durch einen weiteren Kurzschlußweg, den Ductus arteriosus (**2**), in die große Körperschlagader (Aorta). Von der Aorta wird ein Teil des Blutes über die Nabelschnurarterien (A. umbilicales) zurück zur Plazenta gepumpt.

Mit der Geburt (*rechts außen*) wird der Plazentarkreislauf ausgeschaltet; mit dem ersten Atemzug füllt sich die Lunge mit Luft und entfaltet sich. Das Foramen ovale und der Ductus arteriosus schließen sich, und Körper- und Lungenkreislauf werden voneinander getrennt.

Körperliche Veränderungen während der Schwangerschaft

In den ersten 3 Monaten (Trimenon) kann es durch die hormonalen Veränderungen zu Übelkeit, Erbrechen und Müdigkeit kommen, während sich das Gewicht nur geringfügig ändert. Danach verschwinden diese unangenehmen Symptome, und es kommt zu einer kontinuierlichen Gewichtszunahme, die nur zum Teil durch den wachsenden Fetus verursacht wird; Gebärmutter, Fruchtwasser, Mutterkuchen, Wasser- und Fettanreicherung in den Geweben tragen dazu bei. Ab der 16. Woche spürt die Mutter erste Kindsbewegungen. Gegen Ende der Schwangerschaft, etwa in der 36. Woche, senkt sich die Gebärmutter in die Beckenhöhle. Durch den nachlassenden Uterusdruck verspürt die Frau eine Erleichterung beim Einatmen und Essen.

Blutkreislauf vor der Geburt

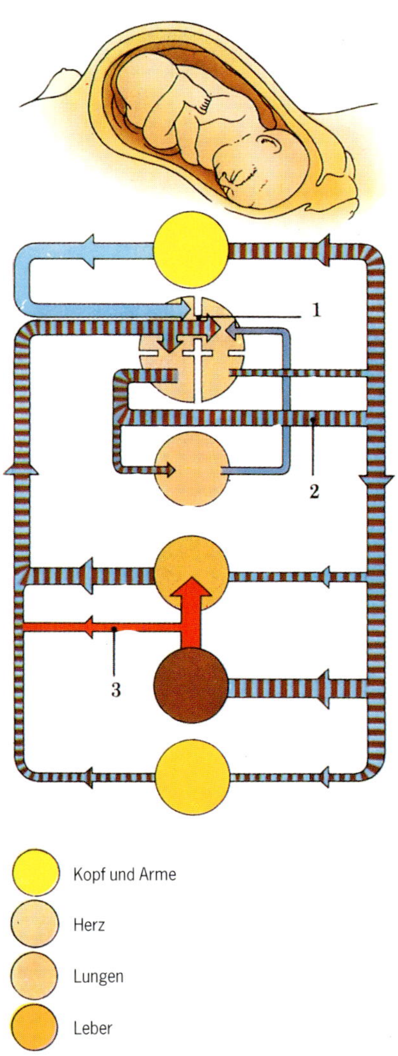

Blutkreislauf nach der Geburt

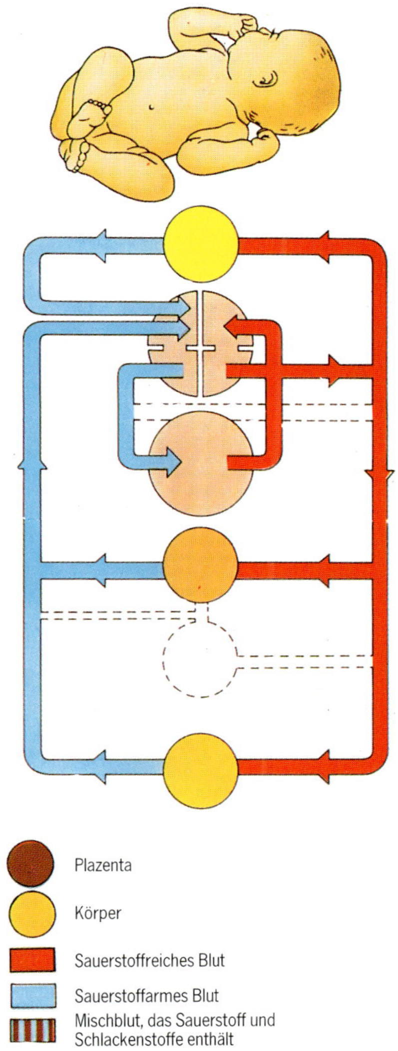

Die Plazenta (Mutterkuchen)

In der Mitte der Schwangerschaft ist die Plazenta voll entwickelt. Sie besteht aus 50 bis 60 Zottenbüscheln, die jeweils durch einen Ast der Nabelarterie versorgt werden. Die reife Plazenta hat einen Durchmesser von ca. 25 cm, ihre Gesamtoberfläche beträgt 10 m^2. Die beiden Nabelarterien und die Nabelvene sind in gallertiges Bindegewebe eingebettet (Wharton-Sulze) und ziehen in der Nabelschnur zur fetalen Seite der Plazenta. Das kindliche Blut wird durch die Plazenta mit Sauerstoff und Nährstoffen versorgt, gleichzeitig werden Kohlendioxid und Schlackenstoffe ins mütterliche Blut abgegeben.

Der Raum zwischen den Zotten wird von mütterlichem Blut durchströmt. Es gibt jedoch keine Verbindung zwischen mütterlichem und kindlichem Kreislauf.

Die Plazenta – mütterliche und kindliche Blutgefäße

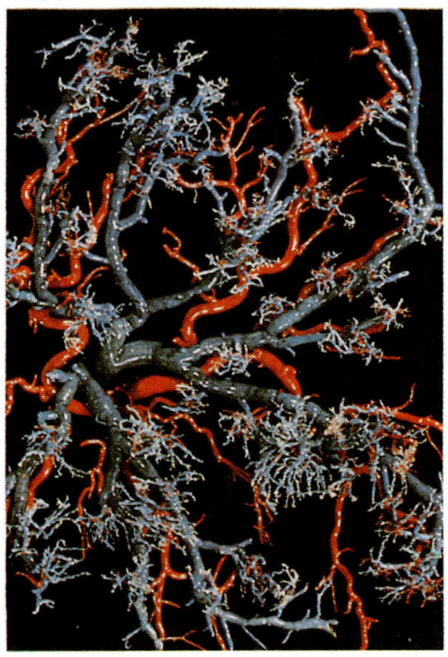

Photo: Ralph Hutchings; courtesy Royal College of Surgeons

das Schwangerschaftshormon Human-Choriongonadotropin.

- **Progesteron** wird von den Eierstöcken in der zweiten Hälfte des Menstruationszyklus gebildet; bereitet die Gebärmutterschleimhaut auf die Aufnahme der Frucht vor; unterstützt die Einnistung der befruchteten Eizelle und deren Wachstum.
- **Prolaktin** Hormon des Hypophysenvorderlappens, welches das Brustdrüsenwachstum stimuliert und nach der Geburt die Milchproduktion in der Brustdrüse in Gang setzt.
- **Puerperium** Kindbett, Wochenbett; Zeitraum von 6–8 Wochen nach der Entbindung, in dem es zur Rückbildung und Normalisierung der inneren Geschlechtsorgane – vor allem der Gebärmutter – kommt.
- **Somiten** Ursegmente; Gliederungen des embryonalen mittleren Keimblatts (Mesoderm) beiderseits des Neuralrohrs; aus ihnen leiten sich die Anlagen der Wirbelsäule und der segmentalen Rumpfmuskulatur ab.
- **Symphysis pubica** Schambeinfuge.
- **Trimenon** Zeitraum von drei Monaten; z.B. auf die Schwangerschaft bezogen.
- **Trophoblast** Ernährende Zellschicht um die Keimblase (Blastozyste).
- **Vernix caseosa** Käseschmiere oder Fruchtschmiere; fettige Schutzschicht auf der Haut des Feten.
- **Wehen** Schmerzhafte Zusammenziehungen (Kontraktionen) der Gebärmuttermuskulatur, die zur Geburt des Kindes und zur Austreibung der Plazenta führen.
- **Wharton-Sulze** Gallertiges Grundgewebe der Nabelschnur.

Geburt

Erkrankungen

- **Abort** Fehlgeburt; Beendigung einer Schwangerschaft vor der 28. Woche. Man unterscheidet verschiedene Formen: inkompletter Abort, wenn noch Reste im Uterus verbleiben; ein drohender A. kündigt sich durch Blutungen an; in Gang befindlicher A., starke Blutung und Eröffnung des Zervixkanals; verhaltener A., eine abgestorbene Leibesfrucht wird in der Gebärmutter zurückgehalten; septischer A. mit Fieber, verursacht durch Uterusinfektion; künstlicher Abort oder induzierter Schwangerschaftsabbruch, legal aufgrund anerkannter Indikation oder illegal.
- **Blasenmole** Wucherung der Eihautzotten; führt meist zum Absterben des Embryos; es kommt zu Blutungen mit Abgang von wasserhellen Bläschen; zuweilen bösartige Entartung.
- **Chorionepitheliom** Bösartige Geschwulst aus Chorionzotten, die nach der Geburt in der Gebärmutter zurückgeblieben sind.
- **Chromosomen-Anomalien** Abweichungen von der normalen Struktur; können zum Absterben der Frucht oder zu verschiedenen Mißbildungen führen, z.B. Down-Syndrom (Mongolismus, Trisomie des Chromosoms Nr. 21).
- **Ektope Schwangerschaft** Extrauteringravidität; Schwangerschaft außerhalb der Gebärmutter, z.B. in Eierstock, Eileiter oder Bauchhöhle; kann durch entzündliche Vorgänge verursacht werden, die den Eitransport stören.
- **Fehlgeburt** Siehe Abort.
- **Gelbsucht** Gelbfärbung der Haut durch Übertritt von Gallenbestandteilen (Bilirubin und Gallensäuren) ins Blut, z.B. infolge vermehrten Zerfalls roter Blutkörperchen.
- **Placenta praevia** Vor den inneren Muttermund verlagerter Mutterkuchen, der eine normale Geburt unmöglich macht

Der Ablauf einer normalen Geburt

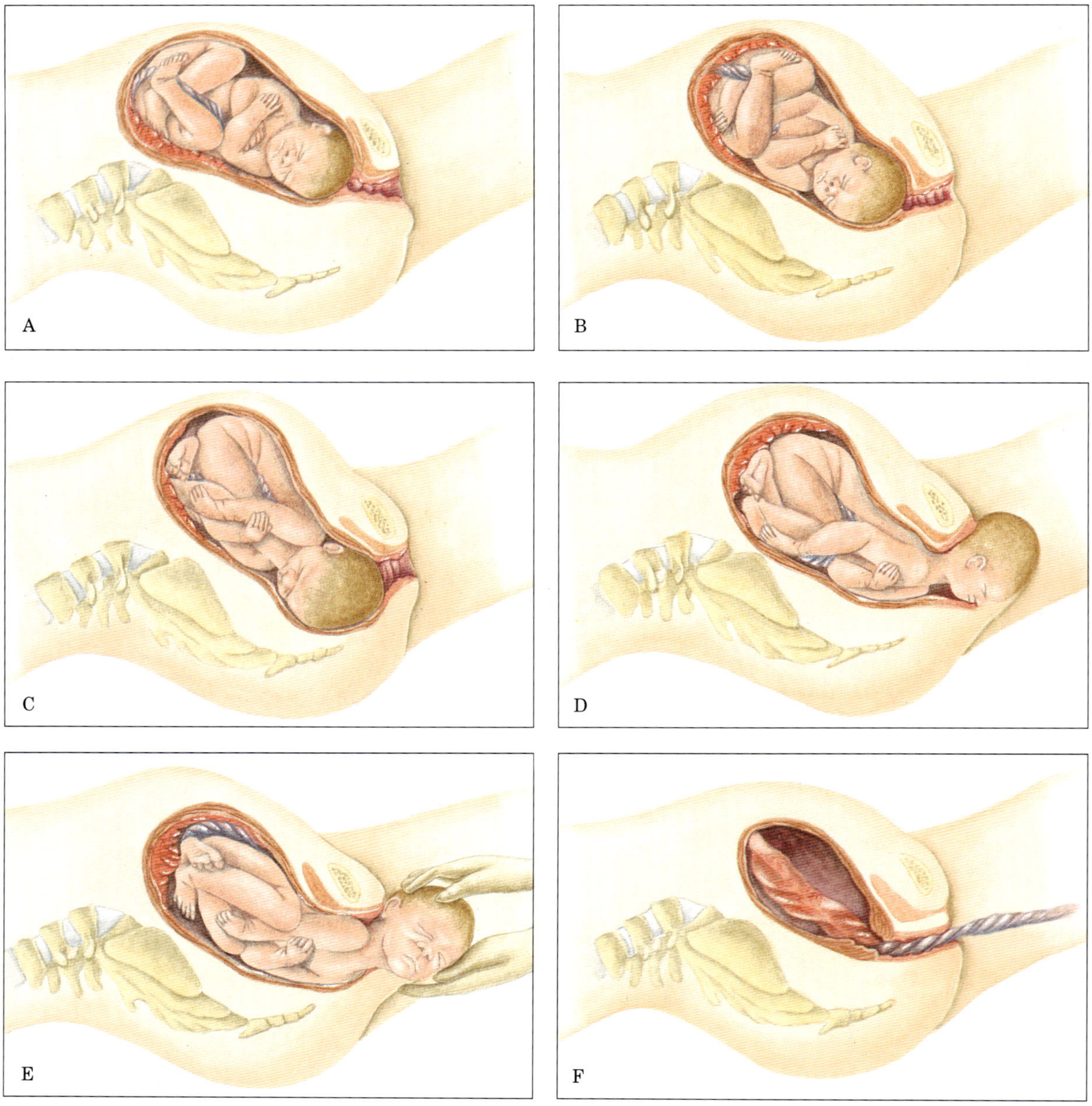

Geburt

Etwa 280 Tage nach der Befruchtung wird der Fetus aus der Gebärmutter ausgetrieben (*oben*).

Schon während der Schwangerschaft kommt es zu sanften Kontraktionen der Gebärmutter. Während der letzten Wochen verstärken sich die Wehen und werden manchmal von der Mutter bemerkt. Sie helfen, den Feten in Kopflage im Becken zu halten (**A**). Die Wehentätigkeit läßt sich in drei Phasen einteilen: 1. Eröffnungs-, 2. Austreibungs- und 3. Nachgeburtsphase. Die Eröffnungsphase beginnt mit dem Einsetzen der regelmäßigen Gebärmutterkontraktionen. Durch die Eröffnungswehen werden der Gebärmutterhals (Zervix) und der Muttermund erweitert. Die Eröffnungsphase kann zwischen 2 und 24 Stunden dauern. Die Austreibungphase beginnt mit der vollständigen Erweiterung des Muttermundes und ist mit der Geburt des Kindes beendet. (In der Regel etwa 2 Stunden.)

In der Nachgeburtsphase werden Plazenta und Eihäute ausgestoßen. Die Plazenta muß sorgfältig untersucht werden, um sicherzugehen, daß keine Reste in der Gebärmutter verbleiben, die zu Infektionen und Blutungen führen können.

Die erste Phase

Die Eröffnungsphase beginnt mit ziehenden Schmerzen und regelmäßigen Uteruskontraktionen, bis schließlich aller 2 Minuten die Wehen einsetzen, die 30 oder 40 Sekunden dauern. Der kindliche Kopf tritt tiefer ins Becken und dreht sich zur Seite (**B**). Der Zervixschleimpfropf wird ausgestoßen, und es kann etwas Blut austreten. Der Zervixkanal wird allmählich ausgedehnt, bis der Muttermund weit genug (**C**) für den Durchtritt des Kopfes in die Scheide ist. Die Fruchtblase sinkt in die Scheide, zerreißt (Blasensprung), und das Fruchtwasser geht ab.

Steißlage

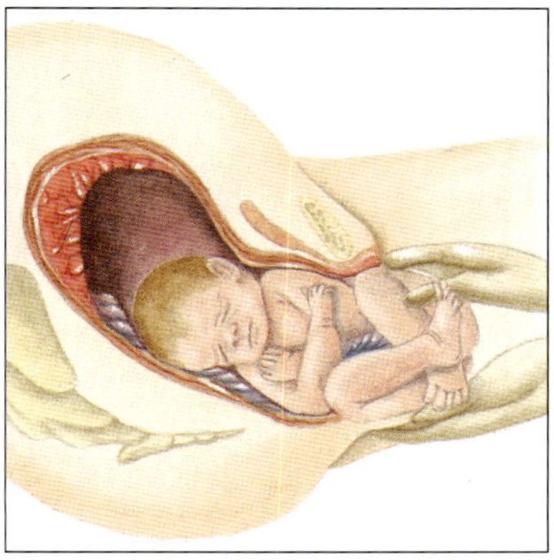

Die zweite und dritte Phase

Die zweite Phase beginnt mit dem Zeitpunkt der vollständigen Eröffnung des Muttermundes (**C**). Der Kopf tritt noch tiefer, und das Hinterhaupt dreht sich nach vorn zur Schambeinfuge. Mit dem Tiefertreten des Kopfes wird der Preßdrang für die Mutter deutlich. Sie kann die Austreibung des Kindes durch wehensynchrones aktives Pressen unterstützen. Die Schamlippen klaffen, und der Kopf wird in der Tiefe sichtbar (er »schneidet ein«). Der Beckenboden wird weiter gedehnt, und der Kopf tritt aus dem Geburtskanal aus (**D**). Um zu verhindern, daß das Gewebe zwischen Scheide und After einreißt, wird eventuell ein Dammschnitt vorgenommen. Das Kind stößt den ersten Schrei aus und macht den ersten Atemzug. Dadurch entfaltet sich seine Lunge.

Mit den nächsten Wehen wird die Austreibung des Kindes durch die Geburt der Schultern und des Körpers vollendet (E).

Die dritte Phase erfolgt 10 bis 20 Minuten nach der Geburt des Kindes. Es setzen die Nachgeburtswehen ein, die zur Ablösung und Ausstoßung der Plazenta und der Eihäute führen (**F**).

Die Steißlage

Bei über 90 % aller Geburten tritt der Kopf – in Hinterhauptslage – zuerst aus. Die Entbindung wird erschwert, wenn sich das Kind in Steiß- oder Beckenendlage befindet und deshalb ein für die Geburt ungünstiger Körperteil (Steiß oder Fuß) vorangeht und der größte Teil, nämlich der Kopf, zuletzt folgt. Die Austreibungsphase wird dadurch verlängert, und es kann zu einem lebensbedrohlichen Sauerstoffmangel für das Kind kommen.

Das Wochenbett (Puerperium)

Nach der Geburt bildet sich die Gebärmutter etwa innerhalb eines Monats auf ihre ursprüngliche Größe zurück. Die Rückbildung erfolgt unter Gewebsabbau und Absonderung von Blut, Sekret und Gewebstrümmern, dem sog. Wochenfluß (Lochien), der zunächst blutig, dann rotbraun und schließlich cremefarbig ist. Nach etwa 2 Monaten tritt die Regelblutung wieder auf, sofern nicht gestillt wird.

Das Neugeborene verliert in den ersten Tagen an Gewicht, vor allem als Folge von Wasserausscheidungen. Eine leichte Neugeborenen-Gelbsucht entsteht durch den Abbau von überflüssigen roten Blutkörperchen, die nach der Geburt als Sauerstoffträger nicht mehr gebraucht werden. Die anfallenden gelben Farbstoffe werden von der unreifen kindlichen Leber nur allmählich verarbeitet.

Die Milchbildung (Laktation)

Während der Schwangerschaft nehmen die Brüste an Größe zu, und die Milchbildung wird durch das Hypophysenvorderlappenhormon Prolaktin stimuliert (*unten*). In den letzten Wochen vor der Entbindung wird die sog. Vormilch (Kolostrum) produziert und in den ersten 2 bis 3 Tagen nach der Entbindung abgegeben. Danach wird die reife Muttermilch produziert (**1**). Durch das Saugen (**2**) des Babys an den Brustwarzen wird der Hypothalamus stimuliert, der die Freisetzung von Prolaktin und Oxytocin aus dem Hypophysenhinterlappen (**3**) bewirkt. Diese Hormone führen zur Kontraktion der Muskulatur der Milchdrüsenschläuche, und es kommt zum Milcheinschuß in die Milchgänge (**4**).

Die Hormone bei der Wehentätigkeit

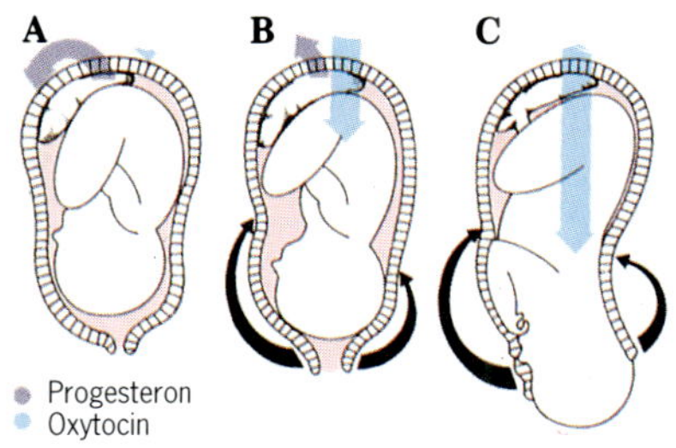

Die Hormone bei der Wehentätigkeit

Während der Schwangerschaft entspannt Progesteron die Gebärmuttermuskulatur (**A**) und macht sie unempfänglich für die Wirkung des Hypophysenhinterlappenhormons Oxytocin. Gegen Ende der Schwangerschaft geht die Progesteronproduktion zurück, und die Östrogenbildung nimmt zu. Durch das Zusammenwirken von Oxytocin und Östrogen werden Gebärmutterkontraktionen ausgelöst. Die Erweiterung der Zervix (**B**) erhöht die Oxytocinausschüttung und verstärkt die Progesteronabnahme; daraufhin werden die Wehen stärker, länger und häufiger (**C**). In der dritten Phase trägt Oxytocin zur Rückbildung der Blutgefäße in der Gebärmutterschleimhaut bei und initiiert die Milchbildung.

Laktation

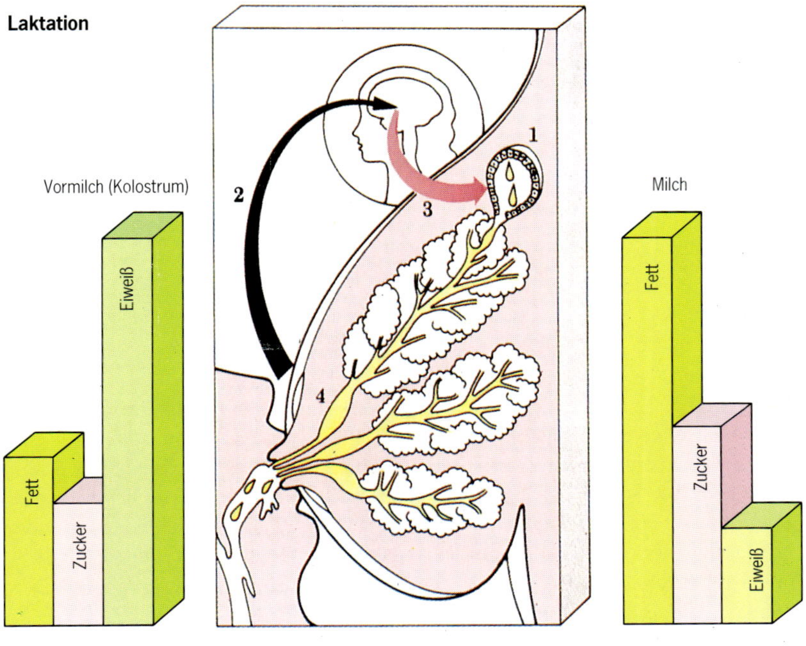

(normalerweise sitzt die Plazenta hoch oben an der Vorder- oder Hinterwand des Gebärmutterkörpers).

- **Übelkeit und morgendliches Erbrechen** Häufiges Symptom in der frühen Schwangerschaft; verschwindet zumeist nach der 12. bis 14. Woche.
- **Varikosis** Bildung von Krampfadern (Varizen); verursacht durch allgemeine Gewebsauflockerung und Vermehrung der zirkulierenden Blutmenge während der Schwangerschaft; die varikösen Veränderungen können auch die äußeren Geschlechtsteile betreffen; Vorbeugung: langes Stehen und Sitzen vermeiden, Beine hochlagern, Stützstrümpfe, gymnastische Übungen.

Querverweise

Zelle 19
Herz 30–31
Blutgruppen 36
Endokrines System 54
Haut 71
Fortpflanzung 78–79
Ernährung 90–93

Von der Neugeborenenzeit bis zur Pubertät

Definitionen

- **Greifreflex** Umfassen von Gegenständen bei Berührung der Handinnenfläche des Babys.
- **Laufreflex** Schreitbewegungen, wenn das Baby aufrecht gehalten wird und seine Fußsohlen eine Unterlage berühren.
- **Saugreflex** Saugbewegungen, wenn es die Brustwarze oder etwas anderes im Mund spürt.
- **Suchreflex** Drehen des Kopfes und Suchen nach der Nahrungsquelle bei Berühren der Wange des Babys.

Zähne

- **Caninus** Eckzahn; Reißzahn bei Tieren.
- **Dens** Zahn.
- **Dentes decidui** Milchzähne; die ersten Zähne des Kindes, die vom 6. Lebensjahr an ausfallen.
- **Dentin** Zahnbein; bildet die Hauptmasse des Zahns; ähnelt dem Knochengewebe.
- **Dentition** Durchbruch der Zähne.
- **Enamelum** Zahnschmelz; harter weißer Überzug der Zahnkrone.
- **Incisivus** Scharfkantiger Schneidezahn.
- **Krone** Von Zahnschmelz überzogener, aus dem Zahnfleisch herausragender Teil des Zahns.
- **Molar** Kurzbezeichnung für Dens molaris, hinterer Backenzahn.
- **Prämolar** Dens praemolaris; vorderer zweihöckriger Backenzahn.
- **Zahnhals** Übergangsstelle vom Schmelz der Zahnkrone zum Zement der Zahnwurzel; normalerweise vom Zahnfleisch bedeckt.
- **Radix dentis** Zahnwurzel; nicht sichtbarer Teil des Zahns, der von Zement umgeben ist und im Kiefer liegt; Eintrittsstelle für Nerven und Blutgefäße.

Entwicklung der Motorik und Bewegungskontrolle

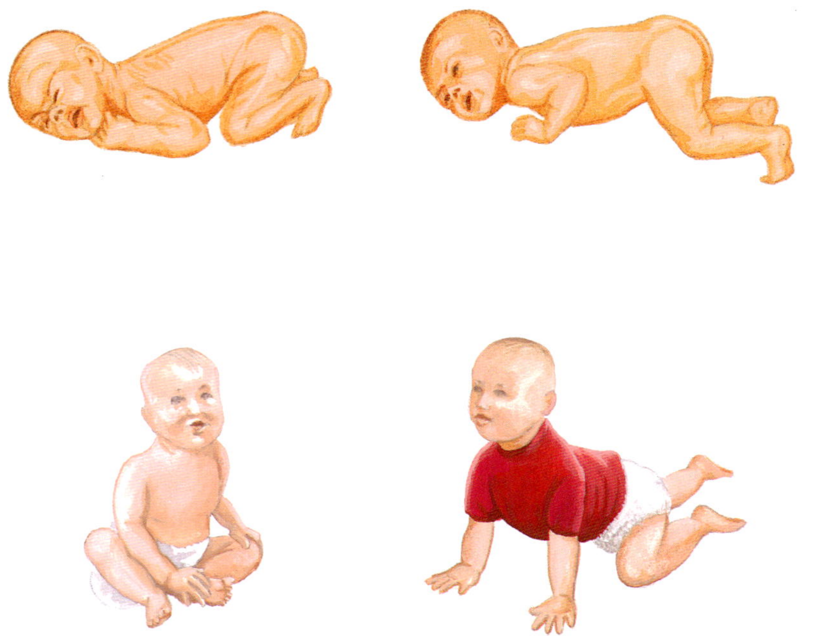

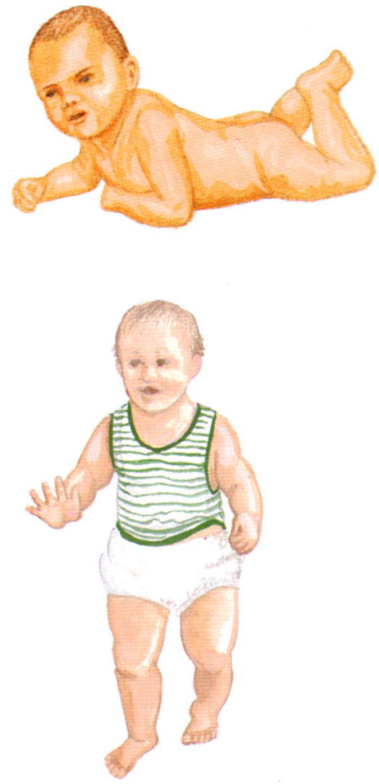

Frühes Kindesalter

Das Neugeborene liegt in gebeugter Körperhaltung mit angewinkelten Beinen. Es umschließt reflexmäßig Gegenstände, die seine Handinnenfläche berühren (Greifreflex), und es macht automatisch einige Schreitbewegungen, wenn es aufrecht gehalten wird und seine Füße eine Unterlage berühren (Laufreflex). Es sucht nach der mütterlichen Brustwarze und saugt daran (Saugreflex). Diese Neugeborenenreflexe verschwinden nach einigen Wochen. Nach einem Monat strekken sich die Beine, nach 6 Wochen wird der Kopf gehoben. Nach etwa 6 Wochen beginnt es zu lächeln. Nach 6 Monaten hat sich sein Geburtsgewicht verdoppelt, und es kann ohne Unterstützung sitzen. Im 8. Lebensmonat kann das Kind lallen, und es kann den Daumen benutzen. Nach etwa 10 Monaten beginnt es zu krabbeln; das Geburtsgewicht hat sich verdreifacht. Erste Schritte versucht das Kind etwa im 12. Monat, die ersten Worte werden meist in den folgenden 2 bis 3 Monaten gesprochen.

Milchzähne (20)

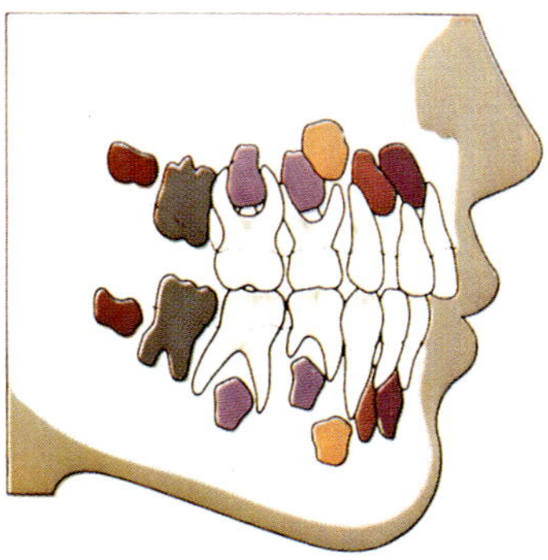

Bleibende Zähne (32)

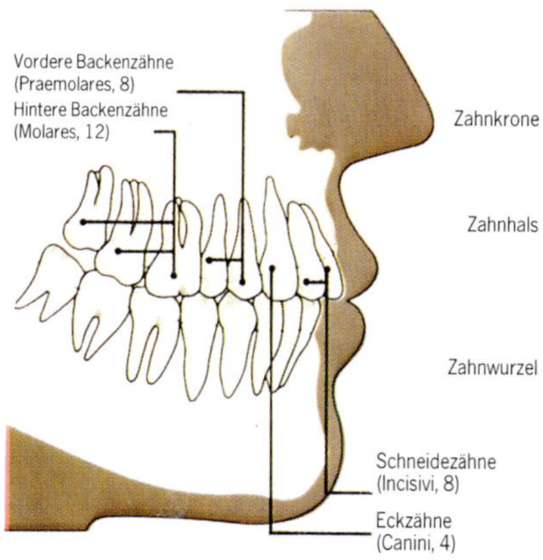

Aufbau eines Zahns

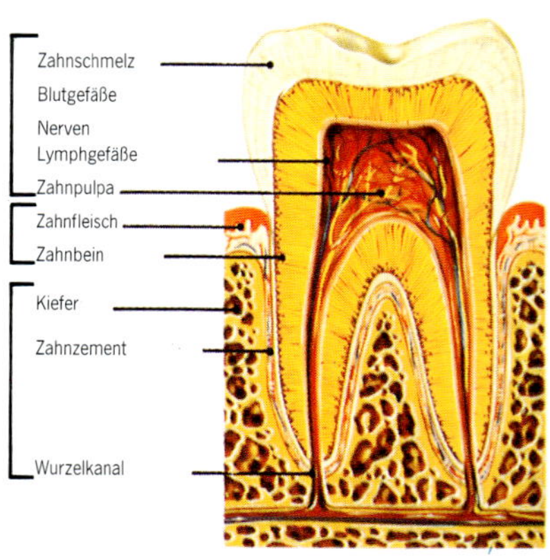

Die Zähne

Die Milchzähne erscheinen etwa im 6. Lebensmonat; ein dreijähriges Kind hat 20 Zähne – 8 Schneidezähne, 4 Eckzähne, 8 vordere Backenzähne.

Zwischen dem 6. und 12. Lebensjahr fallen die Milchzähne aus. 6 zusätzliche Zähne – die Backenzähne – brechen durch, und im Alter von 25 Jahren umfaßt das Gebiß 32 Zähne.

Ein Zahn besteht aus Zahnkrone, Zahnhals und Zahnwurzel. Die Krone ist der aus dem Zahnfleisch herausragende sichtbare Teil, der vom widerstandsfähigen Zahnschmelz überzogen wird. Der Zahnhals wird durch das Zahnfleisch (Gingiva) bedeckt. Im Innern des Zahns befindet sich die gefäß- und nervenreiche weiche Zahnpulpa. Blut- und Lymphgefäße sowie Nerven gelangen durch den Wurzelkanal in den Zahn. Die Zahnwurzel steckt im Alveolarfortsatz des Kiefers, wo sie durch straffe Bindegewebsfasern und Zahnzement fixiert wird.

Entwicklungsstufen von der Geburt bis zur Pubertät

	Körperliche Entwicklung	Sensorische Entwicklung	Geistige Entwicklung	Sprachentwicklung	Soziale Entwicklung	Emotionale Entwicklung	Moralisch-ethische Entwicklung
Bei der Geburt	Fast unbeweglich, jedoch einige primitive Reflexe, z.B. Such-, Saug- und Greifreflex.	Schon ein 3 bis 4 Tage altes Baby kann auf Geräusche reagieren.	Lernt rasch, den Kopf nach rechts oder links zu drehen, als Reaktion auf ein Geräusch, um eine Nahrungsquelle zu finden.	Schreien oder gurgelnde Laute sind die einzigen Lautäußerungen.	Man unterscheidet aktive, mäßig aktive und ruhige Babys.	Noch keine differenzierten Gefühlsäußerungen. Babys sind wach oder schlafen, aktiv oder inaktiv.	Neugeborene sind in den ersten 6 bis 7 Monaten noch ohne Wertvorstellungen.
Bis zu 2 Monaten	Kann Gegenstände fixieren und mit den Augen verfolgen; in Bauchlage das Kinn anheben.	Laute Geräusche werden als unangenehm schmerzhaft empfunden. Lächelt, wenn es das vereinfachte Bild eines menschlichen Gesichts sieht.	Vergißt die Existenz eines Gegenstandes, wenn er länger als 15 Sekunden verdeckt wird.	Während der ersten drei Monate schreit das Kind am meisten.	Entwickelt oftmals ein spezielles Schreimuster. Beginnt die Mutter anzulächeln (nach 4 bis 6 Wochen).	Beginnende Differenzierung zwischen positiven und negativen Gefühlen.	
2 bis 4 Monate	Kann in Bauchlage den Kopf heben und einer Geräuschquelle zuwenden.	Fängt an, Dinge wiederzuerkennen; räumliches Erkennen.	Kann die Mutter von anderen Personen unterscheiden, weiß jedoch nicht, daß es nur eine Mutter hat. Freut sich, die Mutter dreifach als optische Täuschung zu sehen.	Beginnt zu gurren; reagiert, wenn es angesprochen und angelächelt wird; gluckst manchmal.	Spielt mit einem Gegenstand, z.B. Rassel, der ihm in die Hand gegeben wird. Fängt an, auf seine Kontaktpersonen unterschiedlich zu reagieren.	Ab dem 2. Monat deutliche Äußerungen der Freude (Lächeln, Glucksen usw.) sowie negativer Gefühle.	
4 bis 6 Monate	Öffnet die Hand und ergreift Gegenstände mit Handfläche und Fingern, ohne den Daumen zu gebrauchen.	Steckt Gegenstände in den Mund, um sie zu untersuchen. Lächelt, wenn das Bild eines Gesichtes vor ihm bewegt wird.	Erschrickt jetzt, wenn ihm die Mutter dreifach als optische Täuschung präsentiert wird.	In die Gurrelaute werden Vokale und Konsonanten eingefügt.	Kann gegen Ende des 6. Monats Personen deutlich voneinander unterscheiden.	Reagiert auf bestimmte Personen freundlich. Es kommt zu Äußerungen von Furcht und Unbehagen.	
6 bis 8 Monate	Kann ohne Unterstützung kurzzeitig sitzen und mit Unterstützung stehen. Erfaßt Gegenstände mit Daumen und Zeigefinger (Pinzettengriff).	Beginnt auf den Ausdruck eines Gesichtes zu achten.	Begreift, daß ein Gegenstand immer noch vorhanden ist, auch wenn er kurzzeitig versteckt wurde und deshalb nicht zu sehen war.	Das Kind beginnt, rhythmische Silbenketten zu lallen, am häufigsten ma, mu, da und di.	Beginnt richtig zu spielen, aber nur selten mit anderen Kindern.	Entwickelt Angst vor Unbekanntem; wendet sich vertrauten Personen stärker zu.	
8 bis 10 Monate	Kann im 10. Monat krabbeln und fängt an, sich hochzuziehen; kann sein Fläschchen selbst halten.	Verbesserte Tiefenwahrnehmung.	Wachsendes Verständnis für die dauerhafte Existenz von Gegenständen; sucht an verschiedenen Stellen nach Gegenständen.	Gehörte Laute werden wiederholt, häufig falsch.	Spielt lieber mit anderen als allein; beginnt nachzuahmen.	Ist schüchtern gegenüber Fremden. Lächelt sein eigenes Spiegelbild an.	Zieht sich zurück, wenn es wegen schlechten Betragens ermahnt wird.
10 bis 12 Monate	Kann mit Unterstützung einige Schritte machen. Steckt nicht mehr alles gleich in den Mund. Der Stuhlgang wird regelmäßiger.	Ängstigt sich nicht mehr, wenn ein Gegenstand unerwartet plötzlich verschwindet.	Spricht erste Wörter; erfindet und benutzt Wortsymbole gegen Ende des 1. Lebensjahres.	Die ersten gesprochenen Wörter werden meist für verschiedene Dinge benutzt; jedes vierbeinige Tier wird z.B. »Hund« genannt.	Ist oft in Anwesenheit der Mutter weniger ansprechbar, weniger aufmerksam und weniger reaktionsbereit.	Jungen und Mädchen entwickeln unterschiedliche Methoden, sich zu behaupten.	Versteht einfache, situationsbezogene Anweisungen der Eltern.
12 bis 18 Monate	Kann etwa ab dem 13. Monat selbständig gehen; will beim Anziehen helfen und selbst essen; krabbelt rückwärts die Treppe hinunter.	Objekte können anhand von charakteristischen Merkmalen identifiziert werden.	Verbindet das Bild eines Gegenstandes zunehmend mit dem Gedanken daran.	Hat einen Wortschatz von 3 bis 50 Wörtern; die Sprache ist telegrammstilartig.	Fängt etwa ab dem 18. Monat an, eifersüchtig zu sein und sich wegen Spielzeug zu streiten; freut sich über bestimmte Ereignisse oder Personen.	Die Furcht vor fremden Gegenständen, Personen und Geräuschen läßt nach. Reagiert eifersüchtig auf ein neugeborenes Geschwisterkind (etwa ab dem 18. Monat).	Bis zum 6. oder 7. Lebensjahr wird das kindliche Verhalten durch Androhung von Strafe oder Befriedigung von Bedürfnissen geprägt.
18 Monate bis 2 Jahre	Läuft viel und fällt oft hin; Treppensteigen (hält sich dabei am Geländer fest). Mädchen erreichen die Hälfte ihrer endgültigen Körpergröße nach den Jungen, kurz vor dem 2. Jahr.	Erkennt, daß ein Gegenstand an eine andere Stelle gelegt wurde, ohne dabei zugeschaut zu haben.	Wenn das Kind die Augen schließt und niemanden mehr sieht, glaubt es, daß auch die anderen es nicht sehen können.	Das Kind kann zwei Wörter zusammenfügen; grammatikalisch richtige Verwendung von Artikeln, Pluralformen usw.	Spielt immer seltener allein; »paralleles« Spielen nimmt zu, wobei nur wenig Kontakt zwischen den Kindern in einem Raum herrscht.	Ab dem 2. Jahr beginnt die Furcht vor Dunkelheit und imaginären Gestalten.	Das Kind erfährt die Wertevorstellungen der Eltern durch einfache Unterscheidungen zwischen gut und schlecht.
2 bis 3 Jahre	Kann die Harn- und Stuhlentleerung kontrollieren, Sauberkeitserziehung möglich; Bettnässen wird zunehmend seltener; Fortschritte beim selbständigen Essen.	Kann die wichtigsten Körperteile unterscheiden, und es gelingt ihm immer besser, sie zu zeichnen.	Kann Gegenstände immer besser nach gemeinsamen Merkmalen klassifizieren.	Kann drei bis vier Wörter zusammenfügen; die Sprache wird strukturierter.	Hilft im Haushalt (mit 30 Monaten); das Zusammenspielen mit anderen Kindern nimmt zu.	Jungen regieren körperlich aggressiver als Mädchen. Mädchen und Jungen versuchen, unabhängiger zu werden.	Das Kind fühlt sich in bestimmten Situationen schuldig und reagiert entsprechend.
3 bis 5 Jahre	Mit 5 Jahren sind die Mädchen den Jungen in der Skelettentwicklung etwas voraus. Das Gehirn erreicht 75% seines Erwachsenengewichts.	Verwechselt oft die Buchstaben b und d, p und q; übersieht gerade Linien und verwechselt deshalb D und O.	Kann offensichtliche Veränderungen (z.B. Wasser/Eis) wahrnehmen, aber nicht begreifen.	Die Sätze werden länger und komplexer; die grundlegenden grammatikalischen Regeln werden zunehmend beherrscht.	Gleichaltrige beginnen das Verhalten des Kindes zu beeinflussen; identifiziert sich am stärksten mit dem gleichgeschlechtlichen Elternteil.	Ist stolz, wenn eine selbstgestellte Aufgabe bewältigt wurde. Wird sensibler gegenüber den Gefühlen und Reaktionen anderer Personen.	Ist immer noch sehr selbstbezogen; beginnt jedoch sensibler auf andere zu reagieren.
5 bis 7 Jahre	Das Gehirn eines 6jährigen Kindes erreicht 90% seines Erwachsenengewichts; Nervenfaserverbindungen fast vollständig ausgebildet.	Konzentriert sich auf die wesentlichen Merkmale eines Gegenstandes oder Ereignisses. Die Buchstaben des Alphabets können zunehmend besser unterschieden werden.	Kann Maßstäbe und Regeln anwenden, beschäftigt sich aber anfangs ausschließlich mit sich selbst.	Unregelmäßige Endungen werden beherrscht; der Wortschatz wird komplexer und schulbezogener.	Wendet sich lieber an Gleichaltrige als an Erwachsene. Beim Spielen werden soziales Rollenverhalten und das Erkennen individueller Grenzen erlernt.	Das Kind überprüft sein Selbstbildnis.	Das Verständnis des Kindes für »richtiges« Verhalten ändert sich; Gebote werden respektiert und nicht mehr nur aus Furcht eingehalten.
7 bis 11 Jahre	Kraft, Geschwindigkeit und Bewegungskoordination nehmen zu. Fertigkeiten, die Instruktion und Training erfordern, z.B. Skifahren, können erlernt werden.		Kann Teile eines Ganzen erkennen; kann Gegenstände nach Größe, Gewicht usw. anordnen.	Nach dem 11. Lebensjahr werden komplexe grammatikalische Regeln fast vollständig beherrscht.	Mädchen haben vor allem Umgang mit Mädchen, Jungen mit Jungen; nur geringer Kontakt zwischen den Geschlechtern.	Verbaler Austausch wird beim Umgang mit Altersgenossen wichtiger als körperliche Auseinandersetzungen.	Es tut Dinge, um Anerkennung zu finden oder weil es dazu angewiesen wurde.
11 bis 13 Jahre	Mädchen machen einen Wachstumsschub durch und sind mit 13 Jahren den Jungen durchschnittlich um 2 1/2 Jahre voraus; die erste Monatsblutung setzt ein.	Nicht offensichtliche Zusammenhänge zwischen scheinbar beziehungslosen Ereignissen oder Dingen können zunehmend besser erkannt werden.	Versucht, mehrere Lösungen für ein Problem zu finden und überprüft sie. Benutzt abstrakte Denkweisen, um Probleme zu lösen.	Der Wortschatz erweitert sich (vor allem technische Begriffe und andere Wörter aus Spezialgebieten). Sachverhalte können differenzierter beschrieben werden.	Noch immer Umgang und Gedankenaustausch vor allem mit gleichgeschlechtlichen Altersgenossen.	Abwechselnd zurückgezogen und kontaktfreudig; beginnende sexuelle Gefühle.	Die Handlungen basieren auf allgemeinen ethischen Prinzipien.

Von der Pubertät bis ins hohe Alter

▪ Androgene Sammelbegriff für die Sexualhormone des Mannes, die die männlichen Geschlechtsmerkmale hervorrufen.

▪ Axillar Zur Achselhöhle gehörend; z. B. Axillarbehaarung.

▪ Demenz Geistiger Verfall, Verblödung; verursacht durch organische Hirnschädigung; z. B. Alzheimer-Krankheit, Zerebralsklerose (arteriosklerotische Veränderungen der Hirngefäße).

▪ Depression Krankhaft gedrückte Stimmung; spezifische psychische Störung mit Schwermut, Gefühl der Leere und Sinnlosigkeit, Konzentrationsstörungen, häufig verbunden mit Angst, Schlafstörungen, manchmal Selbstmordgedanken.

▪ Menarche Zeitpunkt des ersten Auftretens der Regelblutung.

▪ Menopause Aufhören der Regelblutung in den Wechseljahren der Frau.

▪ Menstruation Periodisch auftretende Blutung aus der Gebärmutter der geschlechtsreifen Frau.

▪ Osteoarthritis Entzündung der Knochen und Gelenke.

▪ Paranoia Entwicklung eines Systems von Wahnvorstellungen.

▪ Pubertät Abschnitt des Jugendalters, in dem sich die Geschlechtsreife vollzieht (bei Mädchen etwa im 12. Lebensjahr, bei Jungen im 14. Lebensjahr); durch die zunehmende Bildung von Geschlechtshormonen entwickeln sich die primären und sekundären Geschlechtsmerkmale.

▪ Seneszenz Das Altern und die dadurch bedingten Veränderungen.

Querverweise

Verdauung 44
Fortpflanzung 74–78
Geburt 85

Pubertät

Die Pubertät ist der Abschnitt des Jugendalters, in dem sich die Geschlechtsreife vollzieht. Diese Entwicklungsperiode, die bei Mädchen früher als bei Jungen beginnt, ist durch körperliche und seelische Änderungen gekennzeichnet und umfaßt etwa 2 Jahre.

Bei Mädchen kommt es zwischen dem 10. und 16. Lebensjahr zu Veränderungen im Unterhautfettgewebe. Hüften und Schultern runden sich, die Brüste wachsen, die Scham- und Axillarbehaarung entwickelt sich. Die erste Monatsblutung (Menarche) setzt ein.

Die Pubertät der Knaben beginnt etwa zwischen dem 12. und 17. Lebensjahr. Die Schultern werden breiter, die Muskeln kräftiger, Hoden und Penis wachsen, die typische männliche Sexualbehaarung entwickelt sich, und Barthaare fangen an zu sprießen. Der Kehlkopf wächst, die Stimme wird tiefer, und es kommt zum Stimmbruch. Spontane Erektionen und nächtlicher Samenerguß werden beobachtet.

Adoleszenz

Die Endphase des Jugendalters (Adoleszenz) ist sowohl für den Jugendlichen als auch für seine Familie eine turbulente, konfliktreiche Zeit. Die Jugendlichen werden unabhängiger, lösen sich allmählich vom Elternhaus, entwickeln neue Interessen und suchen ihre persönliche Eigenständigkeit.

Die Autorität der Eltern wird zunehmend in Zweifel gezogen, und die Jugendlichen suchen nach neuen Vorbildern. Häufig kommt es zu Schwärmereien für Popstars, Sportler, Schauspieler usw. Typisch sind extreme Gefühlsausbrüche, z.B. hysterisches Schreien bei Popkonzerten, und starke emotionale Schwankungen – zwischen himmelhochjauchzend und zu Tode betrübt.

In dieser streßvollen Phase der Neuorientierung sind die Jugendlichen besonders empfänglich für Drogen aller Art (Nikotin, Alkohol, Haschisch, Heroin, Crack, Speed, Amphetamine, Designer-Drogen usw.). Die Gefahr einer Abhängigkeitsentwicklung wird beim »Ausprobieren« meist unterschätzt.

Das junge Erwachsenenalter

Nach den stürmischen Jugendjahren erreichen die jungen Erwachsenen die produktivste und kreativste Phase des Lebens. Das Verhältnis zur Familie bessert sich, Emotionen und sexuelle Wünsche können kontrolliert werden, Liebesbeziehungen werden harmonischer. Berufliche Erfolge tragen zum Selbstwertgefühl bei.

Die mittleren Jahre

Die stabilste Lebensphase wird oft mit 30 Jahren erreicht. Der Beruf bringt finanzielle Sicherheit; der Lebenspartner, heranwachsende Kinder oder Freunde tragen zur emotionalen Stabilität bei. Die Sexualität spielt nicht mehr die Hauptrolle, wird aber meist befriedigender. Zwischen dem 30. und 45. Lebensjahr wird die berufliche Laufbahn ausgebaut.

Die »fünfziger« Jahre sind durch körperliche und emotionale Umstellungen geprägt. Viele Männer und Frauen machen eine sog. Midlife-Krise durch: das Berufsziel ist erreicht, die Kinder verlassen das Haus, die Pensionierung rückt näher, neue Ziele müssen gefunden werden. Frauen erleben zwischen dem 45. und 55. Lebensjahr die Wechseljahre (Klimakterium), die Zeit der ausklingenden Geschlechtsreife. Nach der letzten Regelblutung (Menopause) kommt es zu starken hormonellen Veränderungen, die zu Hitzewallungen, Schweißausbrüchen, Knochenentkalkung und Depressionen führen können.

Gegen Ende der mittleren Jahre kommt es häufig zu Gewichtszunahme, Abnahme der Leistungsfähigkeit, Zunahme von Herzkreislaufkrankheiten und anderen Beschwerden.

Die späteren Jahre

In den Industrieländern wird der Beginn des Alters oft mit der Pensionierung gleichgesetzt. Viele erleben den Schritt ins Rentnerdasein als einen Schock. Sie fühlen sich noch fit und aktiv und wissen mit der erzwungenen Freizeit nichts anzufangen. Als zusätzliche Belastung kommen häufig finanzielle Sorgen durch niedrige Renten hinzu sowie Krankheiten oder Einsamkeit durch Partnerverlust.

Seneszenz

Unter Seneszenz versteht man die Phase des echten Alterns, die vor oder lange nach der Pensionierung einsetzt. Die Haut verliert ihre Elastizität und wird faltig. Die Haare verlieren ihre Farbe und werden durch verminderte Melaninproduktion und Lufteinschlüsse grau-weiß. Sehkraft, Hörvermögen, Geschmacks- und Geruchssinn nehmen ab. Die Gelenke werden steifer, die Knochen brüchiger, Muskelmasse und Muskelkraft nehmen ab.

Das Gehirn verliert an Gewicht, Gedächtnis und Konzentrationsfähigkeit lassen nach. Vor allem das Kurzzeitgedächtnis verschlechtert sich, während das Langzeitgedächtnis meistens gut funktioniert. Ausfälle im Kleinhirn führen zu Koordinationsschwäche, Händezittern (Tremor) und Gangstörungen. Das Wärmezentrum im Thalamus reagiert schlechter, und es kann leichter zu einer Unterkühlung (Hypothermie) kommen. Herz- und Lungenfunktion lassen nach. Durch zunehmende Arterienverkalkung verengen sich die Blutgefäße, und es kommt zu Durchblutungsstörungen der Organe. Das Gehirn ist von dieser Unterversorgung besonders betroffen.

Es wird schwieriger, sich gesund zu ernähren. Die Kaufähigkeit läßt nach, deshalb werden weniger Ballaststoffe aufgenommen, und es kommt zu Verstopfung und eventuell Mangelerscheinungen.

Die verschiedenen Körpersysteme altern unterschiedlich schnell. So kann es zu einem raschen geistigen Abbau (Demenz) kommen, während der Körper noch fit ist – oder umgekehrt.

Die steigende Lebenserwartung geht in vielen Fällen mit Krankheit und Pflegebedürftigkeit im Alter einher. Das kann zu großen finanziellen, sozialen und psychischen Problemen für die Betroffenen und deren Familien führen. Häufig sind die Kinder mit der Pflege eines schwerkranken, behinderten Elternteils überfordert, und es muß die Hilfe eines ambulanten Pflegedienstes in Anspruch genommen werden. Manchmal ist eine Einweisung in ein Pflegeheim unumgänglich.

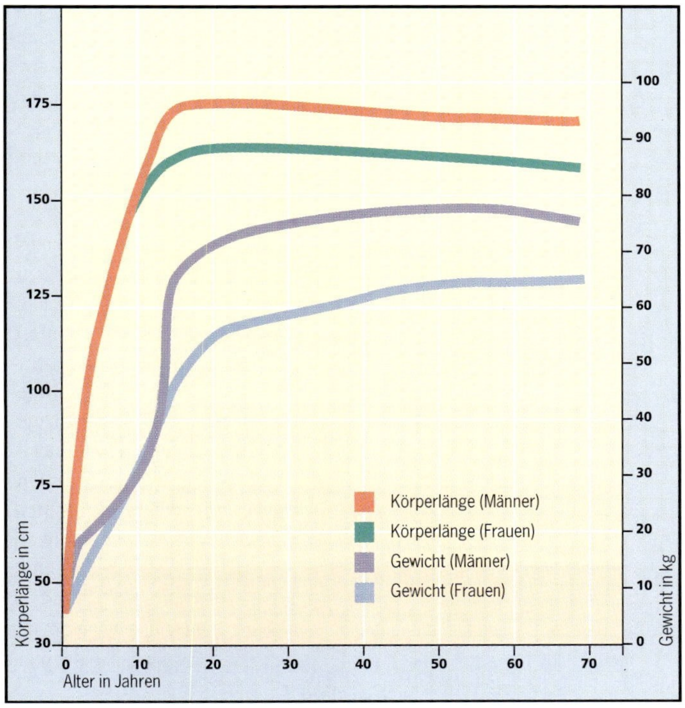

Gewicht und Körpergröße Jungen und Mädchen zeigen eine stetige Zunahme der Körperlänge, bis es in der Pubertät zu einem Wachstumsschub kommt. Im Alter kommt es durch Verlust der Knochendichte in der Wirbelsäule zu einer Abnahme der Körpergröße.

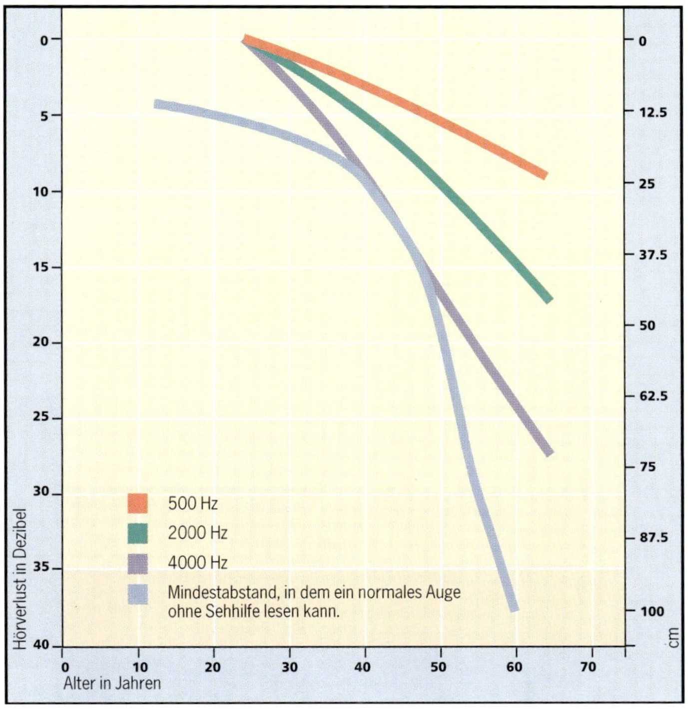

Hör- und Sehvermögen Nach dem 40. Lebensjahr rückt der Nahpunkt mit zunehmendem Alter immer stärker in die Ferne, und es wird eine Lesebrille benötigt. Die Altersschwerhörigkeit betrifft anfangs vor allem die hohen Töne.

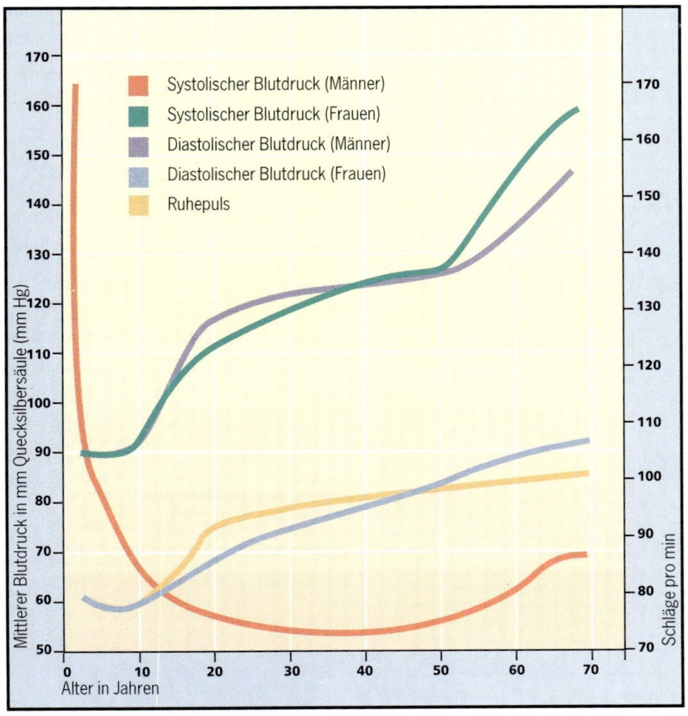

Pulsfrequenz und Blutdruck Die hohe Pulsfrequenz im Kindesalter sinkt auf einen niedrigen Wert im Erwachsenenalter. Sie geht mit einem Blutdruckanstieg einher (vor allem systolischer Blutdruck), verursacht durch zunehmende Gefäßverhärtung.

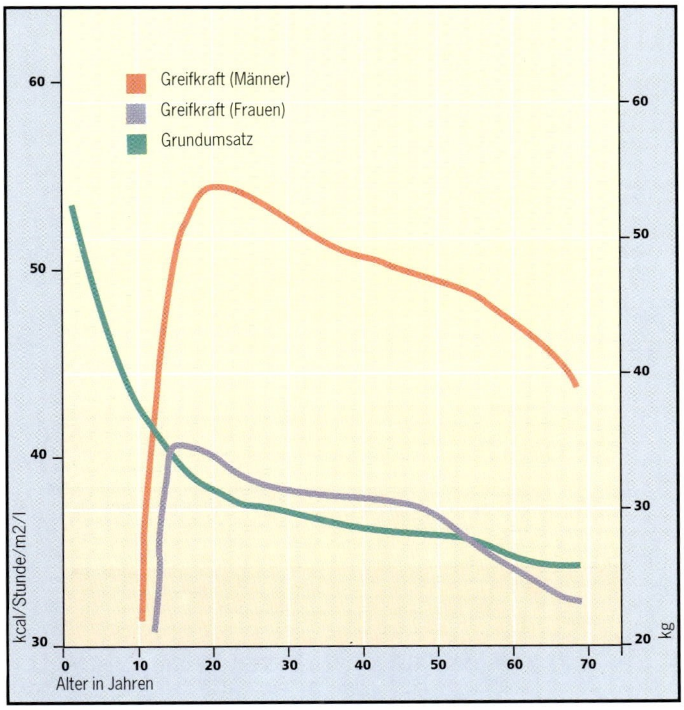

Körperkraft und Grundumsatz Die größere Körperkraft beim männlichen Geschlecht nimmt mit zunehmendem Alter ab. Der Grundumsatz steigt zunächst rasch an und nimmt mit Verlangsamung der Stoffwechselvorgänge im späteren Leben ab.

Stoffwechsel und Ernährung

Definitionen

- **Aminosäuren** Grundbausteine der Eiweiße; 8 Aminosäuren können vom Körper nicht selbst hergestellt werden; zu diesen »essentiellen« Aminosäuren gehören: Isoleucin, Leucin, Methionin, Phenylalanin, Threonin, Tryptophan und Valin.
- **Antidiuretisches Hormon (ADH)** Hormon des Hypophysenhinterlappens, das die Wasserrückresorption in der Niere steigert.
- **Appetitzentrum** Gebiet im Hypothalamus, das den Energiebedarf und den Energieverbrauch des Körpers aufeinander abstimmt.
- **Cholesterin** Untergruppe der Fette; essentieller Bestandteil biologischer Membranen.
- **Gastrin** Hormon, das die Salzsäuresekretion des Magens reguliert.
- **Glukagon** Blutzuckersteigerndes Hormon der Bauchspeicheldrüse; Gegenspieler des Insulins.
- **Glykogen** Stärke.
- **Glykoprotein** Eiweiß mit einem Kohlenhydratanteil; an der Zellbildung beteiligt.
- **Gyros cinguli** Teil des Limbischen Systems, der an Gedächtnisprozessen beteiligt ist.
- **Hämoglobin** Farbstoff der roten Blutkörperchen, der aus dem Eiweißanteil Globin und dem eisenhaltigen Häm besteht.
- **Hippocampus** Teil des Limbischen Systems; an Gedächtnisprozessen beteiligt.
- **Hypothalamus** Unterhalb des Thalamus gelegener Teil des Zwischenhirns; Kontrollzentrum der Hirnanhangsdrüse (Hypophyse).
- **Katabolismus** Abbaustoffwechsel im Körper; Spaltung von komplexen Stoffen in kleinere Bestandteile.

Nahrungsbedarf

Eine abwechslungsreiche, ausgewogene Kost versorgt den Körper mit allen wichtigen Nährstoffen, die für Wachstum und Aufrechterhaltung aller Körperfunktionen wichtig sind.

Die wichtigsten Nährstoffgruppen sind Kohlenhydrate, Eiweiß, Fett, Vitamine und Mineralstoffe. Wasser ist ebenfalls lebensnotwendig, wird jedoch nicht als Nahrungsmittel oder Nährstoff angesehen. Die Nahrungsmittel enthalten meist unterschiedliche Anteile der verschiedenen Nährstoffe. Vitamine und Mineralstoffe sind in kleineren Mengen vorhanden.

Kohlenhydrate

Kohlenhydrate sind die Hauptenergiequelle in der Nahrung. Die beiden Hauptgruppen sind Zucker und Stärke. Zucker findet sich beispielsweise in Marmelade, Konfekt, Tafelzucker, Honig, Obst, Fruchtsaft. Stärke ist in Kartoffeln, Brot, Reis und Nudeln vorhanden. Eine weitere wichtige Kohlenhydratquelle sind die stärkefreien Polysaccharide, z.B. Zellulose, Pektin, Beta-Glukan usw. die in Obst, Gemüse, Bohnen und Getreideprodukten vorhanden sind. Sie enthalten unverdauliche Faserstoffe, die den Darm mit »Ballast« anfüllen und das Stuhlvolumen erhöhen. Diese Ballaststoffe binden Wasser, machen den Stuhl weicher und entfernen Schadstoffe schneller aus dem Darm.

Die aufgenommenen Kohlenhydrate werden im Verdauungstrakt gespalten. Dabei entsteht vor allem Glukose, die entweder als Energielieferant verbraucht wird, in der Leber als Glykogen gespeichert oder bei übermäßiger Zufuhr in Fett umgewandelt wird. Diese Stoffwechselprozesse werden durch Insulin und Glukagon sowie durch Nebennieren- und Schilddrüsenhormone gesteuert.

Eiweiße (Proteine)

Proteine sind stickstoffhaltige Bausteine des Organismus. Sie finden sich in den meisten Enzymen und in den Muskeln. Der Körper zerlegt sie in ihre Bestandteile, die Aminosäuren, die für das Wachstum benötigt werden und Energie liefern. Die meisten Aminosäuren können in der Leber durch sog. Transaminierung gebildet werden. Es gibt jedoch acht »essentielle« Aminosäuren, die vom Körper nicht aus anderen Molekülen synthetisiert werden können und deshalb mit der Nahrung aufgenommen werden müssen. Ein Eiweiß, das alle essentiellen Aminosäuren enthält, hat eine hohe biologische Wertigkeit; Proteine mit wenigen essentiellen Aminosäuren haben eine niedrige biologische Wertigkeit. Tierisches Eiweiß ist im Gegensatz zu pflanzlichen Proteinen biologisch hochwertig. Durch eine Kombination verschiedener pflanzlicher Eiweiße können jedoch auch mit vegetarischer Kost alle wichtigen Aminosäuren zugeführt werden (z.B. Getreide kombiniert mit Hülsenfrüchten und Sojaprodukten), vor allem, wenn nicht auf Milchprodukte und Eier verzichtet wird. Der Körper benötigt etwa 1g Protein/ kg Körpergewicht. Proteine können zur Energiegewinnung herangezogen oder in Fett verwandelt werden.

Fette

Fette sind eine konzentrierte Energiequelle. Sie werden zu Kohlendioxid und Wasser abgebaut. Bei zu hoher Fettzufuhr werden Acetessigsäure und Ketonkörper produziert, und es kommt zu einer Übersäuerung des Blutes.

Fette sind wichtig für die Resorption der fettlöslichen Vitamine A, D, E und K. Außerdem enthalten sie die essentiellen Fettsäuren, die bei der Bildung der Zellmembranen, vor allem im Nervengewebe, von Bedeutung sind. Man unterscheidet Fette danach, ob sie aus gesättigten oder ungesättigten Fettsäuren entstanden sind.

Tierische Fette enthalten gesättigte Fettsäuren, in pflanzlichen Fetten sind ungesättigte Fettsäuren enthalten. Eine fettreiche Ernährung mit einem hohen Anteil von gesättigten Fettsäuren (viel Fleisch, Wurst, Vollfettkäse) erhöht den Cholesteringehalt des Blutes, der als Risikofaktor der Arteriosklerose (Arterienverkalkung) angesehen wird.

Vitamine und Mineralstoffe

Vitamine sind komplexe organische Verbindungen, die lebensnotwendig sind. Die meisten Vitamine kann der Körper nicht selbst herstellen, und sie müssen deshalb mit der Nahrung zugeführt werden. Man unterscheidet die fettlöslichen Vitamine A, D, E und K und die wasserlöslichen Vitamine der B-Gruppe und Vitamin C.

Mineralstoffe sind lebenswichtige anorganische Substanzen. Sie werden u.a. benötigt für: Knochen- und Zahnbildung, Nerven- und Muskelzellen, Enzymsystem und Wasserhaushalt. Zu den wichtigsten Mineralstoffen gehören Kalzium, Phosphor, Magnesium, Natrium, Kalium und Chlorid. Sie werden in größeren Mengen benötigt als die Spurenelemente, zu denen Eisen, Zink, Jod, Fluorid, Selen und Kupfer gehören.

Der Energiebedarf

Der Energiebedarf eines Menschen hängt von seinem Grundumsatz und seinem Aktivitätsgrad ab. Unter Grundumsatz versteht man die Energieproduktion, die zur Erhaltung der Organfunktionen notwendig ist. Sie wird immer bei völliger körperlicher Ruhe bestimmt.

Die folgenden Faktoren beeinflussen den Grundumsatz:

Alter – Säuglinge und Kleinkinder haben einen verhältnismäßig höheren Grundumsatz, da sie Energie zum Wachsen brauchen.

Schwangerschaft – Erhöhter Grundumsatz der Mutter, um den zusätzlichen Energiebedarf des Kindes zu decken.

Geschlecht – Männer haben aufgrund ihrer größeren Muskelmasse im allgemeinen einen höheren Grundumsatz.

Nahrungsaufnahme – Nach einer Mahlzeit wird Wärme produziert und deshalb mehr Energie benötigt.

Temperatur – Fieber erhöht den Grundumsatz um 10 % pro 1 Grad Temperaturanstieg.

Folgende Faktoren senken den Grundumsatz: Schlaf, Hunger, Schilddrüsenunterfunktion, andauernde Kälteexposition.

Kalorien

Der Körper gewinnt seine Energie durch die Aufnahme von Kohlenhydraten, Eiweiß, Fett und – in vielen Fällen – Alkohol. Der Energiegehalt von Nahrungsmitteln wird in der Einheit Kilokalorie (kcal) oder Kilojoule (kJ) ausgedrückt (1 kcal entspricht 4,17 kJ).

1 g Kohlenhydrate liefert etwa 3,75 kcal (16 kJ).

1 g Eiweiß liefert etwa 4 kcal (17 kJ).

1 g Fett liefert etwa 9 kcal (37 kJ).

1 g Alkohol liefert etwa 7 kcal (29 kJ).

Fett und Alkohol liefern fast doppelt soviel Energie wie Eiweiß oder Kohlenhydrate.

Die wichtigsten Nahrungsmittelgruppen

Kohlenhydrate	Eiweiß	Fett	Vitamine und Mineralstoffe
Zucker: Konfitüre, Honig, Kekse, Kuchen, Konfekt, Fruchtsaft. **Stärke:** Brot, Kartoffeln, Reis, Nudeln. *Ballaststoffe:* Vollkornprodukte, Obst, Gemüse, Körner, Hülsenfrüchte.	**Hohe biologische Wertigkeit:** Fleisch, Fisch, Käse, Milch, Joghurt, Eier, Geflügel. **Niedrige biologische Wertigkeit:** Erbsen, Bohnen, Linsen, Nüsse, Getreideprodukte.	**Gesättigte Fettsäuren:** Butter, Fett in Fleisch und Wurst, Sahne, Vollfettkäse, Schokolade. **Mehrfach ungesättigte Fettsäuren:** Ungehärtete Pflanzenmargarine, Pflanzenöle, öliger Fisch.	Siehe dazu die Tabelle unten. Eine abwechslungsreiche Kost mit viel frischem Obst, Gemüse und Vollkornprodukten deckt den täglichen Bedarf eines Erwachsenen an Vitaminen und Mineralstoffen.

Die wichtigsten Vitamine und Mineralstoffe

Vitamine und Mineralstoffe	Hauptfunktion	Hauptquellen	Tagesbedarf Männer	Frauen	Mangelerscheinung
A (Retinol)	Wichtig für das Sehen im Dunkeln; notwendig für gesunde Haut und Schleimhäute	Butter, vitaminangereicherte Margarine, Käse, Milch, Eigelb, Leber, öliger Fisch, dunkelgrünes Blattgemüse, Tomaten und Karotten	700 µg/Tag	600 µg/Tag	Nachtblindheit, trockene Haut, Austrockung der Hornhaut mit Hornhautgeschwüren
B_1 (Thiamin)	Notwendig für den Abbau von Kohlenhydraten; Gehirn- und Nervenfunktionen	Vollkornprodukte, Nüsse, Hülsenfrüchte, Schweinefleisch und vitaminangereicherte Cerealien	1,0 mg/Tag	0,8 mg/Tag	Verminderte Leistungsfähigkeit, Appetitlosigkeit; Beri-Beri-Krankheit (Entzündung des peripheren Nervensystems, Ödeme, Herzmuskelschwäche)
B_2 (Riboflavin)	Notwendig für den Abbau von Fett und Eiweiß; gesunde Haut	Leber, Milch, Käse, Joghurt, Eier, Blattgemüse, Hefeextrakt und vitaminangereicherte Cerealien	1,3 mg/Tag	1,1 mg/Tag	Rissige Lippen und Mundwinkel
Niazin (Nikotinsäure)	Notwendig für den Energiehaushalt der Zellen	Leber, Fleisch, Fisch, Vollkornmehl, Hefe, Kleie und Pulverkaffee	17 mg/Tag	13 mg/Tag	Pellagra (Hautentzündung, Entzündung der Mundschleimhaut, Verdauungsstörungen, Durchfall)
B_6 (Pyridoxin)	Notwendig für den Eiweißstoffwechsel	Vollkorncerealien, Fisch, Nüsse und Leber	1,4 µg/Tag	1,2 µg/Tag	Blutarmut, trockene und rissige Haut
B_{12} (Cyanocobalamin)	Notwendig für den Aufbau der roten Blutkörperchen und Nervenfasern	Leber, Fleisch, Eier, Käse, Milch, Fisch und vitaminangereicherte Frühstücksflocken	1,5 µg/Tag	1,5 µg/Tag	Perniziöse Anämie (Blutarmut mit Lähmungen und Gefühlsstörungen)
Folsäure	Gemeinsam mit Vitamin B_{12} wichtig für die Bildung der roten Blutkörperchen	Leber, Hefeextrakt und grünes Blattgemüse	200 µg/Tag	200 µg/Tag	Makrozytäre Anämie wie beim Vitamin-B12-Mangel
Biotin	Notwendig für den Stoffwechsel aller Nährstoffe; beteiligt an der Neubildung von Fett und Glukose sowie am Abbau von verzweigtkettigen Aminosäuren	Wird durch die Darmbakterien im Körper hergestellt; reich an Biotin sind Eigelb, Innereien, Sojabohnen und Erdnüsse	10–200 µg/Tag	10–200 µg/Tag	Selten
Pantothensäure	Bestandteil des Coenzyms A, eine Substanz mit hoher Bindungsenergie, die eine zentrale Rolle im gesamten Stoffwechsel spielt	Tierische Produkte, Cerealien und Hülsenfrüchte	3–7 mg/Tag	3–7 mg/Tag	Nicht bekannt
C (Ascorbinsäure)	Notwendig für die Bildung von Bindegewebe; begünstigt die Aufnahme von Eisen	Zitrusfrüchte, Blattgemüse und Kartoffeln	40 mg/Tag	40 mg/Tag	Zahnfleischblutungen, schlechte Wundheilung, Blutarmut; Skorbut
D	Notwendig für die Aufnahme von Kalzium und Phosphat; damit wichtig für Knochen und Zähne	Sonnenlicht notwendig; öliger Fisch, Lebertran, Eigelb, vitaminangereicherte Margarine und Frühstückscerealien	Unterschiedlicher Bedarf je nach Alter, Geschlecht, Schwangerschaft und Stillzeit		Rachitis bei Kindern; Osteomalazie (Knochenerweichung) bei Erwachsenen
E (Tocopherol)	Wichtiges Antioxidans; wirkt als Oxidationsschutz bei verschiedenen Stoffwechselvorgängen, z.B. beim Abbau ungesättigter Fettsäuren	Pflanzenöle, Cerealien, Nüsse und Eier	Nicht bekannt		Selten; kann bei frühgeborenen Babys vorkommen
K	Notwendig für die Blutgerinnung	Dunkelgrünes Blattgemüse, Cerealien und Hülsenfrüchte	Nicht bekannt		Verlängerung der Gerinnungszeit, verstärkte Blutungsneigung
Kalzium	Gesunde Knochen und Zähne; Blutgerinnung; Übertragung von Nervenimpulsen; aktiviert einige Enzyme	Milch, Käse, Joghurt, Dosenfisch, Brot und grünes Blattgemüse	700 mg/Tag	700 mg/Tag	Rachitis bei Kindern und Osteomalazie bei Erwachsenen; kann durch Vitamin-D-Mangel hervorgerufen werden
Natrium	Reguliert den Wasserhaushalt; wichtig für die Aktivität von Nerven und Muskeln	Speisesalz, verstecktes Salz in Fertigprodukten	1600 mg/Tag	1600 mg/Tag	Müdigkeit, Übelkeit, Krämpfe, Durst
Kalium	Wichtig für den Wasserhaushalt, die Funktion von Muskeln und Nerven	Orangen, Bananen, Gemüse, Schokolade und Pulverkaffee	3500 mg/Tag	3500 mg/Tag	Schwäche, Verwirrtheitszustände; in schweren Fällen Herzversagen
Magnesium	Wichtig für die Funktion von Muskeln und Nerven; aktiviert oder hemmt viele Enzyme	Gemüse, Vollkornprodukte, Nüsse und Spinat	300 mg/Tag	270 mg/Tag	Depression, Wadenkrämpfe, Müdigkeit, Herzbeschwerden
Phosphor	Wichtig für gesunde Knochen und Zähne; Bestandteil aller Zellen; notwendig für die Bildung von Nukleinsäuren und ATP	Fleisch, Fisch, Käse, Eier, Nüsse, Hülsenfrüchte, Reis, Brot und Hefe	550 mg/Tag	550 mg/Tag	Ernährungsbedingter Mangel tritt praktisch nicht auf
Zink	Wichtig für Wachstum und Wundheilung; Bestandteil des Hormons Insulin; beteiligt an vielen Enzymprozessen	Milch, Käse, Fleisch, Eier, Schellfisch, Vollkorncerealien und Hülsenfrüchte	9,5 mg/Tag	7,0 mg/Tag	Selten; Wachstumsstörungen, verminderte Wundheilung
Jod	Produktion von Schilddrüsenhormon	Meeresprodukte wie Fische, Muscheln, Seetang und jodiertes Salz	140 µg/Tag	140 µg/Tag	Kropf, körperliche und geistige Entwicklungsstörungen (Kretinismus)
Fluor	Notwendig für Knochen- und Zahnaufbau	Fluorisiertes Trinkwasser, schwarzer Tee, Fisch mit Gräten; Zahnpasta	Regionale Unterschiede		Zahnverfall
Selen	Antioxidans, Zellschutzfunktion	Cerealien, Fleisch, Fisch, Innereien, Käse und Eier	75 µg/Tag	60 µg/Tag	Selten
Eisen	Bestandteils des roten Blutfarbstoffes Hämoglobin und des roten Muskelfarbstoffes Myoglobin	Rotes Fleisch und Innereien, Brot, Mehl, Eier, Gemüse und eisenangereicherte Cerealien	8,7 mg/Tag	14,8 mg/Tag	Eisenmangelanämie
Kupfer	Bestandteil einiger Enzyme; wirkt beim Aufbau von Hämoglobin mit	Grünes Gemüse, Fisch und Leber	1,2 mg/Tag	1,2 mg/Tag	Kann in sehr seltenen Fällen eine Anämie verursachen

Ernährung und Gesundheit

- **Ketoazidose** Bei Glukosemangel (z.B. beim Hungern) werden Fettdepots verstärkt abgebaut, und es entstehen vermehrt saure Stoffwechselprodukte (Ketonkörper wie Acetessigsäure, Azeton usw.), die zu einer Übersäuerung des Blutes führen.
- **Kortisol** Hauptvertreter der in der Nebennierenrinde produzierten Glukokortikoide.
- **Kreatinin** Stickstoffhaltiges Stoffwechselprodukt; wird im Muskelgewebe aus Kreatin gebildet und im Urin ausgeschieden.
- **Limbisches System** Strukturen über dem Thalamus (Hippocampus, Gyrus cinguli); beteiligt an Trieb- und Instinkthandlungen sowie Emotionen.
- **Noradrenalin** Hormon des Nebennierenmarks.
- **Phospholipide** Komplexe Lipide, die Phosphorsäure in veresterter Form enthalten, z.B. Lecithin; sie sind am Aufbau der Zellmembranen beteiligt.

Einfluß der Ernährung auf den Gesamtorganismus

Der Anblick, Geruch oder auch nur die Vorstellung bestimmter Speisen stimuliert den gesunden menschlichen Körper. Die verschiedenen Sinneseindrücke werden durch das Gehirn koordiniert.

Das Limbische System, der Hippocampus und der Gyrus cinguli aktivieren das Appetitzentrum im Hypothalamus. Riechhirn und Sehrinde senden Informationen über den Thalamus und das Mittelhirn. Dadurch werden Speichelbildung und Magensaftsekretion über das autonome Nervensystem ausgelöst. Ein gleichzeitig stattfindender Blutzuckerabfall verstärkt das Hungergefühl.

Beim Essen werden die Geschmacksknospen in der Zunge aktiviert und die Speichelbildung weiter verstärkt. Die geschluckte Nahrung stimuliert im Magen die Magensaftsekretion und die Freisetzung des Hormons Gastrin, welches weitere Hormone aktiviert und u.a. die Pankreas- und Gallensekretion anregt.

Das Diagramm (siehe *unten*) stellt fünf Lebensabschnitte bei Mann und Frau dar (bei der Frau zusätzlich Schwangerschaft und Stillzeit). Die Säulen repräsentieren jeweils einen essentiellen Nährstoff im Rahmen einer ausgewogenen Ernährung. Der Bedarf läßt sich als prozentualer Anteil an der maximal erforderlichen Aufnahme ablesen, die Menge an der Dicke der jeweiligen Säule.

Die Nährstoffe werden im Körper durch Enzyme gespalten und entweder sofort für bestimmte Aufbauprozesse verbraucht oder in Energie umgewandelt. Einige Nährstoffe werden in der Leber gespeichert oder in Fett umgewandelt und zu den Fettdepots im Körper transportiert. Das bei den Stoffwechselprozessen anfallende Kohlendioxid wird durch die Lunge ausgeatmet, Wasser wird über die Nieren ausgeschieden, Aminosäuren werden zu Harnstoff, Harnsäure, Kreatinin und Ammoniak abgebaut oder in der Leber wieder zu Proteinen aufgebaut. Chlolesterin wird mit der Galle ausgeschieden.

Für viele intrazelluläre Stoffwechselprozesse sind bestimmte Nährstoffe unerläßlich. Vitamin C ist wichtig für die Bildung von Bindegewebe. Nur wenn Vitamin C vorhanden ist, kann der Körper die blutbildenden Stoffe Folsäure und Eisen aufnehmen. Ohne Vitamin D ist die Knochenbildung gestört.

Hormone regulieren den Zellstoffwechsel der verschiedenen Organe und beeinflussen alle chemischen Abläufe im Körper.

Nach der Nahrungsaufnahme und dem Abbau der Nährstoffe im Verdauungstrakt wird die Aktivität des retikulären Systems im Gehirn reduziert: man fühlt sich angenehm gesättigt, zufrieden und etwas schläfrig.

Die Wärme, die beim Verdauungsprozeß entsteht, trägt ebenfalls zu diesem wohligen Gefühl von Behaglichkeit nach einem guten Essen bei.

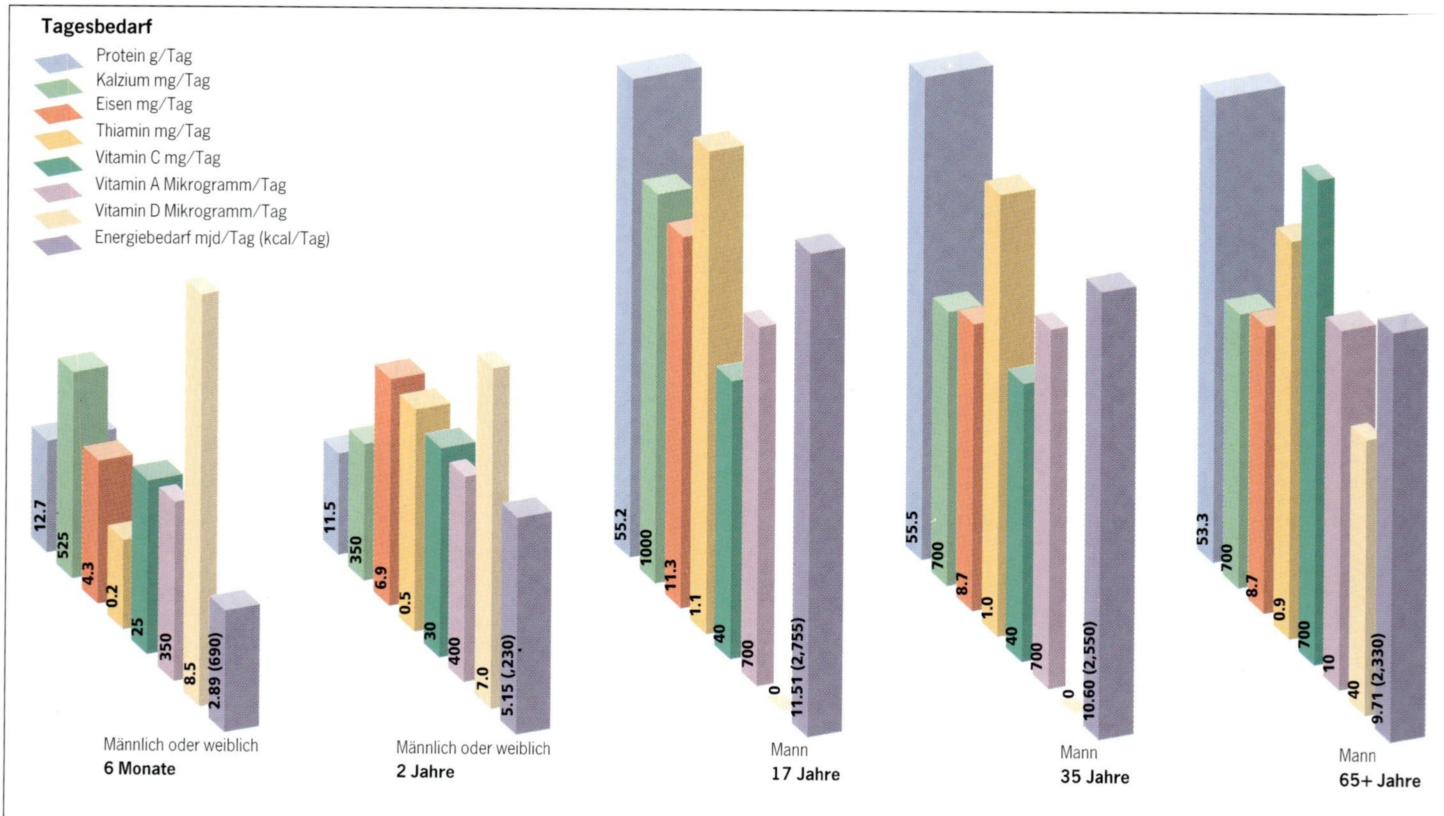

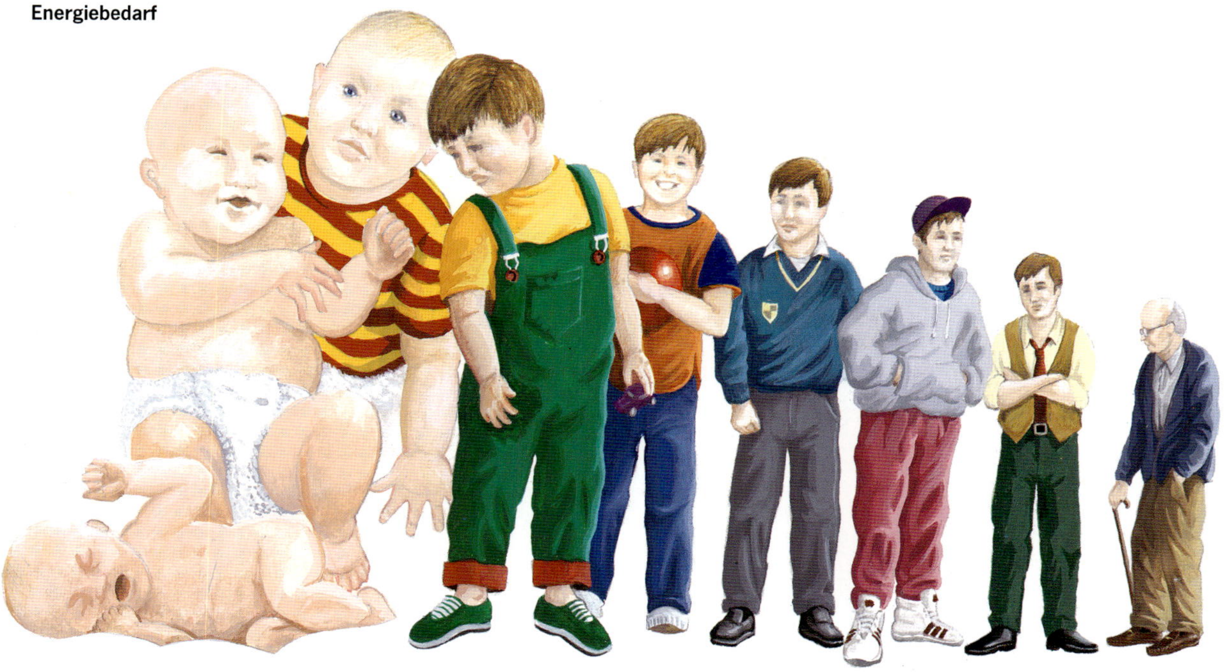

Energiebedarf

Der Energiebedarf des Körpers hängt vom Aktivitätsgrad, Geschlecht, Krankheit, Klima und vor allem auch vom Alter ab. Die Größe der dargestellten Personen in der Abbildung (*oben*) verdeutlicht den unterschiedlichen Energiebedarf von der Geburt bis ins Erwachsenenalter.

Bis zum Alter von etwa 2 Jahren ist der Energiebedarf des rasch wachsenden Kindes im Verhältnis zu seiner Körpergröße höher als im späteren Leben. Im Laufe der Jahre nimmt der Energiebedarf kontinuierlich ab und ist im hohen Alter, wenn sich der Stoffwechsel stark verlangsamt, am niedrigsten.

- **Schlafzentrum** Liegt hinter dem Thalamus; unterdrückt die Aktivität der Formatio reticularis.
- **Thalamus** Graue Kernmasse des Zwischenhirns; Umschaltstelle für alle der Großhirnrinde zufließenden sensorischen Erregungen aus der Umwelt und der Innenwelt des Körpers; Verbindungen zum Limbischen System.
- **Urea** Harnstoff; stickstoffhaltiges Endprodukt des Eiweißstoffwechsels, das in der Leber gebildet und im Harn ausgeschieden wird.
- **Zirkadian** Tagesrhythmisch; 24-Stunden-Periodik.

Querverweise

Zelle 14–16
Muskeln 28
Verdauung 45
Endokrines System 53

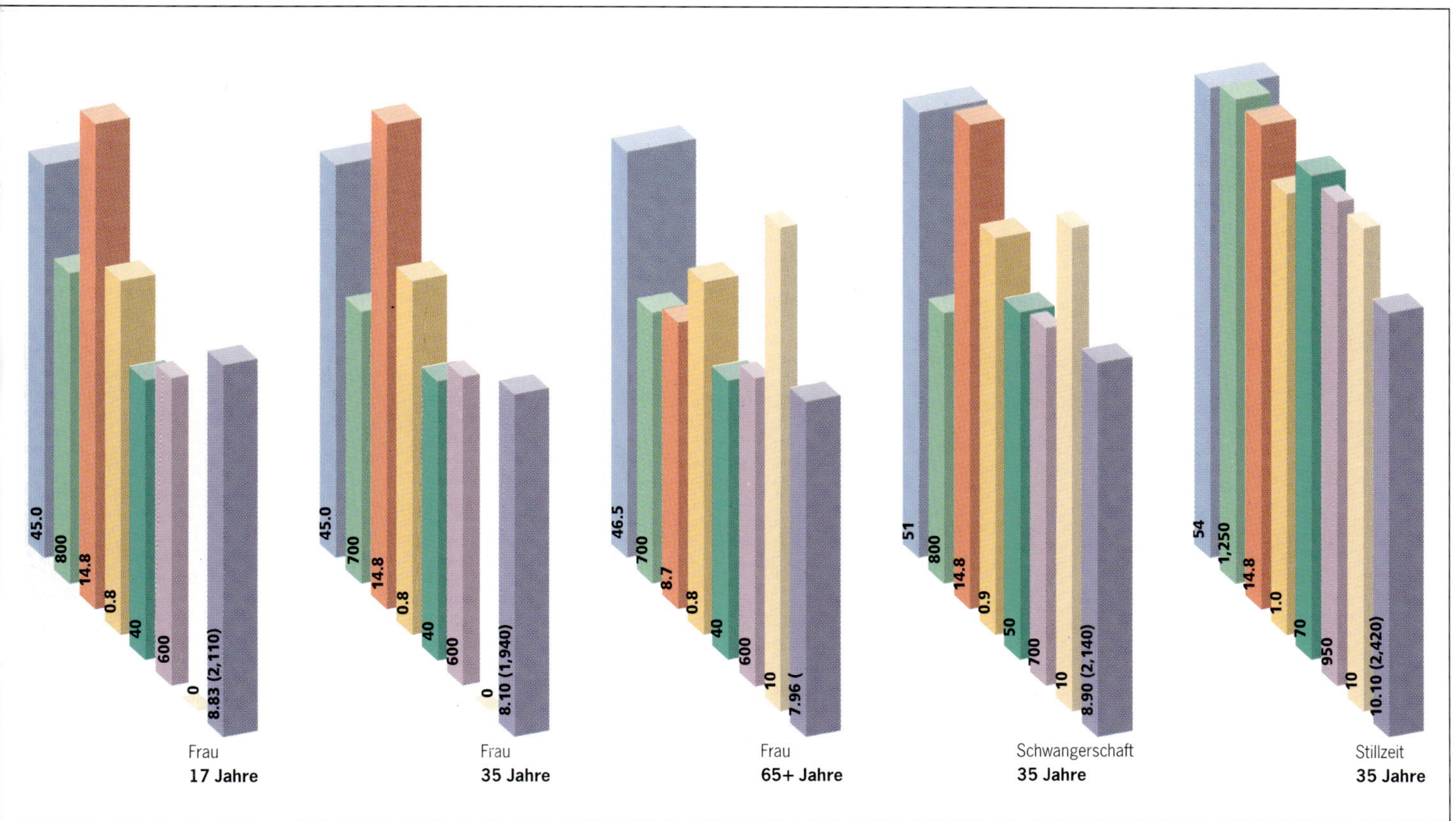

Sachwortregister